거식증과 폭식증 극복하기

[식사장애]

M. Siegel, J. Brisman, & M. Weinshel 공저
이영호 · 박세현 · 황을지 · 허시영 · 이혜경 공역

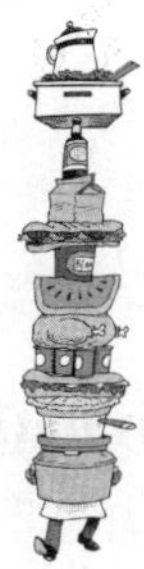

s u r v i v i n g
a n
e a t i n g
d i s o r d e r

학지사

Surviving an Eating Disorder

by Michele Siegel, Judith Brisman and Margot Weinshel

역자 서문

식사장애 클리닉을 시작한 지도 5년을 훌쩍 넘어섰다. 그동안 많은 환자분들과 그들의 가족 그리고 친구분들을 만났다. 그만큼의 시간과 만남을 통해 식사장애 치료 이상의 많은 것을 느끼고 배울 수 있었다.

식사장애는 단순히 이상식사 행동을 보이는 장애가 아니다. 식사장애는 마음의 문제이다. 환자가 자신의 마음의 문제를 나름대로 해결해 보려는 노력의 결과인 것이다. 물론 그 노력이 자신의 마음의 문제를 더 힘들게 하고 있지만 말이다. 식사장애는 단순히 의지가 없어 생기는 문제가 아니다. 일단 이상식사 행동의 악순환에 들어서면 그때는 의지로 해결할 수 있는 선을 넘어서게 된다.

식사장애 문제는 아직도 우리에게는 생소한 문제처럼 느껴진다. 많은 젊은 여성들, 특히 청소년기의 여성들이 이 문제로 고통을 받고 있는데도 불구하고 이 문제는 제대로 알려져 있지 않다. 그렇기 때문에 자신이 이런 문제로 고통을 받고 있거나 아니면 내 아이가, 내 친구가 이런 문제로 고통받고 있다는 것을 알게 되었을 경우 어떻게 해야 할지를 몰라 더 당황하게 된다. 이런 문제가 있다는 사실만으로도 그것을 받아들이는 것이 쉽지 않은데 어떻게 해야 도움이 될 수 있는지, 어디서부터 어떻게 시작해야 되는지 알 수가 없어 더욱 힘들게 된다.

이 책은 이런 분들에게 많은 도움이 되어 줄 것이다. 또한 이 책은 미국에서도 식사장애 치료를 담당하고 있는 전문가 사이에서 가족이나 친구들을 위해 권하는 책으로 단연 1위에 추천되는 책이다. 우리나라는 가족체계의 특성상 가족이 치료에 개입되고 협력해야 되는 부분이 외국보다 더 크다고 할 수 있다. 따라서 가족이나 식사장애 환자를 도와 줄 수 있는 주위의 사람들을 위한 지침서의 필요는 매우 크다고 할 수 있다.

국내의 경험을 바탕으로 우리 사정에 맞는 지침서를 내지 못하는 아쉬움이 있지만 식사장애로 고통받는 환자분이나 가족 및 친구들을 위해 이 책이 많은 힘이 되어 주고 치료나 도움의 방향을 결정하는 데 실제적인 도움이 될 것이라 확신한다.

게으름으로 인해 책의 번역이 너무 늦어진 것에 대해 죄송한 마음이다. 책의 번역과 발간에 도움을 주신 학지사의 김진환 사장님께 감사의 말씀을 드린다. 마지막까지 원고를 꼼꼼히 살펴 준 이정은 선생님에 대한 감사의 마음을 말씀드리지 않을 수 없다. 독자들이 쉽게 읽을 수 있게 번역하려 노력하였지만 잘못되었거나 문제가 있는 곳이 있다면 언제든지 말씀해 주시면 고칠 수 있도록 노력하겠다.

2003년 6월
역자 대표 이영호

감사의 글

1993년, 미셸 쉬겔은 유방암과의 힘든 투병 끝에 불행하게도 사망하였다. 미셸이 없었다면 이 책은 발간될 수 없었을 것이다. 이 책을 끝맺을 수 있었던 것은 그녀의 아이디어, 지식, 열정과 유머가 있었기 때문에 가능하였다. 그녀의 생각과 감정 그리고 충고가 이 책 구석구석에 배어 있고 우리는 그녀의 밝은 모습을 다시 볼 수 없다는 사실이 아쉽기만 하다.

이 책이 처음 발간된 지 거의 10년이 지났다. 그동안 많은 변화가 있었다. 특히 눈에 띌 정도로 변화된 사실은 10년 전에 비하여 지금은 약물치료가 식사장애의 치료에 있어 많은 비중을 차지하고 있다는 것이다. 관리치료(managed care)는 우리의 건강관리 체계에 있어 가장 중요한 부분이 되었고, 이것은 치료적 결정이나 전반적인 정신과적 치료에 많은 영향을 주고 있다. 또한 집중적 외래 환자 치료 프로그램과 같은 새로운 치료 프로그램이 환자의 필요와 요구에 보다 더 잘 부응할 수 있도록 개발되고 있다. 가족치료에 관한 연구들도 청소년과 아동들의 식사 문제를 치료하는 데 있어서 부모의 참여가 필수적임을 강조하는 방향으로 나아가고 있다. 어떤 경우에 있어서는 치료자가 굶고 있는 자녀를 적극적으로 다시 먹게끔 할 수 있도록 부모들을 도와 주기도 한다. 우리는 지난 10여 년간에 걸친 연구결과와 경험을 가지고 있다. 우리는 무엇을 해야 하며 또 무엇을 해서는 안 되는지 잘 알고 있다. 그리고 우리의 한계가 무엇인지도 알고 있다.

이번 두 번째 개정판은 1988년 이 책이 처음 발간된 이후 변화된 내용들을 수정하여 재발간한 것이다. 그러나 이 책의 핵심은 변함이 없다. 즉, 환자의 가족과 친구들은 음식을 놓고 환자와 싸우는 것을 포기하여야 하고, 좀더 새롭고 칭찬을 위주로 하는 방법으로 식사문제를 가진 환자와 관계를 맺어 나가는 법을 찾아야 한다. 처음 이 책이 발간되었을 때처럼 우리는 식사장애에 대한 많은 경험과 쌓아 온 지식을 가지고 이 병으로 인해 고생하고 있는 환자의 가족과 친구들이 어떻게 이 병을 극복할 것인가에 대해 그 지침을 제공하고자 한다.

이 책의 발간을 위해 열심히 물심양면으로 많은 수고를 아끼지 않으신 직원 프란시스 골딘 씨에게 감사를 드리고 싶다. 책이 제대로 나올 수 있도록 편집해 주신 제니퍼 그리핀 씨에게도 감사를 드린다. 지지와 조언을 아끼지 않은 미셸 라우어 씨에게도 감사를 드린다.

이 책의 초고를 작성하는 데 도움을 주신 로버트, 레베카, 그리고 조시 바셀에게도 감사를 드린다. 이 책이 발간되기까지 충고와 인내를 감수해 주신 스테파니 바젤 씨에게도 감사를 드리고 싶다.

저자 서문

어떻게 극복할 것인가?

이 책은 식사장애를 가지고 있는 환자와 관계를 가지고 있거나 같이 살고 있는 가족들을 위하여 쓰여진 책이다. 아마도 이 책을 읽고 있는 당신은 식사장애를 가지고 있는 환자의 부모이거나 배우자 또는 형제일 것이다. 아니면 사랑하는 연인이나 같은 방을 사용하는 친구 혹은 동료나 친구일 수도 있을 것이다. 그리고 당신은 아마도 이미 의사나 치료자가 진단을 내린 상태여서 환자가 그 병이 있다는 것을 알고 있거나, 진단을 받지는 않았어도 환자의 증상이 확연히 드러나서 병이 있다는 사실을 이미 알고 있을지도 모른다. 아니면 환자의 식사 행동과 체중문제가 이상하다는 것을 알고 있지만 그것이 심각한 병인지는 잘 모르고 있을 수도 있다. 이미 환자가 어떤 종류의 치료를 받고 있는 경우도 있을 것이고, 아니면 아직 치료를 시작하지 않은 경우도 있을 것이다. 그러나 어떠한 경우라 할지라도 당신은 이 책을 읽음으로써 환자들의 많은 경험을 나눌 수 있게 되는 것이다.

당신은 힘든 상황에 처해 있다. 당신은 돕고 싶지만 무엇이 최선의 방법인지를 모른다. 당신은 환자가 자신의 가정이나 대인관계뿐만 아니라 자기 자신마저도 파괴하는 끔찍스러운 행동들을 하는 것을 여러 번 목격하였을 것이다. 그러나 당신은 어떻게 하는 것이 당신을 무기력하고 혼란스럽게 만들 수 있는가를 모르고 있을 것이다.

그런 어려운 상황들에 직면을 하게 되면 당신은 일단 환자의 폭식 행동, 굶는 행동, 구토, 심한 운동을 하는 행동들을 하지 못하게 하려고 여러 가지 방법들을 사용해 보고 싶을 것이다. 또한 당신은 환자의 체중을 줄이거나 늘리기 위하여 어떤 노력도 마다하지 않을 것이다. 예를 들어 환자가 먹는 음식이나 체중에 대하여 일일이 차트를 만들거나, 기록을 해 두기도 할 것이다. 또한 당신은 환자에게 부드럽게 이야기하거나 설득하려 노력할 것이고 어떤 경우는 화를 내거나 강압적으로 이야기하는 경우도 있을 것이다. 대부분의 경우에서 이러한 행동들은 문제를 더욱 악화시키기만 할 뿐 전혀 도움이 되지 않는다. 이렇게 해서 당신은 결국 지쳐 버릴 수밖에 없게 될 것이다.

때때로 이러한 전략이 주효할 때도 있다. 당신이 다른 사람의 행동을 조절하고 또 변화하도록 종용할 수는 있지만 그것은 오래가지 못한다. 어떤 사람은 보복이 두려워 비정상적인 식사 행동을 중단할 수도 있고, 또 어떤 사람은 겉으로는 좋아진 것처럼 보이지만 더욱 은밀하게 비정상적인 식사 행동을 지속시켜 나가기도 할 것이다. 그러나 이 두 경우 모두 지속적인 변화는 기대할 수 없다. 외부적인 압력에 의해 일어나는 환자의 변화는 일시적인 것에 불과해서 그 압력이 없어지면 변화에 대한 동기도 함께 없어져 버리기 때문이다.

당신이 환자의 식사 행동만 조절하려고 노력하면 그 문제는 해결되지 않을 뿐만 아니라 다른 부가적인 문제도 함께 불러일으키게 된다. 식사 행동에 초점을 맞추게 되면 환자와의 다른 관계 문제는 무시하게 되고 결국 음식에만 얽매이는 끝없는 싸움을 해야 한다. 이렇게 되면 당신은 여기에만 매달려서 자기 자신을 위한 활동들은 뒷전으로 밀려나게 된다. 당신은 실제 문제를 가지고 있는 당사자가 아니기 때문에 당신의 어려움은 다른 사람들로부터 간과되기 쉽다. 이 병이 앞으로 어떻게 진행될까에 대한 당신의 고민과 혼란은 무시되거나 치료대상에서 제외되기 쉽다. 그래서 당신과 같은 위치에 있는 사람들은 드러나지 않게 고통을 받기 쉽고 식사장애의 보이지 않는 희생자가 되기 쉽다.

이 책은 그러한 당신을 위해 쓰여졌다. 우리는 당신이 식사장애를 가지고 있는 사람을 위해서 무엇을 해 줄 수 있으며, 무엇을 기대할 수 있는지, 당신이 간호하고 있는 사람과 어떻게 관계를 맺어 갈 수 있는지, 그리고 어려운 때에 어떤 지지와 격려를 보내 줄 수 있는지에 대하여 이 책에서 이야기할 것이다.

이 책은 식사장애를 가지고 있는 환자의 회복뿐만 아니라 당신 자신의 회복과 환자와의 관계 회복 등에 대하여 쓰여 있다.

일반적으로 이 책을 순서대로 읽어 보는 것이 좋을 것이다. 첫 번째 장 "식사장애에 대한 전반적인 윤곽 파악"에서는 나중에 "문제를 피하지 않기"와 "새로운 전략" 등에서 다루어질 다양한 개입의 바탕이 되는 개념을 이해하는 데 기초를 제공해 줄 것이다.

그러나 어떤 경우에는 이 책을 모두 읽기 전에 당장 필요한 질문이 있을 수도 있을 것이다. 예를 들어 환자가 이미 치료 중에 있는데 식사시간만 되면 심한 거부감을 표시한다고 할 경우 제7장을 곧바로 읽어 볼 필요가 있을 것이다. 만약 환자가 생명이 위태로울 정도의 심각한 상황에 처해 있다면 제6장에 나와 있는 "도움을 요청하는 것"의 내용을 보면 도움이 될 것이다. 만약 환자로부터 "간섭하지 말고 네 일이나 잘해라"라는 말을 듣고 어떻게 해야 할지를 모르겠다면 제4장과 제5장을 읽어보면 도움을 얻을 수 있을 것이다. 이렇게 당신이 궁금해하는 내용을 먼저 읽고 그 나머지 부분을 나중에 읽을 수도 있다.

제1부 "식사장애에 대한 전반적인 윤곽 파악"은 환자와 환자가 경험하고 있는 문제에 대한 당신의 이해를 넓혀 줄 수 있는 정보를 제공하고 있다. 남녀 모두에게서 식사장애는 나타날 수 있지만 여성에게서 발견되는 경우가 훨씬 많다. 그래서 본 서에서는 '그' 또는 '그녀'라는 말을 함께 사용하기가 곤란하여 일반적으로 환자를 '그녀'라는 말로 사용하려고 한다. 제1장에서 제3장까지는 환자가 보여주는 행동과 당신이 관찰할 수 있는 증상들이 어떠한 의미를 가지고 있는가에 대한 탐색을 위주로 하여 쓰여 있다. 특히, 제1장 "당신이 보는 것"에서는 식사장애의 대표적인 세 가지, 즉 신경성 식욕부진증, 신경성 대식증, 그리고 폭식장애들의 증상에 대하여 설명하고 있다. 이들의 경과와 합병증의 징후들에 대해서도 기술되어 있다.

제2장 "숨겨진 감정들"에서는 당신이 관찰할 수 없는 식사장애의 다른 측면들, 즉 환자의 내적 경험에 대하여 적혀 있다. 제3장 "규칙과 관계"에서는 식사장애를 유지시키거나 악화시킬 수 있는 문제들을 가족의 관점에서 기술하고 있다. 이들 장을 읽으면 식사장애가 단순히 음식과 체중에 연관된 문제가 아니라 복합적인 심리적 요인들이 관여하고 있는 장애라는 사실을 알게 될 것이다. 이러한 관점은 이 다음 장에서 우리가 당신에게 제시할 변화들에 대한 기반을 이루게 된다.

이 책의 제2부는 "문제에 직면하기"에 관한 내용이다. 만약 누가 음식과 관련된 문제를 가지고 있다는 것을 알았을 때 당신은 그 사람에게 어떤 말을 해 줄 것인가? 만약 해 준다면 무슨 말을 어떻게 할 것인가? 제4장에서는 이러한 의문들에 대한 답을 제시하고 있으며 그 문제에 대한 침묵을 깨고 어려움을 겪고 있는 그 사람에게 접근할 수 있는 방법에 대하여 적혀 있다. 그러나 만약 당신의 그러한 시도를 그 사람이 거부한다든지 화를 내면 당신은 어떻게 할 것인가? 물론 이럴 경우에도 한계가 있긴 하지만 당신이 도와 줄 수 있는 방법들이 있다. 제5장에서는 바로 그런 내용들을 다루고 있다. 회복은 자주 외부적인 지지를 필요로 한다. 제6장에서는 당신과 환자가 이러한 외부적인 지지와 치료를 찾는 과정을 중점적으로 기술하고 있다.

이 책의 마지막 부분인 제3부 "새로운 전략들"에서는 당신이 처한 상황을 보다 나은 방향으로 개선해 나가기 위해서 당신이 할 수 있는 구체적인 것들에 대하여 논의하고 있다. 당신 주위에 식사장애를 가지고 있는 사람이 생기면 결국은 음식과 체중 문제를 어떻게 다루어야 할지 실제적인 문제에 대한 의문을 가지게 될 것이다. 집에 단 음식을 놔둘 것인가? 환자가 당신에게 자신이 뚱뚱해 보이냐고 물었을 때 뭐라고 대답할 것인가? 환자가 저녁을 먹게끔 해야만 하는가? 이러한 종류의 의문점들에 대한 답을 제7장에서 제시하고 있다. 이 장에서는 당신이 음식과 체중에만 얽매이지 않도록 도와 줄 것이고 식사장애를 가지고 있는 사람은 자신의 행동이나 그 행동의 결과에 대하여 스스로 책임을 질 수 있도록 도와 줄 것이다. 물론 이렇게 하는 것은 쉬운 일은 아니다. 식사장애로부터 자신을 얽매이지 않도록 하는 것은 복잡한 과정이다. 그래서 제8장에서는 식사 문제에 대해 당신이 새로운 관점에서 개입할 수 있도록 하여 그러한 어려운 과정을 보다 쉽게 해결해 나갈 수 있도록 돕고자 한다. 마지막으로 제9장에서는 쉽게 간과되어 왔던 문제인 당신과 식사장애를 가지고 있는 사람과의 관계 형성에 대하여 언급하고 있다. 어떻게 서로 대화를 할 것인가? 책임을 어떻게 나누어 가질 것인가? 관계에 있어 자유와 사생활은 존중되고 있는가? 마지막으로 즐거웠던 때는 언제였던가? 음식과 관련된 부분 이외에 당신과 환자와의 관계를 변화시키고 탐색함으로써 당신은 당신의 관계에서 새로운 성장과 상호 존중, 그리고 즐거움의 문을 열게 될 것이다.

『거식증과 폭식증 극복하기』는 당신이 "지금 내가 무엇을 해야 하는가?"에 대한 의문이 생길 때마다 참고할 수 있는 책으로 사용될 수도 있다. 그러나 이 책은 지침서일 뿐이며 신경성 식욕부진증, 신경성 대식증, 폭식장애와 같은 복합적인 증후군들에 대한 당신의 이해의 깊이를 더해 주고 당신이 직면하고 있는 어려움들에 대한 시각을 넓혀 주는 데 그 목적을 두고 있다. 이 책에서 제시하고 있는 관점과 전략들은 식사장애에 대한 시각과 환자와 당신의 관계 모두에 새롭고 풍부한 인식을 가질 수 있도록 도와줄 것이다.

이 책에서 소개하고 있는 사람의 이야기들과 증례는 실제 환자와 그의 가족, 친구들로부터 그들이 표현하는 감정, 경험 그리고 상황들을 있는 그대로 반영하여 적은 것이지만 이름, 지역 그리고 자세한 인적 사항들은 사실과 다르다.

차 례

제3부 새로운 전략들

제 1 부
식사장애에 대한 전반적인 윤곽 파악

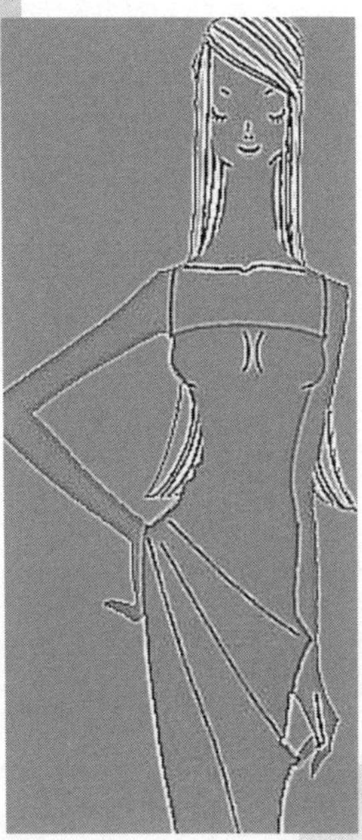

제1장 당신이 보는 것
제2장 숨겨진 감정들
제3장 규칙과 관계

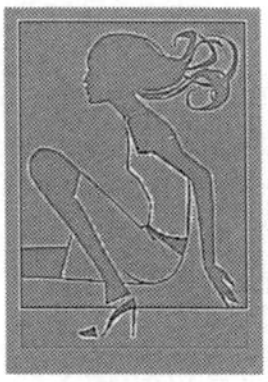

제 1 장
당신이 보는 것:
식사장애의 행동적 측면들

나에게는 열네 살 된 딸 라라가 있다. 의사로부터 최근에 라라가 자주 현기증을 일으키는 원인에 대하여 이야기를 들으면서 나는 라라를 유심히 살펴보았다. "식욕부진증입니다. 당신의 딸은 식욕부진증에 걸려 있어요." 나는 이 말을 들으면서 나뭇가지처럼 앙상한 라라의 팔을 바라보았다. 갑자기 라라의 얼굴이 나이에 비해 늙어 보였고, 뼈밖에 남지 않은 것처럼 보였다. 나의 마음이 무거워졌다. 내가 얘를 잘못 키웠구나 라고 생각했다. 내가 무엇을 잘못했을까? 라라는 착하고 모범적인 학생이었다. 그 아이의 마음에 어떤 문제가 있으리라고는 전혀 생각하지 못했다. 어떻게 라라가 식욕부진증에 걸릴 수 있었을까? 아니, 무언가 잘못된 것이 틀림없어. 누군가 실수를 한 거야.

-바바라 L, 39세의 어머니-

나는 아내를 기쁘게 해 주기 위해 한 다발의 꽃을 안고 일찍 집으로 퇴근하여 돌아왔다. 내가 현관문에 열쇠를 꼽고 문을 열려고 하는 순간 안에서 들려오는 다급한 외침을 들을 수 있었다. "기다려, 누구야? 벤? 아직 들어오면 안 돼요! 조금만 기다려요!" 나는 순간 깜작 놀라서 황

급히 아파트 안으로 들어갔다. 식당 한가운데 니나가 서 있었다. 여러 통의 케이크, 과자 그리고 파이들이 널려 있었고 그 절반쯤을 이미 먹고 있었다. 사탕 껍질은 마루 위에 어지러이 나뒹굴고 냉장고 문은 활짝 열려 있었다. 탁자 중앙에는 우유가 엎질러져 있었다. 그 옆에는 아이스크림이 녹고 있었다. 니나는 화가 난 얼굴로 나를 쳐다보았다. "왜 전화부터 하지 않았어요? 왜 이렇게 집에 일찍 온 거예요?" 조금 전까지만 해도 혹시 내 아내가 다른 남자와 같이 있는 것은 아닐까 하는 의심을 했었는데, 그런데 이게 뭐지? 이런 상황은 나를 멍하게 만들었다. 그러나 어쨌든 뭔가가 잘못되었다는 것은 직감할 수 있었다. 내가 어디로 온 것일까? 내 아내에게 어떤 일이 일어난 것인가? 나는 꽃을 들고서 어찌해야 할 바를 몰랐던 그때를 기억한다.

—벤, 27세의 남편—

제니와 같이 생활을 한다는 것이 점점 더 어려워짐을 느낀다. 나는 완전히 다른 두 사람과 같이 살고 있는 느낌이다. 하루의 반을 제니는 아주 철저하게 원칙에 따라 다이어트를 한다. 그러다가는 갑자기 미친 여자처럼 마구 먹어치우는데 집안에 남아 있는 음식이 없을 정도이다. 이럴 때는 거의 집밖을 나가지 않으며 나와의 약속도 어기기 일쑤였고 불행하고 우울해 보였다. 그녀가 하는 말들은 거의 모두 먹는 것과 관련되거나 어떻게 하면 멋지게 보일까 또는 체중이 줄어든다면 자신의 인생이 어떻게 달라질 것이라는 등의 내용이었다. 그녀는 체중을 줄여야 한다고 매일 주장함에도 약 82kg이 나가고 있다. 그러나 그녀가 이보다 체중이 덜 나갔을 경우에도 다이어트는 계속되고 폭식과 다이어트의 악순환은 주기적으로 반복되었다. 제니는 내가 아끼는 나의 가장 좋은 친구이다. 내가 그녀를 위해서 해 줄 수 있는 일이 없을까?

—파멜라, 24세의 룸메이트—

식사 습관이 식사장애로 변할 때

위 증례들의 어머니, 남편, 친구는 무언가가 잘못되어 있다는 낌새를 느끼고 있다. 그들이 보았던 것은 분명히 정상적인 행동은 아니다. 자신의 아이, 부인 혹은 친구가 곤란한 문제에 빠져 있는 것이다. 위의 세 증례에 나오는 증상들은 모두 명백히 식사장애에서 나타나는 증상들이다.

사람들은 대개 환자의 비정상적인 식사 행동을 보게 됨으로써 비로소 환자가 식사장애라는 병에 걸려 있다는 것을 알게 되는데 가장 눈에 띄는 행동은 음식과 체중에 대한 강박적인 집착이다. 이러한 음식과 체중에 대한 강박증은 폭식, 굶는 것, 구토, 강박적인 운동, 먹는 것, 먹은 음식을 제거하려는 것 또는 음식을 피하는 것 등에 초점을 맞춘 행동으로 나타난다.

그러나 식사장애는 단순히 음식과 연관된 문제가 아니다. 식사장애는 심리적 장애이며 외부 관찰자에게는 잘 드러나지 않는 많은 문제들을 내포하고 있다.

어떤 사람이 식사장애에 해당되고 또 어떤 사람이 해당되지 않는가를 말하기란 쉬운 일이 아니다. 식사조절, 운동, 굶는 것 그리고 음식과 체중에 대하여 집착하는 것 등은 현대 우리 문화권에서 흔히 볼 수 있는 일들이기 때문에 체중에 대하여 관심을 두지 않는다는 것은 10대 청소년이나 젊은 여성들에게서는 흔치 않은 일이다. 표지를 힐끗 쳐다보는 것만으로도 끊임없는 다이어트를 하게 만든다. 최근의 패션, 광고, 그리고 오락물 등에서는 여성들 가운데 겨우 1퍼센트 정도만이 가질 수 있는 몸매를 이상적인 몸매라고 강조하고 있다. 그러나 이런 잡지에서는 날씬함에 대한 가치만을 이야기하고 있지 않다. 이러한 날씬함에 대한 메시지와 함께 칼로리가 높고 먹음직스러운 디저트에 대한 광고나 조리법에 대한 소개도 같이 있다. 현대의 우리 문화는 모두에게 "자, 이것을 한번 들어보십시오."라고 먹을 것을 부추이기도 한다는 것이다.

대부분의 사람들은 우리 문화가 전달해 주는 메시지에 민감하다. "요즘 멋져 보이는군요. 체중을 줄이셨나요?"와 같은 말은 날씬함의 중요성을 은연중에 강조하고 있다. 이러한 찬사를 듣고 즐거워하지 않을 사람은 아마 거의 없을 것이다. 하버드 대학과 래드클리프 대학에서 시행한 조사 연구에 의하면 현대의 날씬함이 바람직한 것이라는 식의 태도는 정상 젊은 여성의 약 70퍼센트가 자신의 신체에 대해 불만족을 가지고 있고 자신의 체중을 줄였으면 하고 바라고 있다는 것을 통해서 엿볼 수 있다고 하였다.

문화가 전달해 주는 메시지에 영향을 받는 것은 여성만이 아니다. 남자들 또한 음식과 체중에 대한 관심이 점차 증가하고 있다. 광고, 미용, 그리고 건강 잡지 등을 보면 이제 남자들도 좋은 외모와 날씬한 몸매를 가져야 한다는 사회적 압력의 대상에서 더 이상 제외될 수 없음을 알 수 있다.

신체, 식사조절, 그리고 체중에 대한 강조는 특히 10대 청소년들에게 열풍처럼 강한 바람을 일으키고 있다. 10대 소녀들은 자신이 가장 날씬해지기 위해 경쟁을 하고 또는 체중을 줄이기 위하여 식사를 굶는 행동을 한다. 먹는 것, 과식하는 것 혹은 대식증 집단(pigouts)에 대해 이야기하는 것은 우리 사회에서는 공공연한 일이 되어 버렸다. 보다 문제가 되는 것은 자신의 신체에 대한 이런 불만족이 더 어린 나이에서도 일어날 수 있다는 것이다. 최근의 연구에 의하면 초등학교 5～6학년 학생 650명을 대상으로 음식과 자신의 신체에 관한 설문조사를 한 결과 73퍼센트의 소녀와 43퍼센트의 소년이 지금보다 더 날씬해지고 싶다는 응답을 했다고 한다. 이들 중 58퍼센트는 이미 체중 감량을 시도하고 있었으며 11퍼센트는 장애를 의심할 수준의 이상식사태도를 보이고 있는 것으로 나타났다.

나이에 관계없이 음식과 체중은 모든 사람의 관심거리가 되었다. 그렇다면 이것은 우리 사회에서 모든 사람이 식사장애를 가지고 있다는 것을 의미하는 것일까? 그렇지는 않다.

식사장애는 음식과 체중에 대한 그 사람의 태도가 정상의 범위를 벗어났을 때를 이야기한다. 예를 들어 직장, 학교, 대인관계, 하루 생활 그리고 자신의 행복감 등과 연관된 감정들이 자신이 무엇을 먹었고 또 먹지 않았는가에 의해 결정이 되거나 체중계의 숫자에 의해 결정될 때 식사장애가 있다고 할 수 있다. 우리들 대부분은 음식이 우리에게 편안함과 보상으로 작용을 하며 특히 힘든 일이 있는 날에는 과식을 하기도 하고 좌절감을 느낄 때 필요 이상의 음식으로 이를 달랠 때가 있다. 목욕탕 속에서 자신의 몸매가 조금만 더 날씬해졌으면 좋겠다고 바라기도 하고 때로는 중요한 상황에서 자신이 더욱 멋있게 보였으면 좋겠다는 생각을 갖기도 한다. 이것만으로 정상궤도를 벗어났다고 할 수는 없다. 그러나 이러한 바람들이나 보상들이 모든 결정의 중심이 될 때 즉, 몸매와 체중 때문에 해변에 나가 수영을 하는 것조차 망설여지거나, 어떤 모임에서 모임 그 자체보다 자신의 외모가 더 중요하다고 여겨질 때 이런 것들이 주의를 기울여야 할 문제가 있다는 신호가 될 수 있다.

식사문제들은 흔히 체중을 줄이거나 특정한 신체 모습을 유지하려고 하는 일반적인 바람에서 시작된다. 이러한 것은 우리들 대부분이 경험하고 있는 공통적인 문제이다. 종종 사람들은 심하게 식사조절을 하거나, 체중에 대하여 집착하거나 과식을 하는 경우도 있지만 대부분의 경우는 잠시 그러다가 특별한 도움이나 치료 없이 끝나는 경우가 많다. 그러나 이런 단기적인 식사조절이 단순히 자신의 체중을 줄이거나 유지하는 데만 사용되지 않을 때 결국 식사장애로 발전하게 된다. 먹는 것에 대한 욕구가 신체적인 욕구를 만족시키는 것이 아니라 심리적인 욕구를 만족시키게 되면 식사 습관은 식사장애로 변하게 된다. 그러면 식사 행동은 단순히 칼로리의 문제를 떠나서 다른 문제를 표현하는 길이 되는 것이다.

식사장애를 가지고 있는 사람은 자신이 배가 고파서 음식을 먹는 것이 아니다. 생리적인 욕구와는 무관한 다른 이유로 음식을 먹는 것이다. 즉, 무엇을 먹는다는 것은 일시적으로 고통스러운 감정을 잊을 수 있게 해 주기도 하고, 불안을 진정시켜 주기도 하며, 긴장감을 줄여 주기도 한다. 또는 굶는 것도 배가 불러서가 아니라 자신의 신체적인 요구를 조절하기 위해 먹지 않는 것이다.

여기서 치료를 받으러 온 28세의 코리라는 환자의 이야기를 잠시 살펴보기로 하겠다. 코리는 청소년 시절부터 학교에서 좋지 않은 일이 있었거나 데이트가 취소가 되어 화가 날 때는 텔레비전 앞에 앉아서 어머니가 만들어 둔 초콜릿 케이크나 다른 간식을 천천히 먹으면서 마음을 달래곤 했다. 이때 그녀의 체중은 정상이었다. 늦은 밤 항상 간식을 즐겼지만 이때는 이것이 그녀의 생각이나 계획에 초점이 맞추어져 있지는 않았다.

그러나 콜리가 집을 떠나 대학에 들어갔을 때 콜리는 더 어려워졌다. 새로운 환경에 자신의 생활을 적응시켜 나는 데 있어 힘들기 시작했다. 자주 그녀는 향수병에 시달리기도 했다. 이런 일들이 점점 더 많아지면서 저녁시간에 간식을 먹는 것에 더 많은 의존을 하게 되었다(실제로 간식을 먹는 시간이 점점 빨라지고 있었던 것이다). 그녀는 음식이 마음을 달래주고, 먹고 있는 동안에는 힘든 생각에서 벗어날 수 있다는 것을 알게 되었다. 학년이 올라갈수록 콜리는 자신이 잠자리에서 일어나자마자 먹는 것부터 생각을 하게 되었고, 먹는 것에 대하여 더 많은 의존을 하고 있는 자신을 발견하게 되었다. 그녀의 생각은 식사시간에 무엇을 먹을 것인가에 대한 생각에서부터 하루 종일 간식으로는 무엇을 먹을 것인가에 대한 생각으로 가득 차 있었다.

이후 바로 그녀는 자신의 생활에 있어 먹는 것이 가장 우선하게 되었다는 것을 느낄 수 있었다. 이 결과 체중은 증가하였고 결국 이런 체중 증가는 콜리를 사회생활에서 음식의 세계 속으로 가두어 두게끔 하였다. 바로 이러한 점에서 콜리는 더 이상 정상적으로 "음식에 집착하는 소녀"가 아닌 것이다. 즉, 그녀가 보여준 음식에 대한 집착, 사회적 고립, 그리고 폭식 등은 모두 식사장애에서 흔히 볼 수 있는 증상들인 것이다.

한편, 13세 때부터 식사장애를 앓아오고 있는 칼라는 다른 특징을 보여준다. 칼라는 사춘기가 되어 신체적으로 여성스럽게 변하면서 몸이 동그래지자(자연스럽고도 정상적인 과정임에도 불구하고) 이것을 자신이 비만해지고 있는 것은 아닌가 걱정하여 먹는 음식과 체중을 조절하기 시작했다. 그녀는 자신의 158cm의 키에 대해 체중이 43kg이면 적당하다고 스스로 결정짓고 더 이상의 체중증가는 절대로 있을 수 없다고 생각하였다(그녀는 더 이상 체중을 줄이는 것은 힘들다고 느꼈다). 13세 때까지는 칼라의 체중은 43kg을 유지하고 있었다. 그녀는 지금 30세인데 하루에도 6~10번 정도 체중을 재고 있다. 만약에 체중이 43kg을 넘어서면 살을 빼기 위해 할 수 있는 것은 무슨 일이든지 할 것이다. 그녀는 자신의 목표인 43kg에 도달하기 위해 밤낮으로 격렬한 운동을 하고(자신의 목표 체중이 43kg이 될 때까지는 새벽 3~4시까지도 운동을 한다), 땀을 빼내는 플라스틱 랩을 덮어 쓰고 사우나에 앉아 있으며 아무것도 먹지 않고 물 한 방울조차도 마시지 않는다.

만약 그녀가 그날 체중이 0.5kg만 달라져도 그녀는 그날 계획한 모든 일들을 취소하거나 그날은 모든 일이 잘 되지 않을 것이라고 미리 생각을 한다. "당신이 파티에 가보기도 전에 파티에 가서는 좋지 않을 것이라는 것을 어떻게 알 수 있나요?" 라고 물어보면 칼라는 단순히 "내가 오늘 체중이 43.5kg이고 살이 쪘다고 느끼기 때문이죠." 라고 대답한다. 칼라의 이러한 경직된 태도는 식사장애 환자들에서 흔히 볼 수 있는 대표적인 증상, 즉 그날그날 자신이 경험하는 상황을 자신의 체중과 음식을 먹는 것에 의해 결정짓는 것을 보여주고 있는 것이다.

식사장애들

일반적으로 "식사장애" 라고 할 때는 신경성 식욕부진증, 신경성 대식증, 폭식장애, 또는 이들 세 가지가 서로 중복되어 나타나는 경우를 일컫는다. 이 장에서는 각 질병의 증상과 징후들에 대해서 살펴보겠다.

당신이 겪고 있는 문제의 징후를 알고 확인할 수 있도록 본 장의 끝 부분에 점검항목을 수록해 두었다. 질병에 대한 이해는 당신에게 문제를 알게 하고 필요한 전문가의 도움을 받을 수 있도록 도와줄 것이다(보다 자세한 내용은 제4장과 제6장에서 다루고 있다). 당신이 본 것에 대하여 더 많은 정보를 얻을수록 당신은 당신이 염려하고 있는 것에 대해 개방적으로, 분명하게 논의해 볼 수 있을 것이며 이렇게 하는 것이 도움이 될 수 있다.

신경성 식욕부진증(Anorexia Nervosa)

신경성 식욕부진증(종종 식욕부진증으로 불린다)은 먹는 것을 의도적으로 중단함으로써 심각한 체중 감소가 일어나는 것을 특징으로 한다. 식욕부진증을 가지고 있는 환자는 자신이 살이 찌는 것에 대해 강한 두려움을 가지고 있으며 실제로 자신의 체중이 얼마인가와 상관없이 자신이 살이 쪄 있다고 생각하고 있다. 체중이 30kg 정도밖에 되지 않아 생명이 위험한 식욕부진증 환자도 자신이 더 말라야 된다고 느낀다. 앙상하게 마르기를 시도하면서 비록 그 결과가 자신의 죽음이라 할지라도 식욕부진증 환자는 모든 칼로리 섭취를 거부한다.

신경성 식욕부진증의 핵심 양상

- 살이 찌는 것에 대한 강한 두려움이 있고 이러한 두려움은 체중이 감소되어도 줄어들지 않는다.
- 신체상의 장애, 즉 심하게 말라도 자신은 뚱뚱하다고 느낀다.
- 심각한 체중의 감소(정상 체중의 85퍼센트 이하)가 있다.
- 최소한의 정상 체중 유지 거부
- 체중의 감소를 일으킬 만한 신체적 질병이 없다.

- 최소한 3개월 이상 연속적으로 지속되는 무월경증이 있다.

마리엘의 일기를 보면 그녀가 얼마나 식사조절을 철저히 하고 있는가를 알 수 있다. 마리엘은 16세의 식욕부진증 환자인데 자신이 매일 먹는 음식의 목록을 일기장에 기록해둔다. 다음이 전형적인 식사일기이다.

오전 10시	블랙커피 한 잔
	Sweet & Low
점심	블랙커피 한 잔
	Sweet & Low
오후 2시	비타민 A 한 개
	복합 비타민 한 개
	비타민 B 한 개
저녁 7시	닭고기 한 조각이 들어 있는 스프와 따뜻한 물
	다이어트용 젤 한 컵

마리엘은 32.7kg에 167.6cm이다. 그녀는 이렇게 먹기 전에 이미 두 차례 정도 이 정도의 제한을 했었지만 아무도 이러한 심한 다이어트를 막지 못했다.

체중을 줄이기 위한 시도는 흔히 굶는 방법을 통해서도 할 수 있지만 식욕부진증 환자들은 체중을 더 많이 줄이기 위해서, 아니면 폭식을 한 후 먹은 음식을 제거하기 위하여 구토, 설사제 복용, 이뇨제 복용, 또는 심한 운동 등을 한다. 체중이 정상체중보다 최소한 85%이하이면서, 최소한 연속 3개월에 걸쳐 월경이 없고, 줄인 체중을 유지하거나 체중을 더 줄이기 위해 식사조절을 계속한다면 식욕부진증이라는 진단을 내릴 수 있다. 그래서 만약 키가 152cm인 사람의 정상 체중이 45.4kg이라고 한다면 만약에 이 체중의 85%인 38.6kg 이하의 체중이면 식욕부진증에 해당될 수 있다는 것이다(주: 흔히 이런 기준을 쉽게 적용시키기 위해 신체질량지수(kg/m2)를 사용한다. 외국의 경우 신체질량지수가 17.5이하의 경우가 85% 이하에 해당된다고 보고 있다).

때때로 심한 다이어트나 운동은 신체의 지방 대 근육의 비율을 변화시킬 수 있고 따라서 이런 변화는 심각한 체중의 저하가 오기도 전에 무월경의 증상을 나타나게 만들 수도 있다. 그 반대로 월경이 중단되기 전에 또는 15%이상의 체중의 감소가 있기도 전에 신경성 식욕부진증의 경고 징후가 먼저 나타나기도 한다.

키가 162.6cm인 16세의 소녀 케티는 자기 남자 친구와 헤어진 후 6개월 사이에 11kg이 증가하였다. 남자 친구와 헤어진 후 다른 친구들도 만나지 않고 일상적인 사회생활도 하지 않으면서 매일 과식을 하였다. 그러다가 체중이 65.8kg이 되었을 때 그녀는 자신의 체중증가에 놀라 일체 먹는 것을 중단하였다. 집에서 음식을 먹을 때는 음식을 잘게 나누어 각 조각의 열량이 얼마나 나가는가를 계산하면서 먹었다. 따라서 실제로 먹은 양은 아주 적은 양이었다. 샐러드만을 먹으려고 하였고 식사 후에는 밤 사이에 찔 살들을 다시 빼려면 얼마나 운동을 해야 할까를 계산하고 있었다. 때로는 자신이 섭취한 칼로리를 모두 소비시켰다고 느낄 때까지 몇 시간씩 운동을 하기도 했었다. 6주 만에 케티는 자신의 원래 체중보다 4.5kg이나 더 체중을 감량하게 되었다. 그래서 그녀는 162.6cm의 키에 49.9kg의 체중이 되었지만 체중을 더 줄이고 싶어 했다. 그녀는 자신의 입안으로 무엇인가가 들어간다는 것 자체를 끔찍하게 생각할 정도가 되었다.

케티는 아직 자신의 체중이 정상체중에서 15%이상까지 줄지는 않았고 월경을 거르는 현상도 없었지만 그녀의 그런 행동은 신경성 식욕부진증의 징후를 보여주는 것이다. 자신의 체중이 많이 나가지 않음에도 불구하고 자신이 살이 쪘다고 생각하여 먹는 것을 거부하고 음식과 운동에 대하여 지나치게 집착하는 것은 신경성 식욕부진증의 위험한 징후이다. 그녀의 키에 36kg이나 40.8kg까지 떨어지지 않았더라도 그녀는 식사장애가 있다고 생각해야 하고 따라서 전문가의 도움이 필요한 것이다.

식욕부진증은 어떻게 시작되는가?

아마도 식욕부진증 환자가 되려고 다이어트를 시작하는 사람은 아무도 없을 것이다. 나중에는 자신의 신체가 쇠약해져 거의 죽을 정도가 되어 버린 사람들조차도 시작은 체중저하를 원하는 다른 일반적인 사람들과 마찬가지로 시작이 된다. 그러나 앞으로 식욕부진증이 되는 사람들에 있어서는 식사조절과 체중 감소가 바로 전혀 예상하지 못했고 기대치 않았던 역할을 하게 된다. 이런 사람들은 체중 감소가 시작되면 이전까지는 약하기만 하고 유능하지 않다고 느꼈던 자신의 인생에 대해 새로운 조절감을 경험하게 된다. 자신이 체중을 줄일 수 있고 그래서 남들에게 아름답게 보일 수 있다는 사실이 자신을 갑자기 강하게 느끼게 하는 것이다. 그녀는 자신의 배고픔에 절대 굴복하지 않는다. 이제 그녀는 더 이상 일반 사람들과 같이 배가 고프면 음식을 먹는 그런 사람이 아닌 것이다.

17세의 식욕부진증 환자인 마리는 신경성 식욕부진증에 걸려 있을 때를 회상하면서 "나는 음식을 먹고 있는 사람들을 보면 그들에 대해 우월감을 느껴요. 내가 조절을 할 수 있는 유일한 사람이라는 느낌 때문이죠. 다른 사람들은 배고픔의 노예들 같아요. 이러한 생각이 내가 그들보다 낫다는 느낌을 주죠."라고 말한다.

식사조절과 체중감소는 식욕부진증 환자의 삶에 있어 의미를 부여하게 되는 것이다. 매일이 새로운 도전의 나날이다. 즉, 저울의 숫자로 매일 아침 자신이 어제의 경기에서 이겼는지 졌는지를 점검한다. 이러한 도전, 이러한 힘은 다이어트를 하는 사람이 의도적으로 계획한 것은 아니지만 일단 효과를 보게 되면 식욕부진증 환자들은 쉽게 포기하지 못하게 된다. 식욕부진증 환자들은 흔히 다른 사람들이 자신들에게 기대하는 대로 맞추면서 살아 온 "모범적인 소녀"들이었던 경우가 많다. 그러나 아마도 인생에서 처음 맛보는 것이겠지만 자신의 행동이 "당신은 이제 나를 당신이 원하는 대로 하게끔 만들 수는 없을 거예요. 나는 당신이나, 배고픔에 또는 나의 감정에 굴복하지 않을 것예요. 나는 내가 원하는 것만 먹을 거예요." 이렇게 이야기해 주고 있는 것을 발견하게 된다.

평상시에는 겸손하고 부끄러움이 많은 식욕부진증 환자이지만 이것은 쉽게 포기할 수 없다.

어떤 사람이 식욕부진증에 걸리기 쉬운가?

전체적으로 보아서 식욕부진증 환자의 90퍼센트는 여성이다. 발병 연령은 주로 12세에서 18세 사이이지만 40대와 50대 여성들에서도 발생한다. 10대의 여성과 젊은 여성의 약 0.5~1퍼센트에서 이 병이 발병한다.

어떤 사람은 왜 이러한 식사장애에 걸리고 또 어떤 사람은 왜 걸리지 않는가에 대해서는 아직 분명하게 밝혀진 것은 없다. 현재로서는 식사장애는 어떤 한 가지 원인에 의해서 생긴 다기보다는 생물학적 요인, 문화적 요인, 그리고 심리학적 요인들이 복잡하게 얽혀 발생하는 것으로 생각하고 있다.

다른 정신과적 장애와 마찬가지로 신경성 식욕부진증에 대한 취약성이 부분적으로는 유전적인 요인에 의해 조절이 된다는 것은 의심할 여지가 없다. 그러나 현재로서는 신경성 식욕부진증적 행동에 어떤 유전적 요인이 개입하고 있는가에 대해 알려진 바가 거의 없다. 종종 신경성 식욕부진증과 연관이 있다고 알려진 성격특성으로 부끄러움을 많이 탄다는 특징이 있다. 물론 부끄러움이 많은 모든 소녀들이 식욕부진증에 걸린다는 것은 결코 아니다. 그러나 자신의 몸의 크기에 대해 강박적으로 집착을 보이는 사람들은 무능력감, 무가치감 그리고 무력감과 같은 감정을 극복하는 방법으로 자신의 몸의 크기에 집착을 한다. 그들은 이렇게 함으로써 자신의 삶을 조절하고 있다는 느낌을 가지려고 한다.

식욕부진증에 걸리기 전의 환자들은 모범생으로 불평이 거의 없고, 항상 협조적이고 순응적이며 주위를 기쁘게 해 주려 노력한다. 학업 성적은 흔히 중상위권에 속하고 자신을 끊임없이 몰아 부치며 자신에 대해서 비판적이다. 이러한 특성들이 항상 문제가 있다는 지표는 아니다. 그러나 이런 것들은 식욕부진증 환자들이 추구하는 완벽함 뒤에 더 깊은 불안정감이 숨어 있다는 것을 보여주는 한 단면인 것이다.

식욕부진증 환자들은 자신의 능력에 대해 편안함을 느끼는 사람이 아니라 자신의 능력을 끊임없이 향상시키려 하는 사람들이다. 그들은 항상 다른 사람의 관심을 받으려면 다른 사람으로부터 인정을 얻어내야만 한다고 믿는다. 설령 이러한 것들이 자신의 감정을 상하게 하고 불편하게 느끼게 만든다고 할지라도 말이다. 식욕부진증 환자는 자신의 개인적인 것들을 잘 숨기고 자신의 감정을 잘 드러내지 않기 때문에 다른 사람들이 별다른 문제가 없는 사람이라는 오판을 내리기 쉽다. 그러나 겉으로 드러나는 양상의 이면에는 깊은 문제점을 안고 있는 것이다.

"우리는 조에게 이래라 저래라 할 필요성을 전혀 느끼지 못했어요." 카메던 부인은 우리에게 이렇게 이야기한다. "그럴 필요가 없었거든요. 조는 항상 총명하고 명랑했으며 매우 책임감이 강한 아이였어요. 만약 조에게 심부름이나 집안의 일을 시킨다면 누구든 그 일들을 걱정할 필요가 없을 거예요. 그 아이는 다른 아이들처럼 불만을 이야기한 것이 전혀 없었어요. 나는 그 아이에게 어떤 문제가 있으리라고는 전혀 생각하지도 못했어요. 조가 식욕부진증이라는 사실은 모두에게 너무나 충격적이에요." 15세의 조는 식욕부진증의 후유증으로 신부전증에 걸려 현재 중환자실에서 치료를 받고 있다고 카메던 부인은 덧붙였다.

식욕부진증은 어떻게 진행되는가?

일단 다이어트가 심리학적인 기능을 가지기 시작하면 당신이 알아차릴 수 있는 특징적인 행동들이 보이게 된다. 즉 음식에 대한 집착, 다이어트 그리고 체중 감소 등이 그것이다. 그러나 체중 저하가 유일한 진단기준은 아니다. 식욕부진증이 아닌 사람도 때때로 우울한 감정이나 장 질환 같은 다른 신체적인 질환으로 체중이 감소할 수 있다. 이러한 문제들이 제대로 진단되지 않으면 식욕부진증 환자에서 볼 수 있는 극단적인 체중 감소와 유사한 결과가 나올 수 있다.

이런 경우 차이점은 이들은 식욕부진증 환자와는 달리 의도적으로 더 날씬해지려고 하지 않는다는 점이다. 따라서 심한 체중 저하가 있을 때는 언제나 체중 감량의 원인이 될 수 있는 우울증이나 다른 신체적 질환이 있는지를 감별하기 위하여 의사의 진료를 받아야 한다. 식사장애일 경우에만 체중 감량을 의도적으로 시도한다는 사실을 당신은 알게 될 것이다.

식욕부진증이 있는 사람은 당신에게 자신이 뚱뚱해 보이는지를 물을 것이다. 그런 환자들은 자신이 36kg이 나가기 때문에 "흉하게 뚱뚱하다"고 느껴서 많은 사람들이 모이는 공공장소에 나가는 것을 부끄럽게 생각한다. 아마도 그녀는 하루에도 열 번 이상 체중을 재 볼 것이다.

시간이 지날수록 그녀의 다이어트는 더욱더 극단적으로 되어 갈 것이다. 흔히 식욕부진증 환자는 처음에는 정상적인 식사를 하다가 하루에 한두 가지 음식들을 빼고 먹게 된다. 만약 이런 식사 행동을 계속하게 되면 그녀는 즐거움을 느끼고 자신이 정한 목표에 도달하게 될 때에는 기분이 들뜨기까지 한다. 그러나 만약 실패하면 자괴감, 비참함을 느끼고 "자신이 돼지 같다"며 증오감을 느끼게 된다.

처음으로 치료를 받으러 온 21세의 수잔은 자신의 경험을 다음과 같이 이야기하고 있었다.

> 예를 들어 어제와 같은 경우 나는 아침식사로 자몽과 블랙커피를 먹었고 저녁식사로 매일 밤마다 먹는 샐러드를 먹었어요. 나는 항상 점심식사는 먹지를 않죠. 나는 샐러드를 먹고 나서 한참 있다가 배가 부르다는 느낌을 갖기 때문에 3/4만 먹어야겠다는 다짐을 하였습니다. 그러나 나는 3/4 이상을 먹었다는 생각이 들었습니다. 먹은 것이 단지 레튜스

와 브로콜리일 뿐이라는 것은 알지만 내가 3/4 이상을 먹었다는 것을 믿을 수가 없었습니다. 그래서 나는 살이 찔까봐 걱정이 되어 그날 밤새 잠을 잘 수가 없었습니다.

식욕부진증 환자의 대화는 흔히 음식이나 외모에 중심이 맞춰져 있다. 사실 식욕부진증 환자들은 흔히 자신은 굶으면서도 요리를 하고 다른 사람들을 위해 식사를 준비하고 요리법을 배우는 것을 즐긴다. 환자는 먹지 않게 되면서 배고픔이나 결핍으로 인해 음식에 대한 끊임없는 생각이 나타나게 된다. 많은 식욕부진증 환자들이 먹지도 않으면서 음식을 숨겨 두거나 저장해 두기도 한다.

얀센 부인은 식욕부진증으로 3개월째 입원치료를 받고 있는 딸 제니에게 옷을 가져다주기 위해 옷장 서랍을 열어보다가 서랍 가득 높은 칼로리의 사탕이 있는 것을 보고 놀랐다. 제니가 거의 죽을 정도로 굶고 또한 그런 고칼로리 음식들에는 손도 대지 않았었기 때문에 이것은 얀센 부인에게는 충격적인 사실이었다.

신경성 식욕부진증 환자에서 나타나는 특징적인 문제점 중 또 다른 하나는 어떤 것이든 잘못된 것을 계속 부정한다는 것이다. 배가 고프고 지쳐 있는 것을 강력하게 부인한다. 그래서 이 장애에 이차적으로 생리적인 합병증이 나타나기도 한다. 식욕부진증 환자들이 흔히 무시하는 내과적 문제들은 어지러움증, 손과 발의 저림, 탈수증, 그리고 저혈압 등이다. 부정맥이나 심부전 혹은 신부전증 등이 체내 포타슘의 결핍과 심한 영양 불균형 등으로 인해 나타날 수도 있다. 집중력의 저하도 흔히 나타나는 증상 중의 하나이다. 이러한 증상에도 불구하고 식욕부진증 환자들은 어떠한 치료에도 강하게 저항한다. 그 이유는 그들을 치료하거나 도우려는 모든 시도들을 자신들로 하여금 먹게끔 만들기 위한 방법이라고 생각하기 때문이다.

식욕부진증 환자들의 강한 부정과 병에 대한 집착의 결과로 이병의 결과는 비극적일 수도 있다. 몇몇 환자는 사망하기도 한다. 연구결과 이 병으로 인한 사망률은 5～10퍼센트에 이르는 것으로 밝혀졌다.

또 일부 환자에게는 신경성 식욕부진증이 만성적인 장애가 될 수도 있는데 이들은 일생동안 건강한 체중을 다시 회복하지 못하면서 살이 찔 것에 대한 두려움에 떨면서 살아가고 강박적으로 운동에 대해 집착을 하거나 음식을 마치 하나의 의식을 치르듯이 먹기도 한다. 그러나 식욕부진증을 앓고 있는 대부분의 사람에게 이 장애는 정신과적인 치료와 내과적인 치료의 병용에 의해 효과적으로 치료될 수 있는 수개월에서 수년을 지속하는 급성 장애이다.

신경성 대식증(Bulimia Nervosa)

흔히 대식증이라고 불리는 신경성 대식증은 폭식(binge), 즉 짧은 시간 내에 많은 양의 음식을 섭취하는 것이 특징적이다. 폭식은 대개 먹은 음식과 칼로리를 체내로부터 제거하는 행동 즉, 제거 행동(purging)이 뒤따르게 된다. 어떤 경우에서는 많은 양의 폭식을 하지는 않았지만 자신이 생명을 유지하는 데 필요하다고 결정한 양 이상의 음식을 먹었을 경우에는 그것을 제거하고 싶은 강한 충동을 느끼게 되기도 한다.

청소년 시절부터 대식증을 앓아오고 있는 올해 24세의 루시는 "내가 다이어트를 할 때 빵은 언제나 의문의 여지가 없는 음식이었지요." 라고 말한다.

만약 내가 빵 한 입을 먹게 되면 나는 그것이 내 몸 안에서 부풀어 오르는 듯한 느낌을 느끼죠. 식사시간에 누가 나에게 하는 말은 잘 들리지 않아요. 나는 오직 내가 먹은 이 빵 한 조각을 어떻게 제거할 수 있을까에 대해서만 생각하게 되죠. 내가 얼마나 뚱뚱하게 보일까에 대해서 그리고 옷이 얼마나 맞지 않을까에 대해서 걱정을 하게 됩니다. 그 당시 내 머리 속에는 어떻게 해야 그것이 부풀어 오르기 전에 제거할 수 있을까하는 생각으로 가득 차 버립니다. 내가 먹은 것을 없애버려야만 합니다. 그렇게 밤은 망가져 버리고 나도 엉망이 되어 버립니다.

체중만으로 대식증 환자라고 말할 수는 없다. 대식증 환자들은 체중이 약간 과체중이거나 저체중인 경우가 있으나 대개는 정상적인 체중의 범위 안에 있다. 그러나 정상 범위 안에서도 이들은 4~7kg 정도의 체중변동을 보인다. 폭식이나 제거 행동을 하지 않을 때는 다양하게 음식을 먹는다. 어떤 대식증 환자는 정상적으로 식사를 하기도 하고 또 어떤 환자들은 끊임없이 심한 다이어트를 하는 경우도 있다. 무엇을 먹고 있는가에 상관없이 대부분의 대식증 환자들은 음식으로부터 결코 자유롭지 못하다. 이들에게 음식은 적이고 따라서 끊임없이 음식과의 전쟁을 치르고 있는 것이다.

신경성 대식증의 핵심 양상

- 폭식을 하나 자신의 식사 형태가 비정상적이라는 것을 알고 있다.
- 지나치게 제한적인 다이어트, 자기유도 구토, 설사제 복용, 하제 사용, 관장, 이뇨제 복용 또는 지나친 운동 등을 통해 체중을 줄이려고 하는 시도의 반복
- 폭식과 제거 행동이 3개월 동안 평균 최소한 일주일에 두 번 이

상 있다.
- 자의적으로 먹는 것을 중단할 수 없다는 것에 대한 두려움
- 우울한 기분
- 폭식을 한 후 뒤따르는 자기 멸시감
- 자신에 대한 평가가 몸매와 체중에 의해 많은 영향을 받는다.

폭 식

폭식은 흔히 짧은 시간 안에 많은 양의 고칼로리 음식을 빨리 섭취하는 것을 말한다. 폭식으로 1,000에서 60,000칼로리 또는 그 이상에 이를 정도의 많은 음식을 섭취할 수 있다. 그러나 가끔씩 대식증 환자는 적은 양의 음식(케이크 한 조각 정도)을 먹고도 "폭식"을 했다고 느끼기도 한다. 폭식은 당신이 상상할 수 있는 어떤 것들과 같은 음식으로 이루어지기도 하고 이용가능한 음식이나 주머니 사정에 따라 달라지기도 한다. 어떤 사람들은 가끔씩 폭식을 하지만 또 어떤 사람들은 거의 매일 중요한 일과처럼 폭식을 하기도 한다.

어떤 환자들은 식당에 가서 풀코스의 식사를 주문하여 다 먹고 토하고 난 뒤 또 다른 식당으로 다시 가서 음식을 더 먹기도 한다. 지쳐서 집으로 돌아가고 싶을 정도가 되기까지 세 번 혹은 네 번의 정찬을 먹기도 한다. 물론 이러한 행동을 하려면 많은 비용이 들어간다. 우리는 음식에 중독이 되어 하루에 먹는 것에만 그 비용을 10만 원에서 15만 원을 쓰는 여성을 치료해 본 경험이 있다. 폭식을 하는데 이렇게 많은 돈을 필요로 하는 경우 또는 돈을 쉽게 구할 수 없는 경우(예를 들어 어린이나 청소년의 경우에는)에 대식증 환자들은 자신의 이러한 식습관을 유지하기 위하여 돈을 훔치기도 한다. 또 어떤 극단적인 경우에는 이러한 식습관을 유지하기 위해 자신의 몸

을 파는 매춘행위를 하는 여성도 있다.

폭식은 흔히 비밀스럽게 행해진다. 이것은 미리 계획해 두었을 수도 있고 아니면 계획되지 않은 식사시에도 일어날 수 있다. 이 경우 한 입만 먹었어도 망해 버렸다는 느낌을 줄 수 있다. 대식증 환자는 항상 먹으려는 갈망을 조절하려 애를 쓴다. 그러나 이런 조절에 의한 결과적인 박탈감이나 조절이 무너지게 되면서 느끼는 감정적 혼란이 더 폭식을 유발하게 된다.

일단 폭식이 시작되면 대식증 환자들은 음식을 찾기 위해 부엌을 뒤지고 식료품 가게를 찾아가거나 또는 주위 식당에 음식을 주문한다. 그렇지 않으면 다른 방법을 사용해서 음식을 마련한다. 18세의 수줍음을 많이 타는 소녀는 부모와 함께 휴가를 가 있는 동안 호텔 복도에 놓여 있는 룸서비스용 음식을 훔쳐 먹었다고 우리에게 말한 적이 있다. 세련된 복장의, 매우 점잖고, 예의가 바르며 현재 월가에서 고위 공무원으로 일하고 있는 한 여성은 폭식이 시작되면서 음식을 찾기 위해 자신이 살고 있는 아파트 뒷마당에 놓여 있는 쓰레기통을 샅샅이 뒤지는 악몽과 같은 밤이 있었다고 말했다. 그녀는 한밤중에도 음식을 배달시키는 경우가 너무 자주 있었기 때문에 자신이 살고 있는 아파트 수위 아저씨의 의혹에 찬 눈동자를 마주 할 때마다 심한 모욕감을 느껴 음식 배달 대신에 쓰레기통을 뒤지는 행동을 할 수밖에 없었다고 말했다.

폭식을 하고 있을 때는 모든 느낌들이 일시 정지를 하는 것 같다. 음식이 마치 마취제와 같이 작용을 하기 때문이다. 어떤 대식증 환자는 폭식을 하면서 다음과 같이 말했다.

나는 미지의 세계로 간다. 일단 폭식이 시작되면 술에 취한 것 같이 멍해져 버린다. 아무것도 문제가 될 것이 없다. 나의 폭식을 멈추게 할 수 있는 사람은 아무도 없다. 나는 내가 아닌 다른 사람이 된 듯한 느낌을 갖는다. 아무리 모욕적인 일이라도 내가 먹고 있는 동안에는 그렇지 않게 느껴진다. 먹고 있는 동안에는 아무것도 문제 될 것이 없다.

폭식 후의 느낌: 수치심과 공황(panic)

폭식은 대식증 환자를 지치게 하고 불편하게 만드는데 그 불편함은 신체적 불편함뿐만 아니라 정신적 불편함도 동반된다. 수치심과 죄책감에 시달리기 때문이다. 폭식을 하고 있는 동안에는 자신도 자기 자신이 어떻게 변하는지를 모른다. 따라서 이런 자신을 경멸한다. 이렇게 조절감을 상실하여 형편없는 사람이 되어 버리는 것을 경멸한다. 어떤 환자는 "내가 그런 동물 같은 행동을 하는 모습을 상상조차 할 수 없어요."라고 표현하기도 한다.

대식증 환자들은 그들의 폭식 행동에 대해 혐오감을 느끼며 정말 부끄럽게 생각한다. 그러한 행동은 자신의 기질에 맞는 것도 아니며 자신이 추구하는 것도 아닌 것이다.

이런 수치심에 더해 얼마나 먹는지와 상관없이 무엇을 먹던 간에 체중이 증가할 것에 대해 엄청난 두려움을 느낀다. 대식증 환자는 자신의 기준에 대해 완벽함을 추구하는 경향이 있기 때문에 폭식으로 인한 체중의 증가를 견뎌 내지를 못한다. 조금의 체중증가도 자신의 이면인 폭식과 조절상실이 남들에게 드러나는 것이라 생각해서 두려워한다. 이것은 위협적인 생각인 것이다.

28세의 마리 안나는 이렇게 말했다.

만약 사람들이 안다면 나는 죽고 싶어져요. 한순간이라도 내가 완벽

하지 못하다는 것을 다른 사람이 알면 죽고 싶어져요. 내가 체중이 조금이라도 증가하면 사람들은 나에게 무엇인가 잘못되었다고 생각하게 될 거예요. 체중증가는 남들에게 나에게 무언가 잘못되어 있다는 증거가 될 수 있지요. 나는 어떤 사람에게도 내가 얼마만큼 비참함과 절망감을 느끼고 있는가를 알게 하고 싶지 않아요.

끔직한 수치심과 체중 증가에 대한 심한 불안, 그리고 신체적인 불편함은 대식증 환자로 하여금 폭식으로 인해 생긴 손상을 마술적으로 취소(undoing)시키는 제거 행동을 하게 유도하게 된다.

제거 행동

제거 행동은 다양한 형태로 나타날 수 있다. 가장 흔한 것은 자기 유발구토 혹은 설사제의 사용이다. 그 밖에도 이뇨제 복용, 관장, 장세척제 사용, 굶기, 엄격한 다이어트, 심한 운동, 다이어트 약, 그리고(또는) 암페타민이나 코카인 남용(폭식 후에 이어지는 배고픔을 막아 준다)과 같은 방법이 있다.

제거 행동의 정도는 사람마다 다르다. 어떤 사람은 폭식과 구토를 한 달에 몇 번만 하는 경우도 있고 또 어떤 사람은 하루에도 스무 번 이상 폭식과 구토를 하는 사람도 있다. 어떤 경우에는 계속 먹을 수 있도록 폭식을 하는 중간에 구토를 하는 사람도 있다. 또 어떤 경우에는 모든 음식을 다 먹은 후에만 구토를 하는 사람도 있다. 구토는 폭식에 대한 해결 방법으로서 처음에는 단순히 우연하게 경험하여 시작이 되나 점차 마치 의식처럼 폭식-구토 사이클의 한 부분이 되어 버린다.

줄리아의 경우 구토는 자신의 체중 감량을 지키기 위한 몸부림의

해결책이었다. 그녀는 어렸을 때는 마른 체격이었으나 청소년기 동안에 살이 찌기 시작하면서 항상 자신의 몸매에 대하여 많은 관심을 가지게 되었다. 대학에 들어갈 무렵에는 자신의 표준 체중보다 7kg 정도 더 나가는 과체중이었으며 이러한 과체중은 그녀로 하여금 자신감을 느끼지 못하게 하는 가장 중요한 문제가 되어 버렸다. 집에서 어머니가 만들어 주시던 음식의 유혹들에서 벗어나면서 줄리아는 다이어트 모임을 만들었고 그녀는 열심히 여기에 매달렸다. 줄리아는 3개월 동안의 철저히 절제된 식사계획을 세워 놓고 자신의 목표인 50kg에 서서히 다가갔다.

대학에 들어간 첫해 봄에 줄리아는 자신을 "새로운 사람"으로 생각하게 되었다. 그녀는 새로운 몸매를 가진 새로운 여성이 된 것이었다. 그러나 다시 살이 찔 것에 대한 새로운 두려움도 생겨나게 되었다. 영원히 다이어트를 할 수는 없었기 때문이다.

> 나는 파티에 갔다 온 그날을 기억해요. 나는 거기에서 많은 음식을 먹었고 그래서 살이 찐 것 같은 느낌과 혐오감을 느꼈습니다. 내가 왜 그때 그런 생각을 하게 되었는지는 모르지만 내 친구 중의 누군가가 어떻게 하면 체중을 줄일 수 있는가에 대해서 말해 주었던 것이 기억이 났어요. 그래서 나는 그렇게 하기로 결정을 했죠. 그 순간에는 내가 어떤 짓을 할 것인지 또 그러한 행동이 얼마나 혐오스러운 것인지에 대해서는 아무런 생각도 나지 않았어요. 나는 내 손가락을 사용하여 구토를 유발시켰어요. 그렇게 하고 나니 편안함을 느꼈고 날씬해지는 것처럼 느꼈어요. 나는 그 일이 그렇게 쉬운 일이라는 것이 믿어지지가 않았어요. 마치 마술과 같다는 생각이 들었어요.

대식증 환자에 있어 제거 행동은 음식에 대한 조절력의 상실에 대한 해독제 역할을 한다. 어떤 환자는 "폭식은 나를 잃어버리게 하나 제거 행동은 음식을 잃어버리게 한다."라고 말했다.

모든 경우에 있어 구토는 우연히 일어나는 것이 아니라 유발되는 것이다. 처음에는 자신의 손가락이나 숟가락 손잡이, 또는 구토제인 이페칵 시럽(어린아이들이 우연히 독극물을 먹었을 때 그것을 토해내기 위해 사용하는 약)을 사용한다. 그러나 구토가 자꾸 반복되면서 식도의 근육이 이완되어 다른 방법을 사용하지 않고도 상복부에 힘만 주게 되어도 먹은 음식을 다시 위로 올려 구토를 할 수 있게 된다.

제거 행동으로서 설사제를 사용하는 경우 흔히는 자신의 위가 음식으로 가득 차 있다는 느낌을 없애 버리기 위하여 한두 알의 설사제를 복용함으로써 시작된다. 대부분의 설사제를 남용하는 사람들은 구토하기가 어려워 대신에 이 방법을 사용한다. 설사제를 사용하는 데 있어서의 모순점은 이미 음식이 모두 소화되어 칼로리가 다 흡수된 다음에 이 약이 작용을 한다는 사실이다. 그리하여 설사제의 사용은 체중이 감소된다는 착각(왜냐하면 수분의 소실은 일어나기 때문에)을 일으키긴 하지만 사실은 칼로리는 모두 흡수되어 체중은 증가하게 된다.

그러나 이러한 사실을 알고 있다고 하더라도 환자들은 보다 더 날씬해진다는 느낌 또는 체내의 수분을 제거함으로써 위를 편안하게 한다는 느낌 때문에 계속 이런 약을 남용하게 된다. 환자들은 그 약이 체중을 조절하는 데 도움이 되지 않는다는 사실을 믿으려 하지 않는다. 설사제의 사용은 빠르게 설사제의 남용으로 이어진다. 신체는 이 약에 대해 내성을 만들기 때문에 하루에 한두 알은 금방 효과가 없어지게 된다. 대식증 환자들이 치료를 찾을 쯤에는 설사제를 하루에 20알에서 200알 정도까지 복용하는 경우도 종종 있다.

관장, 이뇨제 복용 그리고 장세척제 사용 등은 설사제의 사용과 같이 포만감을 줄여주기는 하지만 섭취한 칼로리를 감소시키는 데 있어서는 효과적이지 못하다. 환자들은 이러한 방법을 자신의 일상적인 신체 기능을 촉진시키거나 항진시키기 위하여 사용하기 시작한다.

그 외의 다른 형태(다이어트 약물, 약물 사용, 굶는 것 또는 격렬한 운동)의 제거 행동들은 먹는 것을 억제하거나 폭식 후에 칼로리를 연소시키기 위해 사용된다.

24세인 존은 본 클리닉의 남성 대식증 환자 중 한 사람인데 생활 속에서 좌절이나 실망을 경험하게 되면 1주일 또는 2주일에 걸쳐 지속적으로 폭식을 하는 형태를 보였다. 폭식 기간 중에는 하루 종일 먹고, 직장에도 나가지 않으며, 면도도 하지 않는 등 개인위생에도 무관심해지고 10kg정도의 체중은 쉽게 증가되곤 했다. 그러다가 어느 정도의 시점(환자 자신도 그때가 언제쯤인가에 대해서는 명확히 알지 못한다)에 가면 지치거나 자기혐오감에 빠지면서 폭식은 중단이 되고 다시 정상적인 식사를 시작하게 된다. 그러면서 매우 놀란 것 같이 운동을 시작한다. 한 시간 정도 수영을 한 후에는 15km 정도의 달리기를 한다. 이러한 운동은 마치 의식처럼 행해지게 되며 직장에서도 집으로 돌아가 운동을 할 생각으로 가득 차 있다. 만약 존이 이러한 운동 중에서 하나라도 빠뜨리면 자신을 심하게 자책하고, 불안해지며, 체중이 증가될까봐 괴로워하게 된다. 존의 이러한 운동 요법은 앞에서 언급한 여자 환자들이 했던 구토만큼이나 격렬한 제거 행동이다.

대식증은 어떻게 시작되는가? - "나에게는 그런 일이 생기지 않을 거야."

체중을 조절하기 위해 구토, 설사제 복용, 또는 그 외의 다른 제거 방법들을 사용하기 시작하면서 자신이 조절할 수 없는 폭식과 제거 행동을 반복하게 되리라고 믿는 사람은 아무도 없다. 사실 대식증 환자들은 흔히 음식이나 체중 혹은 몸매 그리고 자신의 이미지에 대한 조절과 같은 다양한 조절에 대해 조절감을 가지기 위해 이런 조절을 시작하게 된다.

"저는 정말 그것이 나쁜 일이라고는 생각하지 못했어요."라고 20년 된 대식증 환자인 38세의 라셀은 폭식과 제거 행동을 시작했던 첫 해에 대해 말을 시작했다. "그때는 제가 먹고 나서 먹은 것이 거북하면 한 달에 한두 번 정도 먹은 것을 토했었다. 다른 사람들은 담배를 피우고, 술을 마시고, 약을 복용한다든가 했지만 저는 그런 행동 중 아무것도 하지 않았다. 따라서 저는 다른 사람들이 그런 것들을 하는 것처럼 저도 그런 식의 이상한 행동을 하는 것뿐이라고 생각을 했다."

그러나 라셀에게 일어났던 일들은 전형적인 대식증 환자들의 증상이었다. 그는 자신이 구토를 할 수 있다는 것을 알게 되면서 음식을 더 자주 먹을 수 있다는 욕구가 생겼고, 결국에는 매일 두 번씩 폭식과 제거 행동을 반복하는 현재와 같은 악순환에 사로잡히게 된 것이다.

어떤 방법이던 제거 행동은 대식증 환자에게 완벽한 해결방법으로 여겨지고 있다. 제거 행동은 단순히 생리적인 배고픔을 만족시키기 위해서뿐만 아니라 감정적 욕구를 만족시키기 위해 지속적으로 먹는 것을 가능하게 해 준다. 그리고 폭식과 제거 행동에 의존적이 되어 자신의 일상생활의 한 부분으로 자리 잡게 된다. 그리고 이러한 폭식과 제거 행동의 반복은 쉽게 멈출 수 없다.

어떤 사람이 대식증에 걸리기 쉬운가?

최근에는 대식증의 발병이 11세 또는 12세의 소녀에서부터 40대 또는 50대의 여성들에 이르기까지 그 발병하는 시기가 다양하게 나타나지만 흔히는 청소년기나 성인기 초기에 시작한다. 폭식-제거 행동의 반복은 스트레스가 높아지고 감정적인 갈등과 긴장을 제대로 방출하기가 힘든 경우가 많은 독립을 해야 하는 시점(대학에 입학하기 위해 집을 떠나야 한다거나, 집에서 멀리 떨어진 곳으로 이사를 가야 한다거나, 결혼을 해야 한다는 등)에 시작된다. 폭식-제거 행동의 반복을 불러일으키는 또 다른 흔한 유발 인자 중 하나는 이성 친구나 배우자와 헤어지게 되는 것이다.

다른 식사장애에서처럼 대식증도 생물학적-심리적-사회적 요인들이 복잡하게 얽혀져서 나타난다. 최근의 연구 결과들은 생리적인 요인들이 음식에 대한 갈망과 제거 행동에 대한 욕구에 중요한 역할을 할 수 있다는 것을 보여주고 있다. 여기에 더해 문화적인 요인이 체중과 신체상에 대한 잘못된 믿음을 부추기고 있다. 식욕부진증 환자들처럼 대식증 환자들도 자기 자신의 가치에 대하여 안정감을 갖지 못하는 경향이 있는 사람들이다. 그들은 흔히 칭찬과 인정을 받기 위해 자신이 남들에게 의존하고 있다고 느끼며 자기 자신의 가치를 결정하는 데 다른 사람의 판단에 의거해서 결정한다. 그들은 다른 사람들이 자신을 어떻게 생각하고 있는가에 민감하기 때문에 다른 사람들에게 어떻게 보여야만 하는가가 강조되는 현대의 문화적 메시지에 더 취약할 수밖에 없다.

대식증 환자들은 다른 사람에게 순응하고, 기쁨을 주려고 노력하며, 그들 자신이나 다른 사람에 대한 분노, 흥분 또는 그 외의 부정적인 감정들을 감추려는 경향이 있다. 이렇게 되면 음식은 그들이 밖으로 내놓을 수 없는 감정과 갈등을 방출시킬 수 있는 유일한 출구가 되어 버린다. 폭식과 제거 행동은 자신이 받아들일 수 없는 감정들을 방출시키거나 차단시켜 주는 역할을 한다.

청소년과 성인 초기의 여성 중 약 1 내지 3 퍼센트(미국의 경우)가 대식증 환자이다. 대식증 환자의 90퍼센트는 여성이다. 남성 대식증 환자가 더 많을 것으로 추산되지만 대부분의 남자 환자들은 치료를 받으러 오는 경우가 적기 때문에 통계학적으로 믿을 만한 수치는 없다. 이러한 현상에 대한 이유 중 하나는 남자들은 폭식과 구토하는 것은 "여성 질환"이라고 수치스러워 하기 때문이다. 또한 폭식 후에 운동으로 그 폭식 효과를 상쇄시키는 남자들은 그것이 병이라는 사실을 부인한다. 체중을 조절하기 위해 마라톤과 같은 격렬한 운동을 즐기는 남자는 식사장애일 가능성이 높다. 이렇게 운동이 폭식으로 인한 체중증가를 막아주는 방법이 될 때, 그리고 스트레스를 해결하는 방법으로 반복적으로 과식과 운동이 사용될 때 식사장애로 발전하게 된다. 과도한 육체미 운동, 특히 스테로이드 약물도 함께 사용하는 경우에는 이것은 심리적인 문제가 있음을 나타내는 징후가 될 수 있다. 이런 경우 신체에 대한 관심의 초점은 건강 증진에 있지 않을 수 있다. 자신의 몸매를 부풀리는 것은 건강증진보다는 빈약한 자존심이나 다른 감정적인 문제들을 보상하려는 수단일 수 있다. 그러나 만약 이런 운동이 여성에게 일어난다면 이것은 자연스럽게 받아들여지지 않을 것이며 따라서 이것은 토하는 행동과 마찬가지로 문제 행동으로 여겨지게 된다. 이런 결과 치료실은 여자환자로만 차게 되고 남자 환자들은 아주 드물게 치료실을 찾게 되는 것이다.

대식증은 어떻게 진행되는가?

자신의 신체와 체중을 조절하기 위한 시도로 시작했던 행동들이 빠른 속도로 이제는 조절할 수 없는 행동이 되어 버린다. 처음에는 실제로 음식이 대식증 환자의 감정을 안정되게 만들어 주기도 하고 흥분했을 때 마음을 가라앉혀 주기도 한다. 이렇게 음식이 효과가 있기 때문에 대식증 환자들은 불편한 감정 상태를 극복하기 위한 방법으로 음식에 집착하는 행동을 점점 더 굳혀가게 된다.

대식증 환자들은 점점 더 먹는 것과 제거하는 것에 대하여 많이 생각을 하게 된다. 결국 환자들의 하루생활은 언제 먹을 것인가, 무엇을 먹을 것인가, 어떻게 먹은 칼로리를 없앨 것인가 하는 생각으로 가득 차 있게 된다. 이렇게 대식증은 어쩔 수 없이 생활 전체를 차지하게 되고 이제 더 이상 폭식이나 구토를 자신이 스스로 선택하여 하는 것이 아니라 오히려 폭식과 제거 행동의 반복이 자신의 생활을 지배하고 있다는 것을 느끼게 된다.

18세의 루시아는 대식증으로 힘들어했던 지난 대학생활을 눈물겹게 이야기하고 있다.

> 매일 아침 잠자리에서 일어나면서 나는 항상 '오늘은 "좋은" 하루가 될 거야' 라는 말을 했다. 나는 저녁 때까지는 폭식하지 않고 잘 지낼 수 있었다. 그러나 저녁만 되면 항상 최악의 상태가 되어버리곤 했다. 가끔은 그냥 잠을 청해 보려고 잠자리에 들기도 하지만 잠이 오질 않았다.

나는 조금만 뭘 먹으면 잠을 잘 잘 수 있을 것 같다는 생각을 끊임없이 하곤 했다. 이렇게 새벽 3시나 4시까지 뒤척이다가 결국 포기하고 같은 방을 사용하는 친구 음식을 모두 먹어 치우거나 기숙사 밖에 있는 사탕 판매기에 가서 사탕을 사서 먹게 되었다. 그러나 머핀하나나 작은 캔디를 하나라도 먹기만 하면 나는 토해내어야 하거나 위에서 완전히 소화가 되기 전까지는 잠을 잘 수가 없었다. 3년 동안 매일 밤마다 이런 일이 반복되었으니 얼마나 고통스러웠는지 모른다. 3년 내내 이렇게 "좋은" 하루로 시작하여 매일 밤 고통으로 끝을 내었다. 이것이 나 자신을 어떻게 느끼게 만드는지를 압니까? 나는 내가 미쳐가고 있다고 느꼈다. 그리고 나의 남은 생애를 계속 이렇게 지내야만 하는지 너무 막막했다.

30대 여자 환자인 애니는 폭식을 멈추고 자신의 삶에서 대식증을 없애버리기 위하여 해 왔던 힘겨운 싸움 이야기를 다음과 같이 하고 있다.

저는 제 인생이라는 감옥 속에 갇혀 있는 죄인 같다는 느낌이 들었습니다. 저는 냉장고에 음식을 남겨둘 수가 없고 설사 남아 있다손 치더라도 직장에서 집으로 돌아오면 남은 음식을 모두 먹어치울 것이라는 것도 알고 있습니다. 어느 날 밤이었습니다. 냉장고에 남아 있는 음식이라고는 양파 하나 밖에 없었습니다. 그 양파 이외에는 냉장고에 남아 있는 것이라고는 아무것도 없었습니다. 저는 이미 저녁 식사를 한 상태였고 더 이상 아무것도 먹지 않을 것이라고 맹세를 했었는데 그 양파가 계속 저를 괴롭혔습니다. 결국 자정 무렵에 저는 더 이상 참지 못하고 남은 양파 하나를 기름에 볶아서 먹어 버렸습니다. 그렇습니다. 저는 폭발해 버린 것이었습니다. 그리고 난 다음 저는 30달러어치 중국 음식을 주문 배달하여 또 먹었습니다. 결국 그 하찮은 양파 하나 때문에 저는 이후 3시간 동안 폭식을 하게 된 것이었습니다.

어떤 환자들은 음식을 먹지 않을 수 있게 음식에 역겨운 냄새가 나는 향료를 뿌리거나, 음식을 쓰레기로 그냥 버리거나, 부모나 친구들로 하여금 음식을 숨기거나 열쇠를 채워 보관하게 한다. 그러나 이런 방법들은 별로 도움이 되지 못한다. 쓰레기통을 뒤져서 씻어 먹거나 음식이 어디에 숨겨져 있던지 모두 찾아내기 때문이다. 폭식을 중단하려는 노력은 어떤 사람이 중독에 빠져 있는 습관을 버리려고 노력하는 것만큼이나 어려운 것이다.

대식증 환자들은 대개 다음과 같은 맹세로 하루를 시작한다. "오늘은 절대 안 돼. 오늘은 꼭 폭식을 하지 않을 거야." 이러한 맹세는 좋아 보이기는 하지만 대식증과 음식과의 복잡한 연관관계나 음식에 대한 감정적인 욕구가 얼마나 큰 것인지에 대해서는 간과를 하고 있는 것이다. 이런 맹세를 하자마자 환자는 다시 음식에 대한 생각에 빠져들고 폭식을 하고 싶은 유혹은 점차 증가된다.

음식과의 싸움에 사로잡혀 있는 환자들은 흔히 이 병이 치료 가능한 병이라는 사실을 인식하지 못한다. 환자는 이 문제를 개인적인 실패로 생각해서 스스로 자신의 삶을 경멸하면서 살아간다. 식욕부진증 환자와는 달리 대식증 환자들은 자기 자신이 자기를 괴롭히고 있다는 사실을 알고 있다. 환자는 자신의 심리적인 어려움을 인정하고 폭식-제거 행동으로 인한 생리적인 결과들에 대해서도 잘 알고 있다. 이상식사 행동으로 인한 내과적인 합병증은 피로감, 인후부 통증, 식도 궤양, 치아 부패, 그리고 더 나아가서는 포타슘의 소실로 인한 심장 문제 등이 있을 수 있다. 특히 설사제의 남용은 변비, 위장관 출혈, 탈장, 그리고 설사제에 대한 생리적 의존 등의 문제를 만들 수 있다. 그러나 대식증 환자들이 이러한 합병증이 있다는 사실을 설령 알게 되더라도 이러한 합병증이 변화에 대한 동기가 되지는 않는다. 오히려 이러한 문제들은 자신이 끔찍한 사람이 되었다는 증거로서 받아들인다. "내가 내 자신에게 어떤 짓을 하고 있는지를 보세요." 우리는 이런 말을 자주 듣는다. "나는 서서히 자신을 죽여가고 있지만 멈출 수가 없어요."

죽음으로까지 이어질 수 있는 합병증은 대식증 환자에서는 흔하지 않지만 이것을 치료하지 않으면 대식증은 일생을 걸쳐 진행이 되는 질환으로 발전하게 될 수 있고 이렇게 되면 점점 더 환자의 일상이나 생각들이 음식을 중심으로 이루어지게 된다. 그러나 대식증 환자는 자신이 무언가 잘못되고 있다는 사실을 알고 있기 때문에 식욕부진증 환자에 비해 자신의 행동을 고치려고 도움을 청하러 오는 경우가 많다.

폭식장애

폭식장애는 조절할 수 없는 식사 후에 수치심과 죄책감이 따라오는 것이 특징인 장애이다. 제거 행동을 하지 않는 이러한 폭식장애 환자들은 결국은 체중이 증가하게 된다. 그러나 모든 과체중의 사람들이 이 병에 걸려 있는 것은 아니다. 우리는 자주 자신의 자녀가 체중이 증가하는 것을 보고 혹시 식사장애에 걸린 것은 아닌지 문의를 하는 부모들을 만난다. 대답은 반드시 그런 것은 아니라는 것이다.

이렇게 폭식장애는 비만과 혼동될 수 있다. 비만은 어떤 사람의 체중이 자신의 표준 체중보다도 25퍼센트 이상 더 나가는 경우를 말한다(또는 신체지수가 30이상인 경우). 최근 세계건강기구의 아시아 태평양지구에서는 동양인들은 신체질량지수가 25이상인 경우를 비만으로 정의하도록 기준을 제시하였다(신체질량지수는 kg/m^2

로 계산한다). 어떤 평가에 따르면 미국인의 절반이 과체중에 해당하고 1/4이 비만이라고 보고하고 있다. 체중의 증가는 부적절한 식사, 운동 부족, 또는 유전적인 요인에 의해 일어날 수 있다. 어떤 문화권에서는 여성들에게 체중증가가 오히려 권장되기도 하며 비만한 여성을 이상적인 몸매를 가진 여성으로 여기기도 한다. 따라서 단순한 비만은 식사장애라고 할 수는 없다.

폭식장애는 스트레스, 심리적인 압박감, 그리고 일상적인 문제들을 음식으로 해결하려 하는 심리적인 질환이다. 먹는 것은 즐거움으로 시작되지만 곧 조절할 수 없게 되고 비정상적으로 느껴지게 된다. 과자를 먹는 것을 좋아해서 디저트를 반드시 먹어야 하는 아이를 폭식장애로 진단하지는 않는다. 그러나 자신의 방에 사탕을 숨겨두고 남들이 보지 않을 때 급하게 먹어 치우는 아이는 문제가 있을 가능성이 높다. 대식증 환자들처럼 폭식을 하는 환자들도 자신이 무언가 문제가 있다는 사실을 알고 있다.

누군가 폭식을 하게 되면 다이어트를 하면 이 문제가 해결이 될 것이라고 잘못 알고 있어 폭식을 극복하기 위해 다이어트를 하려고 많은 노력을 시도하기도 한다. 그러나 대개 식사 조절 계획을 너무 지나치게 세우게 되어 결국은 박탈감만 더 심해지게 된다. 이러한 박탈감은 다이어트를 더 이상 지속하지 못하고 흔들리게 되고 이러면 결국은 실망을 해서 다시 폭식으로 돌아가게 된다. 이렇게 다이어트는 폭식에 대한 해결방법이 아니기 때문에 결국 이런 문제는 끝없이 반복될 수밖에 없게 된다. 충동적인 행동이 심리적인 원인에서 비롯되는 것임을 인식하지 못한다면 좋아져서 건강한 식사 습관을 가질 수 있는 기회가 더 적어지게 된다.

폭식장애의 핵심 양상

- 식사 형태가 비정상적이라는 사실을 알면서도 폭식을 하게 된다.
- 자의적으로 먹는 것을 멈출 수 없다는 두려움이 있다.
- 최소한 6개월 동안 매주 2일 이상 지속되는 폭식이 있다.
- 우울증이 있다.
- 폭식 후에는 자신을 경멸하는 생각이 든다.

폭식장애는 어떻게 시작되는가?

식욕부진증과 대식증 환자와는 달리 폭식장애는 일반적으로 서서히 시작된다. 흔히는 식사 습관이 형성되는 아동기 초기에서부터 시작이 된다. 때때로 이런 가정에서는 좋지 않은 감정을 달래는 방법으로, 또는 좋은 감정을 표시하는 방법으로 음식을 이용하거나 아니면 지루한 여가시간을 보내기 위하여 음식을 이용하기도 한다. 현재 한창 성장하고 있는 아이에게는 체중증가를 유발시키지 않는 식사 습관도 나중에 성장이 멈추게 되면 체중문제를 유발시킬 수 있게 될 수 있다. 폭식장애가 성인기 초기에 시작하는 경우에는 대부분 어떤 좌절이나 특정 감정에서 오는 문제를 잘 해결하지 못했을 때일 경우가 많다.

어떤 사람이 폭식장애에 걸리기 쉬운가?

현재 미국 인구의 상당한 비율(최소한 절반)이 과체중인 것으로 알려져 있다. 그러나 폭식장애라고 할 수 있는 사람은 1 내지 4 퍼센트 정도에 불과하다.

대식증이나 신경성 식욕부진증처럼 폭식장애도 심리적, 생리적, 그리고 문화적 요인들이 복합적으로 작용하여 발생한다.

현재 우리는 음식에 대한 갈망이 생리적인 기전을 통해 일어난다고 알고 있다. 즉, 세로토닌 결핍이 이렇게 생리적인 과정에 뿌리를 두고 있는 음식에 대한 갈망의 원인이 된다. 어떤 사람들은 다른 사람들에 비하여 이러한 음식에 대한 갈망을 더 급박하게 경험할 수 있고 이런 경우에 음식은 이런 욕구들을 즉각적으로 잠재워 줄 수 있다.

날씬함(즉, 여성들이 모델과 같은 몸매를 가지려고 하는 욕구)에 대한 문화적 요구는 다른 한편으로는 "모든 것을 골고루 먹어야 한다(이와 함께 식사시 정상적으로 많은 양의 음식을 먹는 것도 포함하여)"는 강조와 함께 우리에게 혼란을 가져다준다. 문화적 가치에 맞추려고 하는 노력은 식사조절로 이어지게 된다. 그런데 풍부한 음식들 속에 항상 둘러싸여 살면서 식사 조절을 하는 사람은 뭔가 부족하다는 것을 느낄 것이고 결국은 박탈감을 느끼게 될 것이다. 이렇게 자신의 목표를 달성하기가 불가능하게 되면 결국에는 식사조절을 포기하게 되고 이것은 곧바로 폭식으로 연결이 된다.

신경성 식욕부진증과 대식증 환자와 마찬가지로 음식에 대한 갈망, 흥분, 스트레스, 또는 현대 사회가 만들어 내는 복합적인 사회적 요구들을 적절히 다룰 수 있는 방법을 가지고 있지 못한 사람들에게 이러한 폭식 행동은 문제가 된다.

신경성 식욕부진증과 대식증과는 달리 폭식장애는 남성에서의 발병률이 높은 편이다. 그러나 치료를 받으러 오는 사람은 남성보다 여성이 1.5배 정도 더 많다. 또한 폭식은 가족적인 성향과 연관이 깊다는 것을 임상에서 흔히 관찰할 수 있다. 음식에 대해 많은 강조를 하는 가족과 어떤 사람이 얼마나 많이 먹었는가에 관심이 많은 가족 내에서 생활하는 사람이 흔히 이러한 폭식장애에 걸리기 쉽다.

“우리 집은 그 사람이 얼마나 저녁 식사를 잘 먹었고 고마워하고 있는가를 얼마나 먹었는가로 측정해요. 진짜로 배고픔을 느끼고 있는가 아닌가는 중요하지 않아요.”라고 한 폭식장애 환자는 말한다. 어떤 여자 환자는 “내가 배고픈 아이들을 보살피거나 상심한 어머니의 감정을 위로해 드리는 방법은 먹는 것을 주는 일이어요. 실제로 음식을 먹고 싶었는가에 대해서는 아무도 관심을 가지지 않았어요.” 고 말한다.

폭식장애는 어떻게 진행이 되는가?

폭식장애는 흔히 그 사람의 일생에 걸쳐 만성적인 증후군으로 남는다. 이 병은 어린 시절부터 화가 났을 때는 언제나 먹을 것으로 달래어져 오면서부터 아주 서서히 시작된 것이다. 이런 경우 시간이 지나면서 점점 음식이 자신의 마음을 위로해 줄 수 있다는 사실을 배우게 된다. 물론 음식이 힘든 감정을 잊게도 해 주고 안정감을 주기도 하지만 결국에는 그 대신에 엄청난 대가를 지불해야만 한다. 이 병으로 인한 심리적인 고통은 나쁜 식사 습관과 이 결과 나타난 체중 증가로 인한 생리적인 합병증들과 동반되어 나타난다. 신체적인 문제로 심장병, 운동장애, 당뇨병 등과 같은 문제가 생길 수 있다. 그리고 마치 다른 약물에 의존하는 것처럼 폭식으로 인해 생길 수 있는 손해를 알면서도 폭식을 계속하게 된다. 이들은 음식에 대한 갈망을 해결할 수 있는 다른 방법을 알고 있지 못하기 때문에 이러한 파괴적인 형태를 계속하게 된다. 환자는 감정은 지나가는 것이고 음식 없이도 자신 스스로를 위로할 수 있다는 사실을 믿도록 배우지 못한 것이다.

대식증 환자처럼 폭식장애 환자들도 가능한 모든 방법들을 이용하여 폭식행동을 중단해 보려고 항상 노력을 한다. 흔히 이러한 조절에 대한 시도는 극심한 식사조절과 절제된 계획 속에 살아가는 모습으로 나타난다. 그러나 이러한 융통성 없는 경직된 계획은 조금도 여유가 없게 된다. 따라서 폭식 환자들은 이러한 극단적인 식사 조절을 곧 유지할 수 없게 되고 그러면 한꺼번에 그런 규칙은 무너져 버리게 되어 환자들은 모든 것을 잃어버린 듯한 상실감을 경험하게 된다. 뒤따르는 죄책감, 수치심, 그리고 실패감 등은 대식증 환자에서 일어나는 불행과 같다. 식사 조절이나 체중감소 방법이 간헐적으로 도움이 될 수 있다. 그러나 그것들은 오래가지 못한다. 폭식을 하게 되는 감정적인 원인들을 직접 부딪치지 않고서는 그러한 방법들은 효과가 없다. 사실, 어떤 폭식장애 환자에게는 엄격한 식사조절이 폭식을 하게 되는 첫 단계가 된다. 박탈감은 음식에 대한 갈망의 전단계이다. 음식에 대한 갈망을 불러일으키는 데 있어 박탈감보다 더한 원인은 없다. 식사조절이 문제를 해결할 수 있는 유일한 방법이라고만 잘못 생각을 하게 되면 폭식과 식사조절 그리고 또다시 폭식을 하게 되는 악순환은 끊임없이 이어질 수 있다.

폭식이 우리 문화권에서 심각한 문제로 여겨지고 있는 것은 최근의 일이다. 그러나 이전부터 폭식에 대한 편견은 강하게 지속되어 왔었다. 폭식을 하는 사람은 게으르고 게걸스럽고 의지력이 약하거나 자신을 조절하는 능력이 부족한 사람으로 여겨져 왔다. 폭식장애는 그것이 한 사람의 인생에 미치는 희생을 고려할 때 대식증이나 식욕부진증만큼이나 심각한 문제이고 반드시 치료되어야 하는 문제이다.

24세의 폭식장애를 가지고 있는 샤론은 자신의 미칠 것 같은 괴로움을 이렇게 말하고 있s다.

> 저는 다른 어떤 식사장애 그룹과 프로그램에 계속 참여하고 있었지만 제가 왜 거기에 참석해야 하는지에 대해서는 확신을 갖고 있지 못했었습니다. 저는 먹은 것을 토해내지도 않았고 또 그렇게 마른 체격도 아니었습니다. 저는 제 외모나 몸매에 대하여 완벽을 추구하지도 않았습니다. 그리고 Weight Watchers(주: 미국 내에 있는 비만인들의 자조모임)와 같은 다이어트 집단에 나가려고 했을 때도 저 자신은 이곳에도 해당되지 않는다고 느꼈습니다. 저에게는 단순히 다이어트만이 문제가 아니었기 때문입니다. 저는 어떻게 식사 조절을 하는지는 알고 있었습니다. 그러나 저는 어떻게 폭식을 중단할 수 있는지에 대해서는 알지 못했었습니다. 제가 어디에 참석을 하든지 간에 저는 그 모임에는 적절하지 않은 문제를 가지고 있는 것입니다. 저는 어떤 모임에 나가야 할지조차 모르고 있었던 것입니다.

구토와 같은 확실하게 이상하고 파괴적인 행동을 하지는 않기 때문에 폭식장애 환자 자신과 그 주변 사람들은 폭식을 아주 심각한 문제로 생각을 하지 않는 경향이 있다. 단순히 식욕이 너무 왕성해서 그렇다거나 자신을 조절하는 의지가 약해서 그렇다고 생각을 한다. 이 문제에 대한 이런 잘못된 인식은 결국 수년에 걸쳐 폭식을 지속하게 할 수 있다. 건강한 식사 습관과 함께 심리적인 요인들에 대한 치료가 함께 이루어질 때만 폭식 행동은 변화될 수 있다.

당신이 관찰할 수 있는 것들과 관찰할 수 없는 것들

이번 장에서는 주로 식사장애에서 관찰할 수 있는 측면을 살펴보는 데 초점을 맞추었다. 흔히는 한 장애의 특징만 보이지 않는 경우가 많다. 어떤 경우는 한 장애 이상의 특징을 보이기도 한다. 또 어떤 사람들은 시간이 지남에 따라 보이는 양상이 변하기도 한다. 예를 들어서 처음에는 전형적인 식욕부진증의 증세를 보이다가 나중에는 대식증적인 증상이 더 뚜렷이 나타나는 경우도 있다.

많은 경우에 심각한 식사 문제들이 주목받지 않은 채 오랫동안 지속된다. 다음의 점검 항목들은 당신이 주목할 만한 상황들을 정확히 파악할 수 있도록 도움을 줄 것이다. 당신 스스로 지식을 가지고 당신이 관찰했던 것들에 대해 보다 분명한 인식을 갖는 목적은 그 사람을 구분 짓고자 함에 있는 것이 아니라 그 사람이 겪고 있는 상황을 당신이 효과적으로 다룰 수 있도록 그 문제에 대한 정보를 얻는 데 있다.

점검항목들은 세 가지 식사장애들에서 겉으로 드러나는 징후들을 적어 놓은 것이다. 이 항목들이 모든 증상들을 다 포함하고 있지는 않지만 당신이 관찰할 수 있고 관심을 기울일 수 있는 내용에 초점을 맞추었다. 각 병에 대해 당신이 관찰할 수 있는 징후들을 체크해 보라. 당신이 당신의 친구나 사랑하는 사람에게 어떤 식사장애가 있는가를 진단하는 것이 중요한 것이 아니라 단지 당신이 관찰하고 있는 것이 무엇인지를 체크하면 된다. 어떤 경우에서는 문제가 명백해질 수도 있다. 또 어떤 경우에서는 이러한 정보가 전문가로 하여금 진단을 내리는 데 도움이 되도록 사용될 수도 있을 것이다. 다음 장에서 이러한 점검항목들에서 얻은 정보들에 대하여 다시 언급을 하도록 하겠다.

신경성 식욕부진증에서 관찰될 수 있는 특징들에 대한 점검 항목

행동징후

-극심한 식사조절이나 굶는 것과 같이 먹는 것을 절제한다(현저하게 음식의 섭취 양이 줄어듦).

-음식 조각들을 헤아린다든지, 음식을 잘게 나누어서 먹는다든지 하는 것과 같이 음식을 먹는데 특정한 형태의 제식과 같은 버릇을 보이기도 하고, 자신은 음식을 먹지 않으면서 다른 사람을 위해 음식을 만드는 것을 즐기는 것과 같은 음식과 연관된 이상한 행동을 한다.

-저체중임에도 불구하고 살이 찌는 것에 대하여 강한 두려움이 있다.

-음식이나 음식이 준비되어 있는 상황을 두려워한다.

-융통성 없이 강박적으로 운동을 한다.

-체중이 줄어든 것을 감추기 위해 여러 겹의 옷들을 입는다.

-폭식을 한다.

-먹은 음식을 제거하기 위하여 설사제 복용, 관장, 또는 이뇨제를 복용한다.

생리적 징후

-체중의 감소가 있다(흔히 단시간 내에).

-별다른 신체적인 이유 없이 생리가 중단되었다.

-혈색이 창백하다.

-춥다고 불평을 한다.

-현기증과 기절 등을 하는 경우가 있다.

태도변화

-감정의 변화가 심하다.

-완벽주의적인 태도를 보인다.

-실제 수행능력과는 상관없이 자신의 능력에 대하여 불안감을 느낀다.

-무엇을 먹었는가 또는 먹지 않았는가에 따라 자신의 가치를 평가한다.
-다른 사람과 어울리려고 하지 않는다.

신경성 대식증에서 관찰될 수 있는 특징들에 대한 점검 항목

행동징후
-폭식을 한다.
-남몰래 은밀히 음식을 먹어 음식이 없어지곤 한다.
-음식과(또는) 체중에 대하여 매달려 있거나 끊임없이 이야기한다.
-음식을 접할 수 있는 사회적 모임이나, 식당, 식사 약속 등을 피한다.
-지나치게 많이 먹었을 때는 자기 비난을 한다.
-식사 후에 화장실을 간다.
-구토, 설사제 복용 또는 굶는 것과 같은 행동을 한다.
-다이어트 제제를 복용한다.
-융통성 없는 격렬한 운동을 한다.
-실제 체중과는 관계없이 살이 찌는 것에 대해 두려워한다.

생리적 징후
-침샘의 부종, 볼의 부종, 눈 아래 실핏줄의 파열 등이 있다.
-인후통이 있다.
-피로감과 근육통 등을 자주 느낀다.
-특별한 다른 이유 없이 치아가 부식된다.
-5～7kg 범위의 체중 변동이 자주 일어난다.

태도변화
-우울 정서, 슬픔, 죄책감, 그리고 자기 증오감 등과 같은 감정의 변화가 있다.
-자기 비난이 심하다.

-자기 자신에 대해 좋은 감정을 느끼기 위해 다른 사람의 칭찬을 필요로 한다.
-체중으로 자신의 가치를 평가한다.

폭식장애에서 관찰될 수 있는 특징들에 대한 점검 항목

행동징후
-폭식을 한다.
-체중이 부끄러워 활동을 제한한다.
-한 다이어트가 끝나면 곧바로 다른 다이어트를 시작한다.
-많은 사람들이 있는 곳에서는 조금밖에 먹지 않지만 체중은 계속 많이 나간다.

생리적 징후
-체중 증가가 있다.
-체중과 연관된 고혈압이나 피로감 등이 있다.

태도변화
-먹는 것에 대한 조절감과 체중을 가지고 자신을 평가한다.
-날씬하면 더 나은 사람이 될 수 있을 것이라는 환상을 가지고 있다.
-식사 습관으로 인해 많은 괴로움을 느끼고 있다.
-사회적인 또는 직업상의 실패가 체중 때문이라고 탓을 한다.
-체중에 인생의 초점이 맞추어져 있다.

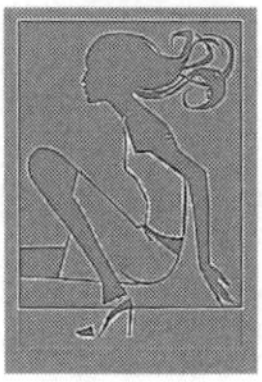

제 2 장
숨겨진 감정들:
식사장애의 심리학적 측면들

23세의 대식증 환자인 조이스는 치료를 위해 본 치료소를 찾아와서 자신의 상황을 이렇게 설명하였다.

"저는 좋은 아파트에서 살고 있으며 좋은 직장과 멋진 남자친구도 있어요. 제가 폭식을 하고 구토만 하지 않으면 모든 것이 좋아요. 저 스스로 그러한 행동들을 하지 않으려고 하지만 잘 되지 않아요. 만약 당신이 제 대식증만 없애 줄 수 있다면 저는 만사가 오케이지요. 저는 대식증이 제 건강을 망치게 될까봐 걱정이 많이 돼요."

조이스는 자신의 식사장애로 인해 흥분되어 있었고 혼란스러워 보였다. 조이스는 그러한 행동이 자신을 망친다는 것을 알면서도 왜 폭식을 계속하게 되는 것일까? 의지력이 약하거나 성격상 강하지 못해서 그런 것일까? 부모들 또한 조이스가 식사장애에 걸려 있다는 것을 알게 되었을 때 혼란스러움을 느꼈다. 무엇이 잘못된 것일까? 조이스 자신도 알 수가 없었다. 자신이 알고 있는 모든 것은 스스로 폭식을 멈출 수가 없고 살이 찌는 것 또한 원하지 않는다는 사실뿐이었다. 조이스는 구토를 함으로써 그 끔찍스러운 포만감에서 벗어날 수 있었다. 조이스가 자신이 왜 폭식을 하고 구토를 하게 되는지 알 수 없었듯이 부모들 또한 그 이유를 알 수가 없었다.

내적으로 어떤 일이 일어나고 있는가?

식사장애는 단순히 음식과 체중의 문제가 아니다. 실제로는 체중이나 음식과는 전혀 관계가 없는 눈에 보이지 않는 감정적인 갈등이나 어려움을 해결하기 위하여 음식 섭취와 체중조절을 사용하는 것이다. 식사장애는 결코 단순한 자기조절의 문제가 아닌 것이다. 보다 건강한 식사 습관을 갖는다든가 보다 강한 의지력 등이 식사장애를 없앨 수 있는 결정적인 요인이 되는 것이 아니다.

신경성 식욕부진증, 신경성 대식증, 그리고 폭식장애 등은 결코 그냥 나타나는 것은 아니다. 이러한 장애들은 만족하고 있고 생산적이며 감정적으로 건강한 사람들에게서는 나타나지 않는다. 처음에는 이런 이야기가 매우 이해하기 힘드실 것이다. 흔히 사람들은 외과 의사가 수술과 같은 방법으로 병든 조직이나 장기를 절제해 내듯이 이 병도 그렇게 고칠 수 있기를 기대한다. 그러나 그것은 식사장애의 문제가 단순히 식사 행동의 문제라고 잘못 믿기 때문에 생기는 기대이고 이런 기대는 매우 위험할 수 있다.

폭식과 구토 행동을 멈추어 보려고 수년간 노력을 했으나 결국 실패한 조이스는 자신의 폭식에 대한 강한 욕구를 자제할 수 있도록 도움을 얻을 수 있는 지지 모임에 참가를 하게 되었다. 이 모임에 참가를 한지 수개월 후에 고립감과 당황스러움을 덜 느끼게 되면서 조이스는 자신의 식사 행동과 불안이나 불편함과 같은 감정 사이에 연관성이 있음을 주목할 수 있었다.

> 저는 제 위장 속에 풀리지 않는 매듭을 가지고 있었습니다. 이전까지도 저는 그런 사실을 몰랐습니다. 저는 "그들"이 누군지 모르지만 "그들"을 걱정하면 그런 현상이 나타나는 것을 알게 되었습니다. 저는 그들이 진정한 저 즉, 성숙한 어른이 아닌 미숙한 어린아이를 보게 될까봐 두려워하고 있었습니다. 제가 제 자신에 대해 심하게 흔들릴 때 폭식을 하게 되는 것 같았습니다.

어떤 칭찬이나 물질적인 보상도 조이스 자신의 가치에 대해 지속적으로 확신을 줄 수 없었다. 조이스는 항상 자신을 증명하기 위해 매달려 있었고 그래서 거의 모든 상황에서 자신의 말이나 행동들을 항상 점검하고 있었다. 그녀의 자의식은 수그러든 적이 없었다. 자신에 대해 불안해지거나 자신에 대한 의문이 생길수록 자신을 증명하기가 더 어려워졌다. 폭식과 구토는 그녀의 이러한 경각 상태에서 벗어나 편안함을 느끼게끔 도와주었던 것이다. 즉, 그러한 행동들은 그녀 스스로가 좀더 편안하게 느끼기 위한 시도였던 것이다.

17세의 식욕부진증 환자인 질은 자신의 경험을 다음과 같이 표현하고 있다.

> 제가 굶고 있을 때 제가 느낄 수 있는 것은 오로지 제가 굶어야만 한다는 것입니다. 제가 그렇게 해야 하는 이유나 까닭은 없습니다. 당신은 저에게 그러한 행동이 저의 심리적인 또는 감정적인 어떤 것과 연관되어 있다는 것을 확신시킬 수 없었을 것입니다. 제가 얼마나 당황스러웠었는지 그리고 왜 완벽한 조절을 느껴야만 했는지를 알게 되기까지

는 많은 시간이 걸렸습니다. 지금은 좀 이상하게 들릴지 몰라도 아니 어쩌면 약간은 가슴 아픈 이야기지만 먹는 것이 제가 조절할 수 있는 모든 것이었습니다. 제가 먹고 있지 않을 때 저는 다른 사람보다 강해짐을 느꼈습니다. 자신감을 느끼기 위해 시도했지만 얼마나 특이한 방식이었는지…

환자들은 자신에게 상처를 주기 위해 노력하고 있는 것인가?

"그러나 그것은 매우 파괴적인 행동이에요. 자신을 스스로 망치려 하고 있는 것은 아닌가요?" 조이스의 어머니는 이것이 알고 싶었다. 이러한 의문은 흔히 접할 수 있는 의문이다. 식사장애가 자기 파괴적이기 때문이다. 식사장애들은 환자에게 엄청난 신체적 그리고 심리적인 희생을 요구한다. 그러나 그것은 의도적인 것은 아니다. 당신이 식사장애를 환자가 자기 자신에 대하여 더 편안한 느낌을 가지기 위해서나 아니면 두려움을 느끼고 있는 이 세상에서 자신이 좀더 더 나은 기능을 수행하기 위해서 시도하는 노력으로써 이해할 수 있을 때만이 식사장애의 파괴적인 행동이 의도적인 것이 아니라 그런 노력의 부산물이라는 사실을 알 수 있을 것이다. 사실 폭식증과 대식증의 자기 파괴적인 특징이 그 환자에게 커다란 고통을 안겨 주기도 하며 흔히 그런 행동을 중단하게 되는 동기로도 작용하기도 한다.

"부작용과 죽을 수 있는 위험이 어느 정도인지에 대해서 다시 말씀해 주세요." 라고 대식증 환자가 요구하는 것은 "아마도 만약 그러한 행동이 제 자신을 얼마나 망치는 일인가에 대해서 정확하게 인식할 수 있게 된다면 저는 그 행동을 중단할 수 있을 거예요." 라고 말하는 것과 같다.

어떤 환자들에 있어서는 자신의 체중에 대한 집착이 감정적인 문제를 해결하기 위한 한 방법으로서 사용되고 있다는 사실을 받아들이고 이해하게 되기까지 수년 동안의 강력한 치료를 요하는 경우도 있다. "체중이 장애물이라고 항상 생각하고 있었어요. 체중 때문에 저는 행복한 삶을 살 수 없었어요. 결국 제 체중이 130kg에 달했을 때 저뿐만 아니라 모든 사람들이 제가 자신을 죽여가고 있다고 즉, 서서히 자살을 하고 있는 것이라고 생각을 하게 되었어요. 제 안 깊은 곳에 자리 잡은 두려움이 바로 다른 사람과 가까워지는 것이라는 것을 알게 된 것은 최근의 일이에요. 저는 체중이라는 자연적인 장벽을 만들어 놓았던 거지요. 따라서 저는 체중이 감소하기만 하면 언제나 다시 음식으로 돌아가서 체중을 늘리려고 했던 것이에요."

식욕부진증 환자에 있어서 파괴적 본능은 완전히 부인된다. 죽음에 이르러서조차도 식욕부진증 환자들은 굶는 행동을 자신감과 자존심을 갖기 위한 필수적인 방법이었다고 생각한다. 그 병이 자신을 죽일지라도 마르는 것이 자신의 삶에 있어 필수적인 것이라고 느끼는 것이다.

모순적이고 비극적인 사실이긴 하지만 거의 모든 식사장애에 있어서 환자들이 자신을 돌보는 보다 건강한 방법을 찾아내고 자존심을 높일 수 있는 내적인 힘을 가지게 되었을 때야만 비로소 자신의 감정과 신체에 상처를 입힌 자신들만의 극복방법 즉, 식사장애를 포기할 수 있게 된다. 이상식사 행동들이 가지고 있는 방어적 기능과 적응적 기능을 이해해야만 당신은 환자들이 왜 그러한 행동들을 포기하기가 어려운지를 진정으로 알 수 있게 될 것이다.

식사장애는 내면적인 갈등을 해결하기 위한 외적인 해결방법이다

신체의 크기에 집착하는 것은 내면적인 어떤 걱정거리를 외적인 어떤 것으로 돌리는 한 방법인 것이다. 예를 들어 "나는 평판이 좋은 사람일까?" 하는 걱정이 "나는 날씬한 사람일까?" 하는 걱정으로 바뀌는 것처럼 환자들은 자신의 가치에 대한 두려움을 외부적으로 측정할 수 있는 어떤 잣대를 만들어 내어 자신에게 덜 고통스럽고 보다 이해하기 쉬운 방법으로 그 두려움을 극복하고자 하는 것이다.

제니는 20세의 과체중 환자로서 현재 대학교에 재학 중이며 자신의 표준 체중보다 약 25kg 정도 체중이 더 많이 나가고 있었지만 꽤 매력적인 외모를 가지고 있었다. 제니는 자신의 상태를 다음과 같이 표현했다.

> 저는 제가 왜 체중을 줄일 수 없는지 모르겠어요. 가끔 저는 제 인생에 있어 무엇인가 잘못되어 있다면 그것은 제가 뚱뚱하기 때문이라고 탓을 돌릴 수 있기 때문에 계속 살이 쪄 있는 것이 아닌가 하는 생각을 합니다. 그러니까 만약 누군가가 저를 좋아하지 않는다면 그것을 바로 제 체중 탓으로 돌리면 되지요.

제니의 허약한 자존심은 그녀의 체중처럼 겉으로 관찰될 수 있는 것이 아니다. 체중의 증감과 상관없이 제니는 자신을 사랑스럽지도, 바람직하지도 못한 사람으로 느꼈다. 모든 불편함의 원인을 체중 탓으로 돌림으로써 제니는 내적 혼란과 고통의 감정에서 벗어날 수 있는 것이다. 그녀는 불확실하고 감당하기 힘들다고 느끼는 어떤 사회적인 상황들에 직면했을 때 피할 수 있는 핑계를 가지게 되었고 그래서 실망감이나 고통을 체중 탓으로 돌렸었다. 만약 약 25kg 만큼 체중이 줄어들면 설명할 필요도 없이 그녀는 고통의 위협을 받게 되었을 것이다.

15세의 대식증 환자인 앨리슨은 음식이 자신에게 어떤 영향을 주는가에 대하여 다음과 같이 설명한다.

> 저는 크고 검은 먹구름이 저를 뒤덮는 것만 같은 두려움을 느끼기 시작했어요. 그 두려움이 무엇인가에 대해 생각해 볼 여유도 없이 제 생각은 달려가기 시작했죠. 곧바로 음식에 대한 생각으로 말입니다. 음식은 저를 안정시켜 주고 저에게 위안을 주죠. 저는 맛과는 상관없이 미친 듯이 음식을 먹기만 하면 그 두려움은 사라집니다. 그 순간에 저는 음식과 저 이외에는 모든 것들이 차단된 편안하고 친숙한 공간 속으로 빨려 들어가는 겁니다.

30세의 대식증 환자인 베티는 식사장애가 음식과 연관된 것이라기보다는 안정감과 연관된 것이라는 사실을 알기 시작했다.

> 폭식과 제거 행동이 전적으로 제 신체 크기와 체중에 연관되어 나타나는 것만이 아니라는 사실을 알게 되면서 어떤 일정한 형태로 그것이 일어난다는 것을 알게 되었습니다. 제가 남자와 같이 있을 때는 폭식을 하지 않아요. 만약 누군가와 밤을 같이 보낸다면 저는 폭식에 대한 욕구를 느끼지 않았을 거예요. 누군가가 있기 때문에 폭식을 할 수 없어서 하지 않는 것이 아니라 폭식에 대한 욕구 자체가 생겨나질 않아요. 이런 제 감정과 경험들에 대한 일기를 쓰기 시작하면서 이런 사실을 알게 되었고 그것은 저에게 충격적인 것이었죠. 누구든지 간에 남자와 같이 있

으면 저는 안전감과 안정감을 느끼고 그래서 먹고 싶다는 욕구를 갖지 않는 것이었어요. 모르는 사람과 같이 있으면서도 안정감을 느낄 수 있다는 것이 저에게는 이상하게 느껴지네요.

약물 남용의 한 형태로서의 식사장애

베티의 경우에 있어서 음식은 자신의 불안감을 진정시켜 줄 수 있는 남자에 대한 대치물일 수 있다. 그녀는 남자를 복잡한 인간관계의 한 대상으로서보다는 단지 따듯하고 부드러운 신체로서만 경험하였다. 이러한 점에서 그녀에게 남자는 한 인간으로서가 아니라 어떤 물질과 같은 존재에 불과했던 것이다. 그래서 그것이 폭식이든지 아니면 남자이든지 간에 베티는 자신의 내적인 긴장감을 줄이기 위한 방법으로써 외부적인 어떤 것에 의존하고 있었던 것이다. 음식이 감정적인 문제를 해결하기 위하여 사용되었을 때 음식의 기능은 약물이나 알코올과 같은 기능을 하게 된다. 즉, 어떤 감정적인 문제에서 탈출하는 수단과 방법이 되는 것이다.

시간이 지날수록 음식은 그 사람을 점점 더 이 세상에서 고통받는 사람으로 바꾸어 놓게 되고 점점 더 고립되게 만든다.

밤마다 폭식과 구토를 여러 번 반복하는 19세의 어떤 여대생은 다음과 같이 말하고 있다.

저는 토요일 저녁을 친구들과 어울려 지내기보다는 먹는 것과 함께 했었어요. 사람과 함께 있는 것은 형식적인 것만 같았어요. 사람들과 보내는 것은 집에 가서 무엇인가를 먹을 때까지 시간을 보내기 위한 것에 불과했어요. 다른 사람과 함께 있을 때 겉으로는 일상적인 대화를 하면서도 속으로는 여기서 벗어나자마자 무엇을 먹을 것인가에 대하여

> 항상 생각하고 있었던 것이죠. 저는 무엇인가가 잘못되었다는 것은 알고 있었어요. 음식이 제게 그렇게 중요하다는 사실이 싫었지만 그러나 저는 마치 덫에 걸린 것처럼 꼼짝할 수 없었어요. 제 머릿속에서 음식에 대한 생각을 지워 버릴 수가 없었고 그런 생각을 떨쳐 버릴 수 있는 방법을 알지도 못했어요.

환자는 우울증을 가지고 있을 수도 있다

많은 식사장애 환자들이 기분 저하, 활동력 감소, 실망과 슬픔과 같은 기분에 잠겨 있다.

어떤 경우에는 기분이 심하게 저하되어 있거나 아니면 심한 불면증, 삶에 대한 흥미상실과 같은 심각한 행동상의 문제들을 보이거나, 자신을 심하게 비하하는 생각들을 보일 수가 있는데 이러한 것들은 임상적으로 우울증이 있음을 시사하는 소견들이다.

우울증은 흔히 무기력감, 비효율감, 조절력의 상실, 그리고(또는) 표현되지 않은 분노감과 같은 감정과 연관되어 있다. 우울증과 식사장애와의 관계는 복잡한 관계이다. 대식증과 폭식증 환자들은 흔히 조절감 상실을 느끼기 때문에 우울 기분이 식사장애의 부산물로서 자주 생길 수 있다. 만약 당신이 스스로에게 어떤 파괴적인 행동을 하지 않기로 반복해서 다짐을 하지만 계속 그러한 다짐이 지켜지지 않고 실패를 반복할 때 어떻게 느낄 것인가를 생각해 보면 알 수 있을 것이다.

많은 사람들에게 우울증과 감정의 변화는 이상식사 행동 그 자체 때문에 생기는 결과이다. 이상하고 제한적인 음식의 섭취는 신체 내부의 화학적 불균형을 유발하게 되고 이것이 감정의 대혼란을 불러일으킬 수 있다. 이러한 경우 감정의 변화와 우울한 감정은 정상적인 음식섭취를 통해서 완화될 것이다. 그러나 일부 환자의 경우에서는 우울증이 식사장애보다 먼저 선행하는 경우도 있고 이것은 생리학적인 원인에 의한 것일 수 있다. 이러한 경우에는 식사장애가 견디기 힘든 우울증을 완화시켜 주거나 마비시켜 주려는 시도의 결과일 수 있다. 실제로 폭식은 뇌에서 세로토닌의 분비를 촉진시켜 준다. 세로토닌은 안정감과 행복감을 느낄 수 있도록 도와주는 신경전달 물질로 알려져 있다. 그래서 어떤 경우에서는 폭식이 불쾌한 기분에서 일시적으로 벗어나게 해 주는 방법인 자가 투약으로서 역할을 하는 것이다.

사라는 자신의 심한 우울 기간에 대해 다음과 같이 말했다.

> 무기력과 무감각의 파장이 저를 완전히 뒤덮고 있었습니다. 그전 날에는 괜찮았지만 그 다음날은 아침에 잠에서 깨어나면 일을 하러 가거나 친구를 만나러 갈 의욕도 생기지 않을 만큼의 엄청난 절망감과 실망감을 느꼈었습니다. 어제까지만 해도 즐거움을 주었던 것들조차도 쓸쓸하게 느껴졌고 이제는 아무런 즐거움을 주지 못합니다. 저는 꼼짝도 할 수가 없고 제 자신이 끔찍스럽게 느껴집니다. 저는 무엇이 나를 이렇게 느끼도록 만드는지를 알 수가 없습니다. 그러나 일단 한번 이런 감정이 들기 시작하면 그런 감정은 수 주일 동안 지속되었고 먹는 것 외에 제가 하고 싶은 것은 아무것도 없었습니다. 그런데 이런 변화는 시작과 마찬가지로 저에게 5~10kg의 체중증가를 남겨 놓은 채 신비하게 사라져 버렸습니다.

사라의 우울증은 폭식증이 시작되기 수년 전부터 있어 왔다. 그녀는 과거부터 우울증의 병력이 있었는데 어렸을 때는 우울증이 수면

장애와 발작적인 울음으로 나타났었다. 사라가 11세 내지 12세가 되었을 무렵 그녀는 자신의 방에서 혼자 음식을 먹는 것이 편안함을 가져다주고 안정감을 준다는 사실을 알게 되었다. 비록 그녀가 알고 그런 것은 아니었지만 사라의 음식은 아무도 그것이 있다는 것을 모르고 있는 그녀의 우울증을 위해 자신 스스로 투약을 하려는 시도였던 것이다. 자신의 우울증을 다루기 위해 무심코 시작한 시도가 빠르게 대식증 증상으로 이어지고 있었던 것이다.

우울증이 이상식사와 연관되어 있는 경우에 항 우울제는 치료에 있어 중요한 부분을 차지하게 된다. 제6장에서 그러한 약물의 사용과 치료적 적용에 대해 논의할 것이다.

식사장애는 감정을 마취시키는 마취제이다

임상적으로 우울증이 있든지 없든지 간에 식사장애를 가지고 있는 사람은 항상 자신의 감정 중 많은 부분을 제대로 느끼거나 그것을 견뎌내는 데 커다란 어려움을 느낀다. 때때로 이러한 감정들이 분노나 실망과 같은 부정적인 감정일 수도 있고 때로는 애정, 소원, 의존심 등과 같은 좀더 섬세한 감정들일 수도 있다. 어떤 경우는 갈등이 되는 감정이 빨리 어른이 되고 싶으면서도 동시에 항상 어린아이로 남고 싶다는 것과 같이 해결되기 어려운 것일 수도 있다. 이런 감정들은 이것에 사로잡히게 될 것 같은 두려움을 가지고 있거나, 더 악화될 것 같은 두려움을 가지고 있는, 그리고 다른 이들까지 그런 감정에 사로잡히게 될 것이 두려운 식사장애 환자들에게는 더욱 강렬하게 다가서게 된다. 이런 자신의 감정에 대한 두려움은 문제를 더욱 악화시키게 되어 결국에는 극단적인 공포감에 빠지거나 음식으로 달려가게 된다.

10년 동안 대식증을 앓으면서 지금은 치료 중에 있는 25세의 리라는 자신의 식습관에 대하여 이렇게 설명하고 있다.

> 때때로 저는 제 머리가 터져 나갈 것만 같은 느낌을 느껴요. 저는 제가 어떻게 행동을 해야만 하는 것인가 또는 제가 한 말 때문에 다른 사람과의 관계를 망쳐 버리지 않을 까 하는 문제에 대한 생각들을 멈출 수가 없었어요. 저는 제 생각 때문에 미칠 것만 같았어요. 한 가지 일을 하는 것 외에는 다른 방법이 없었는데 그것은 바로 먹는 일이예요. 저는 음식 앞에 앉게 되면 이것이 얼마나 맛있을까 하는 생각 이외에는 다른 생각을 못합니다. 제가 음식의 맛을 못 느끼게 되더라도 저는 음식을 계속 먹는데 그 이유는 음식이 저를 몽롱하게 만들기 때문이죠. 그러면 저는 생각을 멈출 수 있게 되고 마비되는 듯한 느낌을 느낄 수 있죠. 그것은 마치 제 주위에 안개가 끼어 있는 것과 같은 느낌이에요.

고통이 결코 끝나지 않을 것이라고 믿는 것

식사장애를 가지고 있는 사람들은 흔히 자신들의 고통이 결코 끝나지 않을 것이며 어떤 것도 그러한 고통을 없애줄 수 없다고 믿고 있다. 15년 동안 대식증을 앓아오고 있는 36세의 카린은 이렇게 말을 한다. "사람들은 저에게 고통은 지나갈 것이고 시간이 해결해 줄 것이라고 말을 하죠. 그러나 사람들은 제가 느끼고 있는 고통을 알지 못하니까 그렇게 이야기를 하죠. 제가 우울해지면 너무 깊고 어두운 구렁 속에 빠져 있는 것 같은 기분을 느끼고 아무도 그 기분에서 저를 빼낼 수 없다는 생각을 하게 되죠. 수개월 동안 그러한 감정 속에 빠져 있었던 경우가 여러 번 있었어요. 그리고 먹는다는 것이 그런 저에게는 유일한 다른 곳으로 자신의 관심을 돌릴 수 있는 길이었고 제가 할 수 있는 유일한 일이었어요."

카린과 같은 경험은 환자들에게는 특히 대식증 환자에게는 흔한 경험이다. 고통이 영원히 계속될 것이라는 두려움과 이러한 고통에서 벗어날 수 있는 방법이 없다는 절망감은 환자로 하여금 자신의 고통을 줄일 수 있는 해결 방법을 찾을 수 없게 만든다.

감정을 억누르는 것에 익숙하다: "하면 안 돼"

우리는 "안 돼"라는 말을 잘한다. '이것을 해서는 안 돼', '그렇게 말을 해서는 안 돼' 등이 그런 것이다. 식사장애를 가지고 있는 사람들에게서 가장 흔한 "안 돼"라는 것은 '화를 내어서는 안 돼' 그리고 '요구를 해서는 안 돼' 라는 것이다.

식사장애와 싸우면서 성장을 한 소녀들은 전형적인 "멋진 소녀"라는 이미지를 설정해 두고 있는데 즉, 그것은 부드럽고, 매력적이며, 권위에 도전하지 않는 완벽한 작은 소녀이며, 다른 사람을 항상 기쁘게 해 주고 화를 내지 않는 그런 소녀를 말한다.

일반적으로 소녀들은 같은 또래의 소년들에 비하여 자신이 무엇을 원하고 있는가보다는 다른 사람이 무엇을 요구하는가에 관심을 많이 두는 경향을 보인다. 이런 결과 소녀들은 감정, 소망 그리고 욕구 등을 개인적으로 은밀하게 다루는 경향이 있다. 화를 내거나 공격적인 감정은 건강한 주장에 근거할 수도 있지만 이것은 나쁜 것이고 받아들일 수 없는 것으로 여긴다. 이러한 이유 때문에 많은 소녀들은 자신이 이런 감정을 갖고 있으면 자신이 나쁜 사람이라고 느끼게 된다.

식사장애가 되는 소녀들은 이러한 성향이 아주 극단적인 것으로 나타난다. 이들에 있어 착한 소녀는 정숙하고 자신을 힘들게 하는 것이 무엇인가에 대하여 잘 내색하지 않는 조용한 소녀여야 한다. 그래서 이들은 병이 더 악화되더라도 자신의 감정은 숨긴다. 환자들은 남들을 기쁘게 해야지만 자신을 착한 사람이라고 느끼며 자신의 "욕구"는 억압하는 것을 배우게 된다. 다른 사람이 요구하는 것은 정당한 것이고 자신이 원하는 것은 이기적인 것이라고 받아들이게 된다.

문제가 되는 감정들

감정들과 욕구들을 억누르고, 숨겨두고, 붙잡아 놓으면서 표현하지 않고 내색하지 않지만 그러나 이런 감정이나 욕구들이 사라지는 것은 아닙니다. 외적인 조절, 긍정적인 태도 또는 침묵의 이면에는 식사장애 환자들을 더 힘들게 만드는 많은 복잡한 문제들이 존재하고 있다. 다음은 가장 흔히 부딪히는 문제들의 원인이 되는 감정이나 문제점에 대해 이야기하려 한다.

인정과 애정에 대한 욕구

식사장애를 가지고 있는 사람들은 다른 사람들에게 훨씬 의존적이다. 그들이 설사 겉으로는 그렇게 보이지 않더라도 사실은 그렇다. 식사장애를 가지고 있는 여성들은 자기 자신이 자신에 대해 어떻게 느끼고 있는가를 결정하는 데도 다른 사람의 의견에 많은 영향을 받고 다른 사람의 반응에 따라 달라진다. 이렇기 때문에 식사장애 환자들은 다른 사람의 비판을 두려워한다. 비판은 자신이 한 일이나 말한 것에 대하여 다른 사람으로부터 단지 인정받지 못했다는 것을 의미하는 것만이 아니라 자신이 좋은 사람인가 나쁜 사람인가를 판단하는 근거로 받아들이게 된다.

식욕부진증에서 회복 중에 있는 25세의 리리는 "만약 어떤 사람이 제가 입은 옷에 대해 좋지 않게 이야기를 하면 저는 그들이 제가 입은 옷이 좋지 않다고 이야기하는 것이 아니라 저를 좋아하지 않기 때문에 저런 이야기를 하는 것이라고 생각을 했어요."라고 말했다. 리리는 스스로를 어떻게 지지해야 하고 어떻게 자신이 원하는 것에 대해 평가해야 하는지를 잘 알지 못했기 때문에 자기 자신이 스스로에게 줄 수 없는 인정받음을 다른 곳에서 얻으려고 다른 사람에게 많이 의존하게 된 것이다.

식사장애를 가지고 있는 환자들은 인정에 대한 욕구뿐만 아니라 내면적으로는 사랑과 관심에 "배고픔"을 느끼고 있다. 그래서 자주 다른 모든 사람의 욕구에다 자신을 맞추려다 보니 자신의 욕구는 무시되어 버린다.

그런데 의존심을 가지고 있음에도 불구하고 식사장애를 가지고 있는 여성들은 다른 사람을 필요로 하지도 않고 의존하려고 하지도 않는다. 의존심이나 다른 사람이 필요하다는 느낌은 자신을 패배자나 나약한 사람이라고 느끼게 만들기 때문에 어떤 대가를 치르더라도 이런 감정은 갖지 말아야 하고 피해야만 하는 것이라고 생각을 한다.

어떤 여자 환자들의 경우 다른 사람들이 자신의 욕구에 지쳐서 자신들을 버리고 떠나거나 사랑하지 않을 것이라는 것에 대해 강력한 두려움을 가지고 있다. 이것을 피하기 위하여 그들은 내적으로나 외적으로 완벽해지려고 노력한다. 이렇게 되기 위해 오는 부담감은 대단한 것이다.

17세의 대식증 환자인 아미는 최근 들어 이러한 두려움이 자신의 생활에 어떠한 영향을 미치는가에 대하여 알기 시작하였다.

> 이것이 이상한 소리처럼 들리고 합리적이지 못하게 들린다는 것을 알고 있지만 저는 정말로 제가 완벽해져야 사랑을 받을 수 있을 것이라고 생각합니다. 어떤 남자 친구가 저를 좋아하지 않으면 제가 날씬하지 못하기 때문이거나 아니면 제 머리 스타일이 좋지 않아서이든가 또는 제가 똑똑하지 못해서 그렇다고 확신을 합니다. 그래서 더 열심히 공부를 한다든지 더 좋게 보이려고 노력을 해야만 합니다. "나는 진정으로 그를 좋아하는가?" 와 같은 생각은 결코 하지 못합니다. 제가 생각할 수 있는 모든 것은 오로지 제가 부족하다는 생각뿐입니다.

식사장애를 가지고 있는 사람들이 경험하는 완벽함에 대한 추구와 다른 사람으로부터 버림받을 것에 대한 두려움은 오히려 편안하거나 친근한 대인관계 형성을 방해한다. 이러한 모순은 어려운 문제이다. 만약에 누군가가 어떤 사람에게 다가설 수도 없고 다른 사람의 요구에 자신을 맞출 수도 없는데 다른 사람에게서 많은 영향을 받게 된다면 어떻게 다른 사람을 알 수 있게 될 것이며 또 어떻게 자신을 다른 사람에게 알릴 수 있겠는가?

식사장애 환자가 다른 사람의 도움을 요청하는 경우는 자신이 많이 아플 때뿐이라는 소리를 자주 듣게 된다. 그 외의 경우에는 자신이 도움을 받을 만한 가치가 있다는 생각을 하지 못하며 다른 사람이 자신을 돕도록 허용하지도 않는다. 어떤 경우에서는 다른 사람의 도움을 받아들일 수 없는 것이 너무 심하여 자신이 정말 아파도 결코 그것을 인정하지 않으려 한다.

불완전한 감정

환자들은 성장하면서 자신이 좀더 강해져야 하고, 좀더 성숙해져야 되고, 좀더 많은 능력을 가져야 한다는 것과 같은 외부의 기대감들을 접하게 된다. 그러나 실제 감정적인 발달이나 성숙의 정도는 그에 이르지 못하거나 뒤쳐질 수 있다. 이러한 사실은 결국 외적으로는 어른이 되었지만 내적으로는 아직 "어린 소녀"가 숨겨져 있다는 경험을 하게끔 만든다.

식사장애 환자가 당황해 할 때 내면에 깊숙이 잠재해 있는 이러한 어린 소녀는 부적절함과 두려움에 휩싸이게 된다. 외적으로 유능하고 독립적으로 보이기 때문에 다른 사람들이 환자가 얼마나 어리고 미성숙하며 내적으로 무능력함을 어떻게 느끼고 있는가를 이해하기 어렵다.

대식증에서 회복되고 있는 28세의 아비는 이러한 느낌들에 대하여 다음과 같이 말하고 있다.

> 일하면서 잠시만 생각해 보면 저는 알 수 있었습니다. 모든 사람은 제가 훌륭한 일을 하고 있다고 생각했지만 저는 도망치고 있다는 느낌이었습니다. 저는 항상 이 다음 단계에는, 이 일이 끝나면 혹은 이번 승진 후에는 떠나 버릴 것이라고 생각했습니다. 왜냐하면 다른 사람들이 저를 전부 알아차리게 될 것이고 제가 할 수 있는 것이 아무것도 없다는 것을 알 것이라는 공포 속에서 살고 있었습니다. 하지만 이것은 바보 같은 생각이었습니다. 왜냐하면 저는 그 일을 하고 있었기 때문입니다. 그런데 왜 제가 이런 두려움에 사로잡혀 있는 것일까요? 저는 정신이

분열됨을 느꼈습니다. 겉으로는 능력이 있는 것처럼 보이지만 속으로는 완전히 무능력하게 느껴졌기 때문입니다.

식욕부진증에서 회복되고 있는 타냐는 자신의 고등학교 시절에 사로잡혀 있었던 느낌들에 대하여 다음과 같이 회상하였다.

> 제가 모든 것을 조절할 수 있다는 느낌을 가지기 위해 격렬히 몸부림쳤었습니다. 시험에서 90점을 받는 것은 있을 수 없고 저는 100점을 받아야만 했습니다. 90점이란 것은 정말 제가 얼마나 멍청한가를 나타내주는 것이었습니다. 저는 점수가 더 떨어질까봐 두려워했었습니다. 한 번 실패하면 모든 것을 잃게 된다고 느꼈습니다. 저는 꼼짝도 할 수 없었습니다. 저는 모든 것이 붕괴되어 아무것도 없는 것으로 빠질 것이라는 정말 두려운 환상 속에 빠져 있었습니다. 제가 조절하려고 노력한 만큼 자신이 붕괴되어 사라지지 않을 수 있다고 느꼈습니다.

음식을 자신이 비효율적이라는 불쾌한 감정을 다스리는 방법으로만 사용하는 것은 아니다. 특히 대식증과 식욕부진증 환자들은 음식을 자신이 더욱 강한 사람이라고 느낄 수 있게 하는 방법으로 사용한다. 대식증 환자들은 과식의 효과를 문제 삼지 않는다. 또한 식욕부진증 환자들은 자신의 배고픈 느낌들을 부정해 버린다. 폭식/제거 행동과 의도적으로 굶는 행동은 자신이 무언가 조절하고 있다는 잘못된 조절감을 불러일으킨다. 이러다가 결국은 너무 지나쳐서 문제가 된다. 우리가 보게 되는 것은 조절과 반항적인 도전이지만 환자 속에 환자를 둘러싸고 있는 부적절감과 감정들은 쉽게 볼 수가 없다. 자신이 강하다는 느낌은 실제로는 자신이 얼마나 약한가를 느끼기 때문에 이를 극복하기 위해서 만들어 낸 것이다.

외로움

폭식증 환자인 짐은 "제가 혼자 집에 남아 있게 되면 저는 외로움을 느끼고 이 외로움은 육체적으로 속이 비었다는 느낌으로 이어져요. 무엇을 먹을 것인가 하는 계획이 실제 행동으로 옮겨지죠. 마치 이것은 제가 무엇을 하면서 시간을 보낼까 하는 계획과 같은 겁니다. 음식은 확실히 제 가장 좋은 친구이지요."라고 말했다.

짐은 자신이 외롭도록 운명지어졌다고 느끼고 있었다. 체중에 대한 과도한 자의식은 그로 하여금 모든 활동이나 일에 참가하지 못하도록 막고 있었던 것이다. 짐은 자기 자신이 자신을 혐오스럽게 생각하는 것처럼 다른 모든 사람들도 자신을 혐오스럽게 생각하고 있을 것이라고 여기고 있었다.

때때로 이러한 외로움은 공허감과 비슷하여 마치 속이 텅 비어 있는 것만 같다. 어떤 사람들은 그것을 "빈 공간" 또는 "가슴이 뻥 뚫려 있다"라고 표현하기도 한다.

"저는 상실감을 느껴요" 21세의 마디는 이렇게 말한다.

> 저는 바쁠 때는 기분이 괜찮습니다. 그러나 제가 집에 돌아와 혼자 있게 되면서 바로 아무것도 저를 만족시켜 줄 수 없는 것 같이 느껴져요. 제 마음은 텅 빈 것 같고 무엇인가 잃어버린 느낌을 갖게 됩니다. 그리고 이런 감정들은 막연한 불쾌감으로 이어집니다. 책을 읽거나 일을 해보려고 하지만 집중이 되지 않고 의미를 느끼지 못하지요. 저는 무언가 "채울 수 있는 것"을 원해요. 가족들이 있고 그들과 시간을 보낼 수 있다는 것도 잘 알고 있지만 그런 것이 저를 만족시킬 수는 없어요. 때로는 약을 먹기 도하고 술을 마셔보기도 하고 어떤 때는 남자 친구와 잠자리를 같이 하면 잠시는 잊혀지기는 하지만 음식, 약, 남자 친구, 또는 술

이던 무엇이든지 간에 그것은 항상 일시 적인 것에 불과했고 이후에 남는 외로움은 해결할 수 없었답니다. 공허감은 여전히 지속되었죠.

외로움, 때로는 지루함으로 느껴지기도 하는 이런 감정은 모든 식사장애 환자들이 일반적으로 경험하는 감정이다. 이런 감정은 다른 사람과 함께 있음에도 불구하고 나타난다.

"정말 이상한 일이에요." 23세의 대식증 환자인 제리는 이렇게 말했다. "제가 혼자 있지 않을 때도 저는 외로움을 느낄 수 있어요. 이 세상과 단절된 듯한 느낌, 저 혼자라는 느낌들이죠. 저는 이러한 감정을 느끼면 두려워져요."

이러한 감정들은 종종 혼자 남게 되었을 때 더 강하게 느껴지게 된다. 어떤 사람들은 혼자 남는 것을 버림받은 느낌으로 경험을 한다. 이럴 때 음식과 운동에 대한 생각들은 공허한 시간을 채워 줄 수 있는 친구가 될 수 있다.

사람에 대한 두려움

외로움이 더해질수록 식사장애 환자들은 자신들이 의미 있는 대인관계를 갖는 것보다 음식으로 해결하는 것이 훨씬 편안하다고 느낀다. 식사장애 환자들은 다른 사람을 신뢰하고 의미 있는 대인관계를 맺는 데 큰 어려움을 가지고 있다.

어떤 환자들은 다른 사람을 기쁘게 해 주기 위하여 노력하는 것이 자신을 잃어버리거나 주체성을 상실하게 되는 것이 아닌가 하는 느낌이 들어 두려워한다. 또 어떤 환자들은 다른 사람이 자신을 대신하거나 아니면 자신을 지배하거나 혹은 자신을 꼼짝하지 못하게 해

놓고 떠나 버릴까봐 두려워하기도 한다.

폭식장애를 가지고 있는 26세의 조디는 그녀의 어머니와의 관계에서 항상 그랬듯이 그녀가 자신을 스스로 조절하는 것을 포기하게 될 것 같은 두려움 때문에 다른 사람이 자신에게 접근하는 것을 쉽게 허용하지 않았다.

어머니는 항상 저를 위해 어떤 것들을 했었어요. 제 라디오에 건전지를 새로 갈아 넣는 일에서부터 제 방을 청소하는 일까지 어떤 일이든지 저를 위해 해 주셨습니다. 저는 어머니가 저를 보살펴 주시는 것이라고 생각을 했었지만 사실은 어머니가 제 모든 것을 조절하고 있다고 느끼게 되었고 제 스스로 자신의 일을 혼자서 처리할 수 없다고 생각하게 되었습니다. 이제는 제가 어떤 누군가와 가까워진다는 것이 두렵습니다. 저는 보살핌을 받는 것은 좋아하지만 그러나 곧 자신이 조절당하고 있다고 느끼게 됩니다. 이렇기 때문에 저는 대인관계가 항상 혼란 속에 있는 것 같이 느껴져 매우 당황스럽습니다.

폭식장애에서 회복되는 많은 환자들은 체중이 줄어들면서 다른 사람과 가까워지는 것에 대한 두려움과 싸워야만 한다. 성적인 친밀감도 폭식과 체중증가로 피할 수 있었던 것이지만 체중이 감소되면서 부딪혀야 되는 감정적인 관계 중 한 부분이다.

34세의 폭식장애 환자인 신디는 이렇게 말했다.

남자가 제 곁에 오는 것을 저는 매우 두려워했었어요. 제가 90kg의 체중이었을 때는 그렇게 걱정이 되지 않았어요. 제 체중이 줄어들고 남자들의 시선을 받기 전까지는 저는 그런 두려움이 저에게 있는지도 몰랐었지요. 그러나 체중이 줄어들면서부터 제가 피해오고 있던 모든 것들과 부딪히기 시작했어요. 놀랍게도 54kg까지 체중이 줄었지만 저는 여전히 부적절함과 무가치함을 느꼈어요. 결국 문제는 제 체중이 아니라 제 자신이었던 것이지요.

분노심과 공격심

본 장의 첫 부분에서 이미 언급하였다시피 소녀들은 소년들에 비하여 자신들의 분노심과 공격심을 다르게 느낀다. 분노심과 공격심이 자신의 건강한 근거 있는 주장에 배경을 두고 있다면 이것은 극히 자연스러운 감정이다. 그러나 식사장애를 가지고 성장을 한 소녀들은 분노심이나 공격심을 아주 나쁘고 받아들일 수 없는 감정으로 경험을 합니다. 그래서 이들은 자주 그런 감정을 다루는 데 어려움을 느낀다.

15세의 수잔나는 그것을 이렇게 말했다.

오빠들은 반대 의견을 말할 수 있고 싸울 수도 있으며 공격적이 되는 것이 허용된다는 메시지를 분명히 그리고 확실하게 들어 왔습니다. 그런데 저요? 저는 집에서 예의 바른 사람이어야 된다고 생각을 해서 제가 다른 사람의 감정을 상하게 해서는 안 된다는 확신을 가지게 되었습니다. 저는 꼭 그래야 된다고 생각을 했습니다. 저는 제가 화를 내거나 무엇을 요구한다고 느끼면 두려워지거나 이기적으로 느껴집니다. 그러나 음식으로는 이런 감정을 방출시킬 수 있습니다. 그럴 때 저는 눈으로는 울면서 손으로는 음식을 먹습니다. 만약에 어떤 사람이 저의 이런 모습을 보았다면 제가 같은 사람이라고 믿기 어려울 것입니다. 이럴 때 저는 자신의 세상 속에만 갇혀 다른 사람에 대해서는 전혀 관심을 갖지 않게 됩니다. 만약 다른 사람이 이런 저를 보면 그들은 제가 얼마나 이기적이 될 수 있는지, 얼마나 화를 낼 수 있는지, 제가 얼마나 다른 사람에

> 게 관심을 갖지 않는지를 알게 될 것입니다. 보통 때는 이렇게 되면 마치 큰일이라도 나는 것처럼 느끼고 있었는데도 말입니다. 그러나 최소한 제가 폭식을 하고 있을 때는 아무도 저에게 상처를 줄 수 없습니다. 단, 제 자신을 제외하고는 말입니다.

어렸을 때나 10대 청소년기에 자연스럽게 가지게 되는 공격심과 분노심에 대하여 갈등을 겪으면서 자라난 경우에는 어른이 되어서도 그러한 감정 문제로 어려움을 겪게 된다. 단지 자신이 고민하는 갈등의 내용이 넓어질 뿐이다.

30세의 나이로 현재 한 기업의 중역으로 근무하고 있는 제니퍼는 자신의 일 때문에 어쩔 수 없이 자신이 주장을 하게 되었는데 그것이 얼마나 힘든 일인지에 대해 다음과 같이 이야기하였다.

> 저는 여기서 전체 부서의 책임을 맡고 있으면서 제가 이런 위치에 있기 때문에 다른 사람을 공격해서 남들이 저에게 기분이 나쁘게 느끼게 만들 것이라는 생각에 불편해지는 것이 참으로 이상했어요. 제 주장을 할 때는 언제나, 물론 일과 연관된 것이지만, 저는 무엇인가 잘못했다는 느낌을 느껴요. 그런 후에 저는 즉시 음식을 먹으러 가죠. 제가 음식을 먹고 있을 때에는 저를 불편하게 했던 모든 것에 관하여 잊을 수가 있어요.

철저하게 남들보다 착한 사람이 되길 원하고 다른 사람을 기쁘게 해 주기 위해 노력을 하는 식사장애 환자들로서는 분노와 이로 인한 공격심을 매우 파괴적인 것으로 경험할 수 있다.

어떤 사람들은 그러한 경험을 자신과 분노를 분리시켜 처리하려고 한다. 이것은 자신이 화를 내거나 아니면 분노감을 폭식을 통해 발산시킬 때는 자기 자신이 마치 다른 사람이 된 것처럼 느낀다는 것을 뜻한다.

19세의 대식증 환자인 레티는 다음과 같이 말했다.

> 제 내면에 끔직스러운 괴물이 자리 잡고 있는 것 같고 저는 그것을 조절할 수가 없어요. 제가 폭식을 할 때는 저는 다른 사람이 된 것 같아요. 저는 매우 고약해지고 다른 사람을 전혀 고려하지 않게 되지요. 평상시 저는 매우 착한 사람이어야 한다고 생각하고 있지요. 지나치게 말입니다. 평상시에는 저는 다른 모든 사람을 우선 생각하고 제 감정이나 욕구는 제일 마지막으로 미루어 두죠.

어떤 환자는 자신의 이러한 측면을 "도깨비", "포기한 사람", 또는 "자신의 어두운 면"이라고 표현을 한다. 그래서 어떤 환자는 자신은 의사보다는 무당의 도움이 더 필요하다고 느꼈다고 이야기하기도 하였다.

"괴물"이라는 표현은 먹는다는 것이 나쁜 감정, 조절력 상실, 추악함 그리고 재앙을 표현한다는 것을 의미하는 것이다. 대식증 환자의 경우 이 괴물은 제거 행동을 통해 파괴되고 식욕부진증 환자의 경우에서는 조절을 통해 물리쳐진다. 어떤 경우이든지 간에 자신과의 싸움은 일상의 한 부분을 차지하고 있다.

성공에 대한 두려움

현대 사회의 많은 여성들에게 성공의 가능성과 이러한 성공의 결과로 얻는 자신감은 심각한 갈등을 초래할 수 있다. 즉, 성공함으로써 적성에 맞지 않는 책임자로서의 역할을 맞아야 되는 경우도 있고 무의식적으로는 꺼리고 있는 권위를 보여야 하는 윗자리에 올라가야 되는 경우도 있게 된다. 특히 식사장애를 가지고 있는 여성은 이러한 갈등에 취약하다. 그들은 성공을 맛보았을 때 죄책감과 자신이 분수에 넘친다고 느낀다.

27세의 폭식장애 환자인 로렌은 자신이 하고 있는 광고 이사 일이 잘 진행이 되었을 때는 언제나 집에 가서 폭식을 하게 된다는 사실을 알게 되었다. 자신의 경험을 곰곰이 살펴보면서 폭식 행동은 자신의 성공에 대한 방해 행위임을 명확하게 알게 되었다.

> 처음에 저는 제가 책임을 맡게 되었을 때 이것이 성공이라는 것을 알았지만 그것을 두려워했습니다. 책임을 맡게 되면서 저는 무언가 불편하고 죄책감을 가지기 시작했습니다. 저는 이런 성공을 받아들일 수가 없었습니다. 저는 다른 사람들이 저의 성공을 어떻게 생각할까에 대하여 걱정하기 시작했습니다. 그리고 모욕감이 저를 엄습했습니다. 저는 다른 사람들이 제가 이런 성공을 향유할 만한 가치가 없다고 생각하고 있다고 확신을 가지게 되었습니다.

폭식은 로렌의 이런 불편한 감정을 잊을 수 있도록 해 줄 뿐만 아니라 그녀로 하여금 성공에 대한 감정마저도 잊을 수 있게 해 주었다.

16세의 대식증 환자인 라셀도 성공에서 오는 부담감과 싸우고 있지만 로렌과는 조금 다르다.

> 제가 정말 시험을 잘 봤을 때나 혹은 숙제를 잘 해가서 선생님께서 칭찬하셨을 때 저는 잠시 동안은 정말 행복함을 느낍니다. 그러나 곧 저는 정말 제가 잘한 것인지 그리고 남들의 칭찬이 정말인지에 대해 의문을 갖기 시작합니다. 다른 사람들이 제가 잘했다고 말을 하는 것은 저를 불

> 쌍히 여기거나 또는 저를 걱정하기 때문에 그런 것은 아닌가 하는 생각을 하게 됩니다. 따라서 저는 그런 성공이나 칭찬을 전부 지워버립니다. 때때로 저는 제가 진짜로 어떤 일을 잘했다고 생각을 하게 된다면 앞으로도 계속 그 일을 잘해야만 한다는 부담감으로 살아가기가 힘들 것이라는 생각을 합니다.

이럴 때 라셀은 집으로 돌아와서 자신의 불편한 감정을 진정시키기 위해 폭식을 하고 구토를 했던 것이다.

> "저는 학교에서 잘하고 있는 것인가 또는 아닌가?" 하는 생각으로 아주 불안해질 때가 있었어요. 마음 한편으로는 잘하고 있다고 믿으면서도 다른 한편으로는 모든 것이 의심되기도 했지요. 제가 도대체 누구인지를 모르겠다는 생각이 들면 너무 기분이 좋지 않았어요. 그러나 제가 무엇을 먹을 때는 이런 모든 생각들이 사라지고 저는 무엇인가를 다시 시작할 수 있었어요. 즉, 다시 공부를 하거나, TV를 보거나, 가족들과 이야기를 나눌 수 있었고 저는 편안해졌어요. 그렇지 않으면 저는 그냥 무기력하게 느껴질 뿐이었어요.

불안

불안은 신호이다. 불안은 우리에게 힘든 상황이나 사건에 처해 있음을 알게 해 주는 아주 유용한 도구이다. 이렇게 불안을 느끼게 되면 우리는 자기 자신의 대응기술을 다시 정리해 볼 기회를 갖게 된다. 예를 들어 시험이 다가온다고 생각을 하면 불안을 느끼게 되는데 여기에서 오는 긴장과 불편함이 공부를 하기 위한 하나의 강력한 동기가 될 수 있다. 불안은 가능한 어려움을 예상하여 미리 대처할 수 있는 기회를 제공해 줄 수 있도록 해 준다. 불안은 우리 자신에게 잠재적인 어려운 상황들로부터 스스로를 보호할 수 있는 행동의 기회를 제공해 준다.

식사장애를 가지고 있는 사람들은 불안을 어려운 상황에 대한 극복을 위한 신호로 받아들이는 데 문제가 있다. 그들은 자신이 스트레스를 극복하기가 불가능하다고 느끼기 때문에 불안은 비운이 임박했다는 신호가 되고 따라서 무엇이 오던 간에 그것에 의해 감정의 소용돌이 속에 휩쓸리게 된다. 이들에 있어 불안은 제거되어야 하는 어떤 것이지 결코 극복을 위한 신호로서 들리지는 않는다. 그래서 불안은 흔히 폭식을 불러일으키거나 조절감을 더욱 조장하여 극단적인 음식 섭취의 절제(식욕부진증 환자의 경우)를 하게끔 한다. 그러나 이러한 행동들이 불안을 잊게 해 줄 수는 있지만 불안을 근원적으로 해결하고 대처할 수 있게 해 주지는 못한다.

문제를 전체로 보기

폭식, 구토, 운동, 또는 굶는 것과 같은 증상들은 파괴적이고 놀라운 것이기 때문에 그러한 행동들에만 주목하기 쉽다. 그러나 그렇게 하는 것은 문제를 잘못 파악하는 것이다. 드러나는 증상들은 빙산의 일각에 불과한 것이기 때문이다. 그 아래에는 실제 식사장애의 진짜 문제인 복잡한 감정과 경험들의 복합체가 자리 잡고 있다. 신경성 대식증, 신경성 식욕부진증, 그리고 폭식장애를 이해하기 위해서는 눈에 보이는 부분과 눈에 보이지 않는 부분의 모든 것을 알아야 할 필요가 있다.

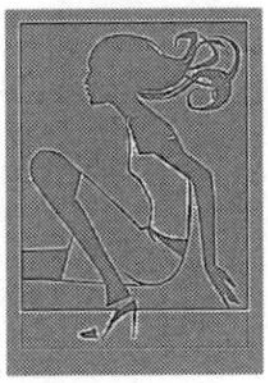

제3장

규칙과 관계:

식사장애를 가족의 관점에서 이해하기

가족 중에 누군가가 식사장애를 가지고 있을 때 그 사람은 모든 가족들의 관심의 대상이 된다. 또한 모든 가족들이 어려움을 느끼게 된다. 악화되어 가는 것을 멈추고 보다 나은 방향으로 변화하기 위해서 필요한 것이 무엇인가를 알아보기 위해서 가족 모두의 노력이 필요하다.

가족생활의 어떤 측면이 아이로 하여금 식사장애에 걸리게 하는가에 대해서 확실히 밝혀진 것은 아무것도 없다. 그러나 분명한 것은 가족들 중의 누군가가 식사장애에 걸리게 되면 이 문제는 이 문제가 있다는 자체만으로도 가족들에게는 스트레스가 되고 이전에 가족이 가지고 있던 문제가 무엇이었든지 간에 그 문제는 더욱 악화된다는 것이다. 그런데 흔히 이런 결과 자체가 식사장애를 더욱 악화시키거나 지속시키는 역할을 하게 된다.

식사장애 아동이 있는 가정은 매우 다양한 양상을 보인다. 어떤 가정은 겉으로는 모든 것들이 좋아 보인다. 또 어떤 가정은 알코올 중독이나 약물 남용 혹은 도박 및 가족 내 폭력 등과 같은 문제로 누가 보아도 혼돈 그 자체인 경우도 있다.

그러나 식사장애 아동이 있는 가정에서는 공통적으로 보이는 특징이 있다. 그것은 가족들을 함께 결속시킬 수 있는 규칙이나 습관들과 가족구성원들 각자의 변화하는 욕구 사이에 조화와 조정이 잘 이루어지지 않는다는 것이다.

무엇이 가족의 규칙인가?

모든 가족에 있어 규칙은 가족의 기능을 돕는 역할을 한다. 이러한 규칙들은 가족들이 어떻게 함께 살아가며, 어떻게 애정을 표현하고, 어떻게 다른 의견을 표현하는가, 또는 어떻게 각자의 욕구를 표현할 것인가 하는 내용들이 포함되어 있다. 어떤 감정과 행동들은 더 하도록 격려되고 어떤 것들은 인정받지 못하는가 하는 것도 바로 이 가족의 규칙 안에 정해져 있다. 이러한 규칙들은 가족 모두에게 소속감을 느끼게 해 주고, 의사소통 수단이 되기도 하며, 매일 매일의 일상을 살아가는 방식이 되어 주기도 하는 것이다.

가족의 규칙에는 여러 가지 예가 있을 수 있다. 예를 들어 "집안에서 싸우면 안 된다" "한솥밥을 먹는 가족은 함께 살아야 한다." "집안에서 문 잠그고 살지 말자" 등과 같은 것들은 여러분들도 흔히 접할 수 있는 것들일 것이다.

이러한 규칙들은 서로 간의 불일치를 조정해 주고, 친밀감을 만들어 주며, 가족이 공동체임을 나타내기 위한 노력이다. 어린이들은 자라면서 융통성이 있는 규칙을 통해서는 부가적인 책임감을 느끼게 될 뿐만 아니라 보다 큰 자유스러움도 만끽하게 된다. 예를 들어 밤늦은 시간에 외출하는 것이 금지되는 것과 개인적인 사생활 보장 등과 같은 일상의 자질구레한 일들도 균형이 맞추어져야 한다. 가족의 규칙은 물론 부모들에게도 적용이 된다. 어떤 가정에서는 이러한 규칙들이 부모에게 자신들만의 부부생활을 할 수 있는 기회를 제공해 주기도 한다(즉, 밤에는 침실 문을 잠근다든지 아니면 자녀들을 동반하지 않고 외출을 한다는 것과 같은). 그러나 어떤 가정에서는 규칙이 부모들의 자유를 구속하는 경우도 있다(즉, 침실 문은 항상 열려 있어야 한다. 또는 보모는 절대 고용하지 않는다는 것과 같이). 규칙들은 굳이 말로 표현될 필요가 있는 것은 아니다. 흔히 규칙들은 돌에 새겨 놓은 듯이 몸에 익숙하게 되어 자신도 모르게 전달된다. 특정한 얼굴 표정이나 몸동작을 통해 자신의 행동이 가족들에게 받아들여지고 있는지 아니면 받아들여지지 않고 있는지를 쉽게 알 수 있다.

규칙이 제 역할을 못할 때

많은 식사장애 환자의 가정에서 가족들은 하나라는 이런 규칙들이 가족구성원 각자의 발달과 성장을 저해하는 방향으로 작용하고 있는 경우가 많다. 이러한 사실은 어린아이에게나 부모에게나 마찬가지이다.

부모들이 가족 내 규칙을 실행할 때 의도적으로 잘못하려고 해서 그런 것은 아니다. 규칙은 가족들이 어떤 문제를 해결할 수 있도록 돕고 함께 잘 지내기 위해서 만들어진 것이다. 부모들은 자신들이 어린 시절 배워 왔던 규칙들을 지금의 자녀에게 적용시키려는 경향이 있는데 그래서 세대를 거쳐 그러한 규칙이나 관계가 지속이 된다. 그러나 이런 식의 전수는 지금 현재 문제에 맞는 이상적인 규칙이나 습관을 만들지 못하는 경우가 많다.

식욕부진증에서 회복단계에 있는 18세의 제니는 할머니가 어머니를 다루는 것처럼 어머니가 자신을 다루려고 하는 것을 알고는 놀랐었다고 기억했다.

> 크리스마스 날 저희 가족들이 모두 할머니 집에 갔을 때, 할머니가 어머니에게 하시는 첫 말씀이 "그렇게 진하게 화장을 해야 할 필요가 없지 않니?" 하는 것이었습니다. 이런 식의 관계가 계속되어 온 것이 분명하였지만 제가 그것을 목격한 것은 처음이었습니다. 어머니는 화가 나서 얼굴이 붉어지고 낙담하는 표정이었습니다. 그러나 저는 그 말씀이 어머니가 평소에 저에게 매일 해 왔던 말과 같은 내용이라는 사실을 알고 있는지가 궁금했습니다.

제니의 가정과 어머니가 성장해 온 가정의 두드러진 규칙 중 하나는 외모를 중요시한다는 것이었다. 또 다른 규칙은 한 사람이 다른 사람의 외모나 행동에 대하여 나이에 관계없이 언급할 수 있는 권리를 가지고 있다는 것이었다. 그러나 이런 규칙은 결국 외모에 대한 지나친 관심, 무언가 비판을 받고 있다는 느낌, 그리고 자신의 능력은 자신이 어떻게 보이느냐에 의해 결정되는 그런 결과를 낳게 되었다.

제니의 가족에게 이런 규칙에 대한 재검토가 필요하였지만 제니가 식욕부진증에 걸려 치료가 시작되기 전까지는 아무도 가족의 그러한 규칙들이 심각한 문제를 일으키고 있다는 것을 까맣게 몰랐었다.

어떤 경우에는 부모가 규칙에 서로 동의하지 않아서 작용을 하지 못하는 경우도 있다. 이런 경우 아이들은 부모가 어떤 행동을 기대하는지에 대해 분명한 메시지를 전달받지 못하게 된다.

안정감을 얻기 위해 음식과 남자에 매달리는 이전에 이야기했던 환자인 베티는 자신의 부모 사이에 서로 의견일치가 되지 않을 때 어떻게 되는지에 대해 다음과 같이 이야기하였다.

저의 부모님은 어떤 일에 대해서도 의견을 같이 한 적이 없었습니다. 어머니 이야기는 제가 갓난아이 시절로 거슬러 올라갑니다. 어머니는 내가 계획표에 맞추어 생활해야 한다고 생각을 하셨습니다. 즉, 저녁 7시부터 다음날 오전 7시까지는 잠을 자야 하고 매일 정해진 시간에 식사를 해야 한다고 생각하셨습니다. 어머니는 저를 3개월에 걸쳐 훈련을 시켜야겠다고 말을 하셨지만 아버지는 이에 대해 반대하셨습니다. 아버지는 저를 잠시 몇 분 동안만 다독거려주면 잠을 쉽게 잘 수 있을 것이라고 생각을 하셨습니다. 아버지는 어떻게 그렇게 오랫동안 우는 저를 그대로 내버려둘 수 있냐고 도저히 이해할 수 없다는 태도였습니다. 어머니는 아버지가 일부러 저를 어머니와 반대로 나가게 조정하고 있다고 느끼셨습니다. 그러나 아버지는 어머니가 차갑고 감정이 메마른 사람이라고 생각을 하셨습니다. 이런 형태의 사소한 다툼이 제 인생에 걸쳐 끊임없이 지속되었습니다. 이렇게 아버지와 어머니의 서로 다른 두 가지 행동 방식은 저에게 음식과 남자 오직 두 가지만이 저를 행복하게 해 준다는 것을 알게 했습니다. 아버지는 친절한 사람이고 저를 편안하게 해 주었지만 그 대신에 큰 대가를 치루어야만 했습니다. 아버지가 제 편이 되면 어머니는 말을 하다가도 멈추어 버렸습니다. 그러면 아이였던 저는 음식을 먹었습니다. 그런데 지금 성인이 되어서도 마찬가지로 먹습니다. 제가 남자와 같이 있을 때만 오직 폭식을 멈출 수 있게 된 것입니다.

이렇게 규칙이 제대로 작용하지 못하게 되는 가장 흔한 경우 중 하나가 식사장애에 대한 부모들의 접근 방식이 다른 경우이다. 부모들은 각자가 믿고 있는 규칙이 식사장애를 낫게 해 줄 것이라고 생각한다. 그런데 이런 경우 흔히 각자의 규칙이 달라서 문제를 일으킬 수 있다. 식사장애를 극복하는 데 가장 중요한 점들 가운데 하나가 부모들이 자녀의 치료방식에 대해 입장을 통일해서 서로 간에 갈등을 겪지 않아야 한다는 것이다.

식욕부진증에서 회복 중에 있는 25세의 에이린은 자신의 상황에 대하여 다음과 같이 이야기하였다.

> 제가 식욕부진증에 걸리게 되었을 때 아버지는 "나는 네가 뭐가 문제인지를 잘 모르겠구나. 파스트라미 샌드위치(주: 양념을 한 훈제 소고기로 만든 샌드위치)만 먹는다는 것 외에는 모든 것이 좋아 보이는데... 그러고 보니 너무 많이 말랐구나. 팔과 다리는 앙상한 나뭇가지 같고 옷들은 모두 헐렁해졌구나."라고 말씀하셨죠. 그러나 어머니는 여기에 동의하지 않으셨습니다. 어머니는 말씀하시기를 "에이린은 마음에 문제가 있는 것이 분명해요. 당신은 그 애를 먹게끔 만들 수 없어요. 우리는 그 아이의 마음에 무엇이 문제인지를 알아내야 할 필요가 있어요. 그 애가 단순히 먹는다고 문제가 해결되는 것은 아니에요." 그러나 아버지는 그런 의견을 받아들이지 않으셨습니다. 아버지는 저를 강제로라도 먹여야 된다고 생각하셨어요. 그렇게 아버지와 어머니가 싸우고 있는 동안 저는 계속 굶었어요.

식사장애와 같은 증상이 나타났을 때, 알아야 하는 것은 그것이 그 사람 나름대로는 변화를 일으키기 위해 싸우고 있는 극복방식 중 하나라는 사실이다. 그러나 드러내고 싸우고 있거나 반항하고 있는 것은 아니다. 그녀의 싸움은 아주 미묘하게 그리고 자신도 모르게 이루어지는 것이다. 가족들이 식사장애가 가족 내의 규칙이나 가족 문제 아니면 부모와의 의사소통에 환자가 문제를 느끼고 있다는 신호로 이해하게 될 때 비로소 문제 해결의 희망이 보이게 되는 것이다. 가족 내의 규칙들을 재검토해 봄으로써 가족 구성원들의 변화하고 있는 욕구를 맞추어 나가는 가족 또는 가족 규칙에 대하여 서로 간의 합의를 끌어 낼 수 있는 부부가 식사장애를 만성적인 질환으로 발전하지 않고 일시적으로 나타났다가 없어질 수 있게 만들 수 있다.

규칙이 감정에 영향을 줄 때

식욕부진증의 딸을 두고 있는 어머니인 펄 그린 여사는 자신이 여덟 살 때 어머니가 암에 걸렸었다. 그녀의 어머니는 수년 동안 병으로 앓아누워 있었고 외동딸이었던 펄 그린 여사가 어머니 시중을 들어야 했다. 펄 여사의 어린 시절은 어머니 병간호를 하느라고 보내졌고 10대 청소년기에 접어들어서도 자유롭게 남자친구를 사귀거나 다른 아이들처럼 방과 후 활동을 즐길 수가 없었다. 이해할 수 있겠지만 그녀 안의 분노감은 커져 갔다. 밤이 되면 침대에 혼자 누워서 울기도 했고 자신의 삶을 찾기 위해 차라리 어머니가 빨리 돌아가시길 바라기도 했었다. 열다섯 살 때 그녀의 바람은 이루어졌지만 이후에 찾아온 것은 안정감이 아닌 두려움이었다. 그녀는 아마도 어머니가 자신의 분노를 이미 알고 있었고 그래서 어머니가 돌아가셨을 것이라고 생각했기 때문이다. 어머니의 죽음은 그녀를 자유롭게 해 주지 못했다. 오히려 결혼과 가정생활에까지 끊임없이 좇아다녔다. 그린 씨 가정에서 펄 여사는 가족 중 누구든지 화를 내는 것은 어떤 경우라도 허용하지 않았다.

펄 여사의 죽음에 대한 경험과 자신이 느끼는 분노의 결과에 대한 두려움이 다른 사람과의 관계에도 영향을 주었던 것이다. 펄 여사의 그러한 경험들은 열여섯 살짜리 딸인 에밀리에게도 영향을 주었는데 에밀리는 현재 신경성 식욕부진증에서 회복단계에 있는 고등학생이다. 에밀리는 다음과 같이 말하고 있다.

> 저는 아버지에 대해서 화가 나면 아버지에게 아무렇게나 말을 하곤 했었는데 그럴 때마다 어머니는 자신의 손을 가슴에 얹어서 저에게 진정하도록 경고를 했었어요. 이러한 행동은 저를 진정시켜 주었죠. 저는 말하는 것을 멈추고 자리를 떠나죠. 그러나 저는 항상 분노감과 좌절감을 느꼈어요. 어머니가 처음으로 그런 행동을 보이지 않았던 때는 제가 병원에 입원해 있을 때였고 부모님들은 제가 너무 야위어서 곧 죽을 것이라고 생각을 하고 있었어요. 그때서야 어머니는 제가 죽는 것보다는 차라리 화를 내는 편이 낫다는 생각을 하신 거지요.

가족의 규칙이 자신의 감정 표현이나 경험을 억제하게 될 때 이러한 감정들을 받아들이고 해결할 수 있는 기회를 잃게 되는 것이다. 억눌러진 감정들은 결국 쌓여서 폭발하게 되고 이런 감정 폭발은 조절할 수 없는 감정의 소용돌이로 나타나게 되어 좋지 않은 결과를 낳게 되는 경우가 흔하다. 억눌려 쌓인 감정들로 인해 신체적인 문제들이 더 심해질 수도 있는데 위장문제, 허리 통증, 대장염, 그리고 천식과 같은 질환들이 더 심해질 수 있다. 아니면 그러한 감정들은 식사장애와 같은 심리적인 문제들로 나타날 수도 있다. 증상이라는 것은 감정을 적절하게 표현하지 못해 나타난 결과이기 때문에 이렇게 증상으로 나타나게 되면 이것은 자신의 감정을 적절히 받아들이고 그 감정을 건설적으로 사용할 수 있는 방법을 배울 수 있는 기회를 놓치게 될 뿐만 아니라 다른 사람들이 자신의 감정에 대해 자신의 가족들이 반응한 것처럼 그렇게 반응할 것이라고 믿게 된다는 데 문제가 있다. 감정에 대한 규칙이 식사장애 가족에서 자주 문제가 된다. 그 문제들에는 다음과 같은 것들이 있다.

감정의 표현: "네가 그렇게 말하면 너는 아버지를 죽이고 있는 것이다."

그린 씨 가정의 경우 펄은 집안에서 분노를 표현하는 것은 절대로 있을 수 없다고 못 박아 두었다. 이러한 규칙은 그냥 생겨난 것이 아니라 가족들을 화목하게 하기 위해 펄이 노력한 결과였다. 그녀의 경험에 비추어 볼 때 분노는 강력하고도 위험한 감정이라고 믿었던 것이다. 화를 내지 않아야 한다는 규칙은 자신이 성장해 온 가정에서 일어났다고 믿고 있는 일들이 지금 자신의 가정에서는 반복되어 일어나서는 안 되겠다는 그녀의 노력의 결과였다. 그러나 이러한 규칙이 가지는 문제는 이것이 비록 좋은 의도에서 시작된 것이기는 하지만 가족구성원 전체로 하여금 자신들의 감정을 폭넓게 표현하는 것을 제한하고 있다는 데 있다. 사실, 에밀리의 식욕부진증은 억제하기 힘든 불쾌한 감정을 가정 내에서 표현할 수 있는 길이었던 것이다.

분노감, 적개심, 실망감, 질투심, 슬픔 그리고 상실감 등과 같은 강한 감정을 직접 표현하고 경험하게 하는 것은 건강한 기능을 위해서는 필수적인 것이다. 그러나 많은 식사장애 환자 가족의 경우 확연하든 아니면 은연중이든 간에 이런 불쾌한 감정들은 피해야만 하고 표현되면 안 되는 것이라는 규칙을 가지고 있다. 펄의 경우는 분노는 상처를 주는 것이라고 생각했었다. 이런 가족 중 어떤 경우는 자신의 감정을 조절하지 못해 폭력을 사용할 수도 있다. 이런 경우에는 자신의 감정 표현을 억제해야 한다는 규칙이 확실하게 생명을 보호해 주는 장치가 될 수 있다. 또 다른 사람들에게는 아픈 감정을 표현하는 것은 자신이 나약하다는 것을 보여주는 것으로 받아들여지기도 한다. 위와 같은 경우 중 어떤 경우이건 간에 각각의 규칙은 감정을 자연스럽게 표현하는 것을 막고 감정을 효과적으로 표현하고 잘 조절할 수 있는 방법을 찾지 못하게 한다.

42세의 케빈 듀어 씨는 전통적인 아일랜드의 가톨릭 집안에서 성장하였다. 그의 가정의 경우 자신보다 나이가 많은 사람에게는 절대 복종해야만 했다. 그래서 대부분의 감정 표현은 강하게 억제되었다. 그가 받은 이러한 교육방식은 그녀의 딸 마우린의 교육방식에 많은 영향을 주었다. 마우린은 다음과 같이 이야기하였다.

> 제가 여섯 살 때 어머니가 돌아가시고 열 살 때 아버지가 재혼을 하셨어요. 아버지는 재혼을 하자마자 저에게 계모를 엄마라고 부를 것을 요구했어요. 저는 원하지 않았지만 부모들은 저에게 그렇게 할 것을 강요했어요. 거실에 걸려 있던 어머니 사진을 모두 떼어 버렸습니다. 저는 정말 싫었지만 아버지는 제 방에 있는 어머니 사진들마저도 모두 떼어 버릴 것을 요구했어요. 저는 엄마 사진을 몰래 숨어서 볼 수밖에 없었습니다. 가끔씩 아버지에게 어머니에 대해서 물어보면 아버지는 기분 나

뻔 듯이 저를 바라보시며 "너의 어머니는 한 사람밖에 없어. 그 사람에 대해서 물어봐." 라고 말씀하셨죠. 제가 나이가 더 들었을 때 저는 어머니에 대해서 더 많은 것을 알고 싶었고 특히 제가 어떤 점이 어머니를 많이 닮았는지에 대해서 궁금했었어요. 그러나 아버지는 결코 저에게 어머니에 대해서는 아무 이야기도 해 주지 않으셨죠. 그 당시 저는 어떤 의식처럼 하는 것이 있었죠. 달콤한 음식을 많이 사서 제가 가지고 있는 어머니의 사진을 모두 꺼내놓고 제 방문을 잠가 둔 채로 음식을 먹으면서 어머니의 사진을 보는 것이었어요.

케빈 듀어 씨가 딸에게 일부러 인색하게 대하려고 했던 것은 아니었다. 단지 자신이 어렸을 때처럼 슬픈 감정이나 상실감을 내색하지 않는 것이 당연하다고 생각했을 뿐이었다. 지금 어른이 되어서도 부인의 사망과 같은 충격적인 사실에 대해 어렸을 때부터 친숙하게 익혀 온 규칙에 따라 행동하고 있을 뿐이었다. "모두 덮어두어라", "그것에 대하여 생각을 하지 말라", 그리고 "내색하지 말라" 는 것 등과 같은 규칙 말이다.

자연스럽게 마우린은 이러한 무언의 규칙을 따랐고 음식은 표현할 수 없는 어머니에 대한 감정을 안전하게 방출시킬 수 있는 유일한 출구가 되었던 것이다. 먹는 것이 그녀로 하여금 외로움과 슬픔에서 벗어날 수 있게 도와주었던 것이다.

갈등의 표현: "우리 가족은 결코 싸우지 않는다"

가족들 간에 자신의 강렬한 감정을 직접적으로 표현하는 것을 피하는 이유 중 하나는 가족들 간에 갈등이 표출되는 것을 두려워하기 때문이다. 만약에 누가 자신이 느끼는 그대로를 표현하면 다른 가족들은 서로 그러한 감정을 인정해 주지 않아 결국은 긴장, 다툼, 그리고 갈등으로 나타날 것이다. 어떤 경우에서는 갈등은 가족들이 친밀하지 않다는 증거로 받아들여지기도 한다. 즉, 그것은 가족 상호 간에 사랑하고 있지 않다는 것을 의미한다고 받아들여진다. 불평이나 불일치는 가족의 결합력을 위협한다. 그래서 보다 높은 가치는 가족원 개개인이 어떻게 지내느냐가 아니라 모든 사람이 함께 잘 지낼 수 있는 것에 둔다. 따라서 이 경우 규칙은 묵시적으로 누구건 간에 가족들 간의 갈등을 일으키지 않게 행동을 해야 한다는 것이다.

가족의 친밀감을 유지하도록 만들어진 그러한 규칙은 아이들에게 많은 영향을 줄 수 있다. 다른 사람과 의견이 일치하지 않을 수 있고 다를 수도 있다는 것을 받아들일 수 없다면 아마도 아무도 자신의 경험을 믿고 그것을 가치 있게 생각할 수 있는 방법을 배울 수 없을 것이다.

37kg의 체중이 나갔던 18세의 캐서린은 3년 동안의 치료과정을 거치면서 현재는 정상 체중을 유지하고 있다. 그녀는 전형적인 식욕부진증의 병력을 가지고 있다.

> 저는 집 안팎에서 항상 훌륭한 사람이었어요. 제방은 항상 깨끗하게 정돈되어 있었죠. 저는 학교에서도 잘했어요. 저는 언제나 어머니를 잘 도와드렸죠. 저는 부모님들이 싸우는 것을 싫어한다는 것을 알고 있었어요. 만약에 오빠나 제가 언성을 높여 말을 하면 어머니는 "쉬, 목소리를 좀 낮춰 이야기해 보렴." 하고 말씀을 하셨어요. 어떻게 낮은 목소리로 화를 낼 수 있겠어요? 저는 착한 어린이였고 훌륭한 학생으로 계속 지냈어요. 제가 복종하지 않는 경우는 거의 없었죠. 제가 고등학교 2학년 때 여름동안 늘어난 체중을 줄이기 위해 식사조절을 하기 시작했어요. 식사조절과 체중 감량은 저에게 정말 가치 있는 일이었어요. 체중이

많이 줄은 후 어머니는 흥분하셔서 저에게 음식을 먹이려고 노력하셨죠. 그러나 어머니는 그렇게 하실 수 없었어요. 지금은 그것이 잘못된 생각이라는 것을 알고 있지만 그때는 먹지 않음으로써 제가 강해질 수 있다고 믿었었습니다. 어머니와 싸우고 있던 제가 정말 저였던 거지요.

조안과 짐 로스가 싸움을 피해야 하는 이유들은 서로 다르다. 짐은 아버지와 형이 항상 싸우는 모습을 보면서 성장하였다. 자주 싸움이 걷잡을 수 없을 정도로 심할 때도 있었고 한번은 아버지가 형을 때려 형이 실신을 한 적도 있었다. 또 어떤 때는 형이 이성을 잃고 모든 가족을 죽여 버리겠다고 위협을 한 적도 있었다. 짐이 열 살이 되던 해에 자신도 그렇게 싸울 수 있을 것 같다고 생각하게 되었다. 짐은 분노는 잘못하면 위험하다는 두려움을 가지고 성장을 하였다. 짐이 조안과 결혼해서 자녀를 갖게 되어서도 갈등에 대한 그의 감정은 변하지 않았다.

조안이 평화로운 가정을 원한 것은 그녀만의 이유가 있었다. 조안의 부모는 결코 싸운 적이 없었다. 조안의 부모는 이런 점을 자랑스럽게 생각했었고 조안에게도 훌륭한 부부는 절대 싸워서는 안 된다고 가르쳤다. 이에 따라 로스의 가정에서도 "불협화음은 없다" 라는 규칙이 엄격하게 적용되고 있었다.

로스의 17세 된 딸인 팜은 현재 대식증을 앓고 있는데 이런 가정규칙에 대해 심한 모순을 느끼고 있었다. 식사장애 환자 모임에서 그녀는 다음과 같은 질문을 던졌다.

제가 어떻게 해야 할까요? 그것은 소모전이예요. 제 친구들은 모두 파티에 갔어요. 저도 거기에 가고 싶었지만 제 가족들은 가지 못하게 화를 냈어요. 가족들은 제가 일찍 집에 오기를 원했고 항상 일요일을 기다렸어요. 가족들은 일요일을 가족의 날이라고 했죠. 저희 가족들은 가족 모두가 친밀해져야 된다는 생각에 이런 날을 만든 것이었습니다. 저는 저의 부모님을 사랑하지만 때로는 그들이 저에게 원하는 것이 너무 많다는 생각을 합니다. 제가 부모님의 잘못된 생각이나 그들에 대해서 뭐라고 하면 언제나 부모님들은 엄청나게 화를 내셨습니다. 어머니는 울기도 했었어요. 제 아버지는 저를 노려보시면서 "이 모든 일들은 잊기로 하고 좋은 저녁을 보내자." 라고 말씀하시죠. 그러면 저는 비명을 지르고 싶어지지요. 하지만 제가 대신 하는 것은 먹는 것이에요. 부모들과 싸우는 것을 막아주는 유일한 방법이 먹는 것이거든요. 그렇지만 이렇게 되면 싸움은 더욱 심해지게 되지요. 저는 이런 모든 일이 비참하게 느껴집니다.

팜의 식사장애가 점점 더 심해지면서 가족들은 팜의 식사 문제에 대해서 더욱더 다투게 되었다. 그러나 문제의 초점이 음식으로 돌려지면서 10대에서 흔히 볼 수 있는 팜의 부모에 대한 반항은 무시되고 있었다. 조금씩 팜이 외출 문제로 부모와 다투는 일이 줄어들었다. 싸움이 먹는 것에 초점이 맞추어져 계속되면 될수록 팜이 성장하는 데 필요한 다른 문제들이 해결될 수 있는 가능성이 점점 더 줄어드는 것이다.

추측되거나 다른 탓으로 돌려지는 감정들: "너는 배고픈 것이 틀림없어"

공개적인 의사소통이 억제되면 가족구성원들은 다른 사람이 느끼는 감정들에 대하여 나름대로 추측을 하거나 가정을 하게 된다. 이렇게 다른 사람의 감정에 대해 추측하기 시작하면 아이들이 성장하면서 자신들의 감정을 믿고 나누는 방법을 배울 기회를 놓치게 되는 것이다.

지금 42세인 엘라인 피터는 모든 생일이나 기념일을 잊지 않고 축하해 주는 가정에서 성장하였다. 만약에 가족 중 누군가의 생일을 잊어버린다면 그것은 그 사람에 대해서 화나 있거나 아니면 자신에게 별로 중요한 사람이 아니기 때문에 그 사람에 대해서 생각하고 있지 않다는 것으로 해석된다. 그래서 만약 누군가가 엘라인의 생일을 기억하지 못한다면 그녀는 상처를 받게 되고 가족들은 그녀가 그렇게 느끼는 것을 당연하다고 생각한다.

반면 엘라인의 남편은 올해 44세인데 생일이나 기념일을 그다지 중요시하지 않는 가정에서 성장하였다. 그의 집에서는 누가 어떤 것을 사고 싶어 할 때 혹은 식구 중 누군가가 좋아할 수 있는 특별한 물건을 보았을 때 그때마다 그것을 사서 선물로 주는 것을 "규칙"으로 하고 있었다. 그의 집에서는 생일날은 진정한 마음이 아니라 인위적으로 만들어진 날이라고 생각했기 때문에 특별한 관심을 주거나 선물 따위를 하지 않았다.

그들이 결혼을 한 첫해, 엘라인의 생일이 돌아왔지만 리처드는 아무런 말 한마디 없이 그냥 지나갔다. 엘라인은 마음에 상처를 받았고 혼란스러웠다. 그녀에게 있어 리처드의 그런 행동은 자신을 사랑하지 않고 중요하게 생각하고 있지 않다는 것을 의미하는 것이었기 때문이었다. 그녀는 리처드에게 분노의 침묵으로 대응을 했다. 그러나 리처드는 왜 엘라인이 자신에게 그렇게 대하는지 이해할 수가 없었고 그런 감정을 표현하지 않고 무관심하게 대응하였다. 그의 이런 무관심한 태도는 엘라인에게 남편이 자신에 대하여 관심이 전혀 없다는 또 다른 증거로 받아들여졌고 그들의 서로에 대한 실망감은 이렇게 계속 이어져 갔다.

엘라인이나 리처드 중 어느 누구도 상대방의 감정이 어떠한가에 대해서는 서로 물어보지 않았다. 엘라인은 엘라인대로 자신이 성장해 온 가정의 규칙에 비추어 볼 때 리처의 행동이 무엇을 의미하는지를 안다고 생각하고 있었던 것이다. 또한 리처드는 다른 사람의 감정에 대해 먼저 물어보는 것은 뻔뻔스러운 것으로 여겨지는 가정 분위기에서 성장을 하였기 때문에 상대방이 말을 하기 전까지는 감정에 대하여 물어보지 않는 것을 당연하게 생각하고 있었다. 이렇게 각자가 익숙해져 있는 가정의 규칙에 따라서 행동을 함으로써 엘라인과 리처드는 상황을 원래 각자의 가족에서 보던 방식대로 바라볼 수밖에 없었던 것이다. 각자가 자신의 관점만을 고집하고 있었기 때문에 양쪽이 다 만족할 수 있는 새로운 규칙을 만들 수 없었던 것이다. 생일과 관련된 이런 상황은 결국 분노에 찬 싸움으로 터져 버렸다. 이 싸움은 리처드가 앞으로의 모든 생일과 기념일들은 반드시 기억하기로 하면서 끝이 났다. 그러나 선물을 주느냐 마느냐 하는 문제는 해결이 되었지만 서로가 어떤 감정을 느끼는가에 대해서는 서로가 묻고 알아보는 문제는 전혀 해결되지 않고 지속되고 있었다. 다른 사람이 어떻게 느끼고 있는가를 물어보지 않고 그냥 자기 나름대로 가정하고 추측하는 잘못된 규칙은 그대로 그들 가족의 규칙으로 지속되고 있는 것이다.

가족들 사이에서 감정을 직접적으로 표현하지 않고 추측을 하는 경우, 이런 가정에서 자라는 아이들에게는 마치 주사위가 던져진 것과 같다. 아이들은 자신의 감정이나 남의 감정을 나는 경험해 보지 않아서 몰라 하는 식으로 탓을 해 버린다.

22세의 대식증 환자인 케리는 집단치료 시간에 이러한 문제를 제기 하였다.

> 부모님은 제가 어렸을 때 내가 무엇을 느끼고 있는가를 묻지 않고 그냥 그들이 생각하는 바를 저에게 말했습니다. 부모님은 어떤 시도도 해 보시지 않으셨습니다. 부모님은 "너 일요일날 진 아주머니 집에 가고 싶지? 그렇지?" 또는 "금요일 날 밤에 네 동생을 돌보아 주는 것을 싫어하지 않겠지?" 또는 "너 지금 배고픈 것 같구나."라는 식으로 말씀하셨습니다. 저는 항상 부모님이 묻는 질문에서 그들이 제가 무엇이라고 대답을 하기를 원하고 있는가를 알고 있었기 때문에 그에 맞춰 대답을 했습니다. 저는 부모님을 실망시켜 드리고 싶지 않았습니다. 저는 또한 부모님이 제가 무엇을 원하고 있는가를 정말로 저보다도 잘 알고 계시다고 믿었습니다. 지금까지도 저는 사람들이 제가 굳이 말하지 않아도 제가 원하는 것을 잘 알고 있으리라는 기대를 합니다. 아이러니컬한 이야기이지만 누가 저에게 지금 무엇을 원하고 있는지 혹은 감정이 어떤지에 대해 물으면 저는 그 사람이 그런 것을 모르고 있다는 사실에 대해 화가 납니다.

케리는 치료 모임에서 고개를 끄덕이는 것으로 반응할 때가 많다. 올해 24세인 대식증 여자환자가 "저는 치료시간에 이런 내용들에 대해 많이 들어 왔어요."라고 말을 하면서 다음과 같이 이야기 하였다.

> 저 역시 항상 부모님들이 제가 생각하고 있는 것은 전부 알고 있다고 생각을 했었어요. 저는 얌전한 아이였습니다. 그런데 제 기억으로 만약 제가 남자 친구에 관한 이야기나 학교에 관한 이야기를 명랑하고 수다스럽게 이야기하지 않고 있으면 어머니는 제가 어머니에게 화난 것이

라고 생각을 했었습니다. 그래서 “너 무엇 때문에 그렇게 화가 났니?”라고 물으시면서 “내가 뭘 못 해 주었니?”라고 말씀하시곤 했습니다. 그런데 그런 짜증나는 질문을 받게 되면 이번엔 진짜로 어머니에게 화가 나게 됩니다. 어머니는 제가 그렇지 않을 때도 조용하기만 하면 자신에게 화가 나 있는 것이라고 생각하시니까 저는 혼란스러웠습니다. 그래서 종종 제가 무엇을 느끼는지를 자신도 알지 못할 때도 있었습니다. 지금까지도 제 마음은 수수께끼 같습니다. 때때로 제가 느끼고 있는 것이 무엇인지를 알 수가 없어요. 어머니가 무자비한 분은 아니시지만 그 영향은 무지막지하게 느껴집니다. 저는 자신에 대해 확신을 가질 수가 없게 되었습니다.

감정을 밖으로 드러내기보다는 안으로 억눌러야 하는 가정에서 자라난 아이들은 어른이 된 후에도 대인관계에서 감정들을 추측하여 버리거나 다른 탓으로 돌리게 된다. 24세의 대식증 환자인 리라는 29세의 찰스와 결혼을 하였는데 자신의 결혼생활에 그런 경향이 어떻게 반영되고 있는가를 다음과 같이 이야기하고 있다.

제가 성장하는 동안 가족들 중의 어느 누구도 자신이 화가 났다고 말하는 사람이 없었습니다. 제가 어떤 일에 대해서 조금이라도 화를 내면 가족들은 난리를 피웠습니다. 부모님들은 제가 화를 내는 것은 자신들이 좋은 부모 역할을 하지 못하고 있다는 것을 의미한다고 생각하고 계셨습니다. 결국 저는 화를 내고 나면 죄책감에 시달리게 되었어요. 그래서 저는 속은 어떻건 간에 어떠한 일이든지 아무 일이 없는 것처럼 행동하는 데 익숙해져 갔습니다. 어른이 된 지금 저는 제가 화가 났는지조차도 알지를 못하고 설령 화가 났더라도 확실하게 표현을 하지 못한답니다. 대식증 치료가 시작된 후, 제 치료자는 제가 이따금 찰스한테 화나 있다는 것을 알 수 있게끔 도와주었어요. 그러나 저는 제가 화가

나 있다는 것을 그에게 말로 표현하는 대신, 화가 난 사람은 바로 그라고 생각해서 "뭐 안 좋은 일이 있어요?" 라고 물었습니다. 그러면 그는 아니라고 대답을 합니다. 그렇지만 저는 그에게 무엇 때문에 화가 났냐고 반복해서 물어보게 됩니다. 그는 곧 제가 그를 귀찮게 한다고 화를 내게 되지요. 저의 치료자는 제가 저의 감정을 찰스에게 그대로 보여줌으로써 자신의 감정을 표현할 수 있는 방법을 찾을 수 있도록 도와주었습니다. 그래서 지금은 혹시 그가 저에게 화난 것이 아닌가 하는 생각을 하게 되면 언제나 제 자신의 감정은 어떤지에 대해 스스로에게 물어본답니다.

규칙들이 융통성이 없을 때: 문제들이 점점 커진다

식사장애 환자가 있는 가족이 가지는 흔한 또 다른 문제는 가족구성원의 나이, 욕구, 그리고 능력에 따라 규칙이 융통성 있게 조절되지 못한다는 것이다. 특히 어린아이의 경우 융통성 있는 규칙은 아이에게 한편으로는 자율성을 키워주고 한편으로는 성장과정에 있을 수밖에 없는 의존심을 허용해 주는 데 필수적인 것이다. 즉, 이런 융통성 있는 규칙은 아이가 혹시 실수를 하더라도 부모들이 언제든지 도와줄 수 있다는 안정적인 환경을 제공해 줌으로써 아이로 하여금 자신의 능력을 펼쳐 볼 수 있도록 시도할 수 있게 해 준다.

자녀가 어린아이일 때는 부모가 자녀의 생존을 위해 보호하고 감시해야 하는 역할을 당연히 해야 하지만, 자녀가 성장하여 청소년이 되면 부모가 감시하는 것을 줄여야 하는데 이렇게 바뀌는 것이 많은 가정에 있어 쉽지 않은 문제 중 하나이다. 이런 변화라는 것은 부모가 더 나은 방법이 있다는 것을 알고 있다 하더라도 청소년인 자녀에게 자기 방식대로 시도해 볼 수 있도록 허용해 주는 태도의 변화를 이야기한다. 부모들이 이렇게 변화될 수 있을 때 자녀들은 자신의 역량을 더욱 발전시킬 수 있게 되고 외부 세계로부터 다가오는 요구에 대해 타협할 수 있는 능력을 가질 수 있게 된다. 부모가 규칙을 변화시키는 것이 어렵다든가, 규칙에 대해 서로 간의 합의가 없거나 또는 자립적인 행동이 허용되지 않는 경직되고 융통성 없는 규칙을 고수하는 경우에는 아이들은 간접적인 방법으로 이런 규칙의 변화를 위해 대항하게 된다. 가족으로부터 고립, 약물이나 알코올 사용, 먹는 것을 거부하거나 은밀히 숨어서 폭식하는 것과 같은 행동들이 아이들이 자신이 무기력하다고 느끼거나 조절받고 있다고 느낄 때 보여주는 행동들이다.

이러한 행동을 통해서 자립심을 느낄 수는 있지만 많은 대가를 치러야만 한다. 즉, 성장을 위한 자연스럽고 건강한 능력들과 부모로부터 벗어나 독립적인 생활을 성취할 수 있는 능력을 키워나가는 데 많은 제한을 받게 되며, 대신에 자신을 공격하는 파괴적인 방법을 사용하게 되는 것이다.

규칙이 자유를 억압할 때

16세의 제네트 큐소가 대식증 치료를 받기 위해 어머니와 함께 왔었다. "의사 선생님, 이 아이는 밤새도록 폭식을 해요. 가족들이 먹을 음식을 사다 놓으면 그 다음날 아침에 모두 없어요. 밤새도록 폭식을 하고 또 먹은 것을 모두 제거하기 위해 밤새도록 화장실에서 살아요."

그러나 제네트는 그 문제를 다르게 보고 있었다. "제 행동이 어머니를 화나게 했을지는 모르지만, 저는 정말 숨이 막힐 지경이에요. 어머니는 제가 밖에서 친구들과 지내는 것을 전혀 허락하지 않았어요. 주말에도 밤 10시에는 반드시 집에 있어야만 했어요. 제 모든 친구들은 밤늦게 까지 파티를 하면서 놀아요. 저는 항상 그 파티에서 일찍 나와야만 하는 유일한 사람이었어요. 어머니는 저를 신뢰하지 않지만 그러나 한 번도 저에게 해 볼 수 있는 기회를 준 적도 없어요."

제네트에게 적용되고 있는 규칙은 13세, 14세 된 동생들에게 적용되고 있는 것과 다를 게 없었다. 제네트의 나이가 더 많았지만 규칙은 똑같았던 것이다.

제네트의 아버지 큐소 씨는 이탈리아계 미국인 1세대로서 10대 청소년들에게 주어지는 자유가 가져올 수 있는 문제들에 대해서 두려워하고 있었다. 제네트가 다니고 있는 학교에서는 약물이 난무하고 있었고 제네트의 친구 중에 한 명은 이미 낙태 수술까지 받은 학생도 있었다. 큐소 씨는 제네트에게는 그런 일들이 일어나지 않도록 하려고 노력하고 있었다. 그러나 제네트는 부모들이 정한 규칙들이 자신을 보호해 준다고 느끼고 있지 않았다. 그 대신 그녀가 느끼는 것은 특별한 이유 없이 벌을 받고 있다는 느낌뿐이었다. 제네트가 밤에 집에 혼자 앉아 외로움과 원망감을 느낄 때 그녀는 자신이 할 수 있는 유일한 방법인 폭식으로 그런 감정을 조절하고 있었던 것이다. 즉, 그녀는 다른 곳에서 자유를 찾을 수 없을 때 먹고 토하는 행동을 통해 자신과 자신의 몸으로부터 동시에 자유로워지는 것이었다.

신경성 식욕부진증 환자에서 조절에 대한 시도가 더 두드러지게 나타난다. 베티의 상황이 그 대표적인 예가 될 수 있다. 그녀는 부모들과의 외출, 휴가, 그리고 부모가 그녀가 좋아할 것이라고 생각해서 만든 수많은 가족 모임에 대해 싫어하는 내색을 전혀 보이지 않았다. 그러나 17세가 되면서는 그녀는 집에 혼자 남아 전화를 걸거나 숙제하는 것을 더 원했다. 때로는 그냥 혼자 있는 시간이 필요했던 것이다. 그러나 만약에 그녀가 가족들과 함께 나가는 것을 원하지 않는다는 내색을 조금이라도 보이게 되면 그녀의 아버지는 13세 된 남동생과 9세 된 여동생도 함께 간다는 것을 상기시키면서 가족 전체가 함께 갈 것을 원하였다. 결국 베티가 먹는 것을 중단하게 되고 가족들이 그녀를 마음 상하게 하면 안 된다고 느끼게 되면서 그녀에 대한 요구는 점차 줄어들었다. 가정 내의 규칙들은 독립심을 키워나가는 데 도움을 주지 못했고 17세 나이의 또래 청소년에게 주어져야 하는 자유를 허락하지 않았던 것이다. 먹지 않음으로써 베티는 다음과 같이 말하고 있는 것이다. "싫어요. 제가 항상 부모님이 원하는 대로 해야 할 필요는 없잖아요." 라고 말이다.

가족 간의 경계가 무너지고 개인적인 사생활이 희생될 때

모든 가족들은 자신들만의 사생활, 자립감, 조절감 및 서로 간에 분리되어 있다는 느낌 등을 가질 수 있는 경계를 두고 있다. 아무도 간섭할 수 없는 영역에 대해서 경계를 만들어 각각의 경계를 설정해 두고 있는 것이다. 각 개인들 간의 경계가 있고 또 부부간의 또는 형제간의 경계도 있다.

가족들 간에 이런 경계를 만들어서 유지하는 데 문제가 있거나 서로 간에 존중해 주지 않는다면 문제들이 발생하게 된다. 이렇게 되면 당사자는 자신이 침범당하고 있다고 느낄 수 있다. 가장 극단적인 경계의 침범은 근친상간인데, 이 경우 아이 자신의 신체가 침범에 대해 안전하지 못하기 때문에 일어나는 것이다. 보다 덜 극단적인 경계의 침범은 부모가 자녀의 방에 허락 없이 들어가 사물을 뒤져보거나 일기장을 훔쳐보는 것이다. 경계, 특히 사생활과 연관된 경계는 자녀가 점차 성장을 하게 되면 같이 변화를 해야 할 필요가 있다.

식사장애 환자가 있는 가정의 경계는 불분명해져 있을 수 있다. 충분히 사생활이 보장되고 있지 못하기도 하며 자신의 방문을 잠가두고 있다는 것이 전혀 용납되지 않거나 있을 수도 없는 일이라고 여겨지기도 한다. 집단치료 시간에 만난 어떤 가정에서는 아이들의 모든 방문들을 아예 떼어내 버린 집도 있었다.

이런 침범이라는 것은 감정적인 것이며 따라서 어떤 것이라고 꼭 집어서 이야기하기 힘든 경우가 많다. 자신의 감정을 다른 탓으로 돌리고 직접 표현을 할 수 없는 가정에서 보았듯이 아이들은 그런 가정 속에서 성장을 하면서 자신이 부모들과는 다른 생각이나 감정을 가진 독립된 개체라는 것을 편안하게 받아들이지 못하게 된다.

신경성 식욕부진증으로 고생을 하고 있는 24세의 마르샤는 가족들의 생활에 대해서 다음과 같이 이야기하였다.

> 저는 자라면서 항상 혼란스러웠어요. 어머니는 저에 대해서 또는 어머니 자신에 대해서 이야기를 할 때는 항상 "우리"라는 단어를 사용했어요. 어떤 사람이 제가 어떻게 지내느냐고 물어도 어머니는 "우리는 잘 지내요."라고 대답을 하셨죠. 그래서 저는 항상 어떤 것이 제 자신의 감정이고 어떤 것이 어머니의 감정인지를 구분하기가 힘들었어요.

부모들이 자신들과 자녀들 사이의 경계를 설정하는 방식 중의 하나가 규칙을 만드는 것이다. 부모들이 그런 규칙을 만들어서 그들은 권위적인 위치에 있으면서 자녀들이 보호받고 있다고 느끼면서도 독립적일 수 있도록 허용하는 가정 내의 틀을 만드는 것이다.

어떤 부모들은 권위적인 위치에 있는 것을 어렵게 생각한다. 그들은 자녀들과 가까워지길 원하며 만약에 그들이 자녀들을 통제하게 되면 자녀들이 화를 내고 자신들을 사랑하지 않게 될 것이라는 두려움을 가지고 있다. 그러나 이러한 형태의 친밀감은 자녀로 하여금 독립심을 갖는 것을 어렵게 할 수 있다. 만약에 어린아이가 자신을 어린이가 아닌 부모의 친구같이 느끼게 되면 가족들로부터 독립할 수 있는 기회를 갖지 못하게 되고 부모를 떠나 의미 있는 대인관계를 발전시킬 수 있는 기회도 가지지 못할 수 있다.

24세의 라셀은 그녀의 어머니인 엘리스가 가장 좋은 친구였다. 그들은 많은 시간을 함께 했었고 서로가 못할 이야기도 없을 정도였다. 라셀은 그렇게 재미있는 어머니를 갖게 되었다는 사실을 행운이라고 느끼고 있었다. 라셀에게 자신의 지나친 체중이 자신을 불편하게 느끼지 않도록 해 주는 때는 오직 어머니와 함께 있을 때뿐이었다.

문제는 라셀이 관심을 가질 만한 남자를 만나기 시작하면서부터 시작되었다. 그녀는 대학 시절동안 거의 남자를 사귀지 않았으나 지금 리처드는 그녀의 관심을 끌기에 충분한 사람이었다. 라셀과 리처드가 시간을 함께 보내기 시작하면서 라셀은 매일 어머니에게 전화할 필요를 느끼지 않는 자신을 발견할 수 있었다.

라셀이 엘리스에게 전화를 하지 않으면 엘리스는 전화를 해서 자신의 외로움에 대해 하소연하였고 라셀에게 혹시 어머니를 잊고 있는 것은 아닌지 확인하곤 하였다. 그래서 라셀은 리처드에게 격주로 주말에 어머니와 함께 외출을 하자고 제안하였다. 그러나 리처드는 이에 대해 반대하였으며 결국 이 문제는 그들 사이에 잦은 싸움의 원인이 되었다.

이러한 일이 있은 몇 달 후, 리처드는 라셀과의 관계를 끝냈다. 그는 라셀의 어머니가 그들 사이에 많은 부분을 차지하고 있는 것에 대해 불만스러웠던 것이다. 리처드와의 관계와 어머니와의 관계 사이에서 혼란과 괴로움을 겪고 있는 라셀은 치료를 위해 우리에게 찾아왔었다.

라셀은 어머니와 너무 가깝게 지내왔었다는 사실을 깨닫게 되었다. 어머니와 딸 사이에 충분한 경계가 없었던 것이다. 라셀은 자신이 어머니를 버린다는 느낌이 없이 마음 편하게 독립적이고 개인적인 사생활을 갖는 것이 힘들었던 것이다. 그녀는 자신의 비만한 체중이 자신을 가정과 더욱 밀접하게 해 주고 있다고 생각하기 시작하였다.

가족 간의 경계 침범은 다양한 형태로 나타날 수 있다. 남들에게 이야기하는 것과 같이 쉽게 감지하기 힘들 정도로 미묘하게 일어나는 경우도 있고 다른 사람의 편지를 뜯어보는 것과 같이 좀더 문제가 될 정도로 일어나는 경우도 있다. 가장 나쁜 결과를 초래하게 되는 심각한 문제정도의 경계 침범 형태는 근친상간이다. 식사장애를 가지고 있는 가족에서의 근친상간이나 성적 학대에 대한 보고들은 매우 다양하다. 연구 보고들은 4%에서 65%에 이르기까지 다양한 범위의 환자들이 성적 학대의 과거력이 있다고 보고하고 있다.

2년째 치료를 받고 있는 26세의 데니스는 대식증 환자인데 자신이 어렸을 때 성적 학대로 고통을 받은 것에 대해 다음과 같이 고백하고 있다.

> 밤에 저는 그의 발자국 소리를 들었어요. 집안은 조용했어요. 단지 냉장고의 소음과 난방기의 증기 소리 외에는 그의 발자국 소리만 들렸어요. 그는 침대에 누울 것을 강요했고, 저를 껴안았어요. 그러나 그는 그 정도에서 멈추지 않았어요. 제 피부가 부드럽다고 말을 하면서 제가 예쁘다고 했어요. 그는 저로 하여금 그를 만지게 했죠. 그러나 최악의 순간은 그가 저에게 키스를 하는 것이었어요. 제가 상상할 수 있는 모든 일들이 일어났던 것은 아니었어요. 그러나 그의 침 맛, 숨 쉴 때마다 내뿜는 냄새 등은 결코 잊을 수 없는 것이에요.

데니스의 아버지가 방을 나가자마자 데니스는 부엌으로 도망을 갔었다. 그리고 자신의 입 속에 남아 있는 맛들을 모두 없애버리기 위해 음식을 입안에 쑤셔 넣었다. "그렇게 하고 나면 전 안심이 되었어요. 음식이 모든 것을 잊게 해 주었죠. 음식은 모든 일들을 아무것도 아닌 것처럼 느낄 수 있게 해 주는 벽이었고 아무도 침입할 수 없는 울타리였어요. 체중 역시 저의 울타리예요. 30kg이나 더 많이 나가는 지방층을 뚫기란 어려운 것이니까요. 때때로 저는 이런 커다란 신체의 껍데기 속에 사는 작은 사람이라는 상상을 하곤 하죠."

아버지와 딸 사이의 신체적 그리고 심리적인 경계는 아이들을 보호하기 위하여 가정 내 정상적으로 반드시 존재해야 한다. 그러나 이런 경계를 강화시키는 데 어머니의 도움이 없으면, 데니스의 경우처럼 아버지로부터 받은 끔찍스러운 경험들을 지우기 위해서 음식과 체중의 힘을 빌려야만 한다. 데니스가 경험한 이런 종류의 사건은 흔히 표면으로 드러나지 않는다. 근친상간과 같은 이러한 신체적 상처를 받는 경우에 피해자는 무기력감에 빠져 이런 경험이 지속적으로 남은 인생에서의 대인관계에 영향을 주게 되고 이런 기억을 씻어 버리거나 이런 상처로부터 오는 충격을 부정하기 위한 노력의 하나로 식사장애와 같은 물질남용으로 흔하게 빠져든다.

자신의 역할이 성장을 막는 경우

제1장에서 언급한 바와 같이 식사장애들, 특히 신경성 식욕부진증과 대식증은 전환기(청소년이 된다든지, 대학에 들어간다든지, 이사를 한다든지, 또는 결혼을 하는 경우와 같은)에 잘 발생한다. 이러한 전환기에 필요한 적응에 미리 준비하지 못했었던 아이나 젊은 성인들은 이런 변화로 인해 자신에게 부과되는 불안을 해소시키고 갈등을 표현하는 방법으로 음식을 사용하게 된다.

가정을 떠나는 것에 대하여 불안해하고 갈등을 느끼는 사람이 이렇게 힘들어하는 이유 중 하나가 자신이 지금까지 가정에서 해 온 역할을 그만두어야 한다는 것에 대하여 가족이나 자신이 주저하고 있는 경우가 많다. 식사장애를 가지고 있는 사람들이 그 집안에서 남편이나 아내의 역할을 대신하고 있는 경우를 우리는 흔히 볼 수 있다. 이것은 특히 부모의 부부 사이에 해결되기 어려운 문제가 있는 경우에 더욱 그렇다. 그런 부모들은 자신도 모르게 자신들의 싸움에 자녀를 끌어들이거나 아니면 자신의 배우자로부터 충족될 수 없는 감정적인 욕구를 포기하는 대신에 자녀에게 더 많이 기대는 경향을 보인다. 아이가 부모 사이의 중재자가 되거나 아니면 자식이라기보다는 배우자의 역할을 하게 될 때 아이는 집을 떠나기가 어려워진다. 배우자 같은 역할을 한 아이들은 그들이 가정을 떠나게 되면 부모가 얼마나 외로워할 것인가에 대하여 걱정을 한다.

자신의 결혼 생활이 얼마나 힘든가에 대하여 심하게 불평을 많이 하는 어머니를 둔 20세의 한 대식증 환자는 아버지를 위해 어머니의 역할을 대신하면서 한편으로는 자신의 많은 시간을 어머니와 함께 보냈다. 우리가 그녀에게 당신이 집을 떠나게 되면 가장 두려운 것이 무엇인가를 물었을 때 그녀는 "어머니는 아버지 곁을 떠날 것이고 그러면 아버지는 죽을 것이다."라고 대답을 했었다.

젊은 대식증 환자인 줄리는 자신의 문제에 대하여 다음과 같이 말하고 있다.

> 제 부모님들은 불행한 결혼생활을 지속해 오고 있었어요. 어머니는 저에게 "내가 구혼을 했던 것이 불행의 시작이었고, 약혼을 한 것도 불행이었으며, 결혼은 지옥과 같은 생활이다"라고 말씀하셨어요. 제 부모님들은 결코 함께 하는 것이 거의 없었고 수년 동안 잠자는 방도 각각 따로 사용하고 있어요. 그들이 함께 할 때는 언제나 싸웠어요. 저는 식사시간에 부모님 중 어느 한 분이 고함을 지르고 자기 방으로 가버리는 일 없이 서로 오손도손 정겹게 식사를 하는 것과 같은 일은 상상조차 할 수 없어요. 아버지는 본가 식구들과 함께 많은 시간을 보내거나 아니면 직장 일에 바빴고 어머니는 항상 외로워 보였어요. 시간이 흐르면서 제가 어머니와 함께 시간을 보낼 수 있는 유일한 사람이 되어 버렸어요. 저는 어머니 곁을 떠나 오랫동안 있을 수가 없어요. 저는 한 시간 이상 집을 떠나 있어야 하는 곳에는 결코 갈 수가 없어요. 저는 집 외에 다른 곳에서 잠을 잘 수도 없어요. 주말에 남자 친구를 만나러 갈 때도 자주 어머니와 함께 가지요. 만약 제가 함께 있지 않으면 어머니에게 어떤 일이 생길지 알 수가 없어요.

줄리가 집을 떠났을 때 가장 우려했던 일이 사실로 나타났었는데 어머니가 정말로 병에 걸렸었다. 줄리가 학업을 포기하고 몸이 편찮은 어머니에게 다시 돌아오기 전까지 한 학기는 줄리에게는 정말 고통스러운 대학 생활이었다. 줄리가 집에 돌아왔을 때 그녀 또한 치료를 받아야 할 정도가 되었으며 자신의 생활을 해결하고 어머니를 돌보기 위해서는 힘들게 일을 해야만 했었다. 어머니가 자신을 어느 정도 돌볼 수 있을 정도로 회복이 되었을 때, 줄리는 자신의 영원한 동반자로 남아 주기를 원하는 어머니의 완곡하지만 강력한 권유를 뿌리칠 수 있는 힘을 가지게 되었다. 많은 의논을 한 후에 어머니는 딸을 떠나 자신의 인생을 스스로 잘 살아갈 수 있는 자구력을 갖기 위해 전문적인 상담자를 만나기로 동의하였다.

규칙들이 예상할 수 없는 것일 때: 혼돈스러운 가족

어떤 가정에서는 규칙들이 너무나 변화가 심하고, 혼란스럽고, 예상할 수가 없어 어려운 문제들이 발생한다. 결과적으로 어린아이들은 가정 내에서 안정감을 찾지 못하고 자신 스스로에게 의존할 수밖에 없으며 그래서 너무 빨리 독립하려는 경향이 생기고 아이들은 두렵고 불안해지게 된다. 자신의 불안을 진정시키기 위해 음식을 찾게 되거나 아니면 자신이 더 강하다는 것을 느끼기 위해 음식 섭취를 거부하게 된다.

가정 내의 규칙이 무질서하거나 안정되어 있지 못하면 약물이나 알코올 남용의 가능성이 높아질 수 있다. 부모들이 약물이나 알코올 문제가 있으면 부모들은 안정된 가족 구조를 유지할 수 없게 되고 아이들에 대해 지속적인 규칙을 제시할 수 없게 된다. 이러한 가족들은 흔히 위기에서 위기로 이어진다. 가사는 엉망이 되어버리고 많은 경우에 부모가 책임을 져야 할 일들이 아이들의 책임으로 돌아가게 된다. 그런 상황에 처하게 되는 아이들이나 청소년은 부적절감을 느끼게 된다. 아이들에게는 그런 틈을 메우기 위해 일어나는 모든 일들을 처리할 수 있는 능력이나 자원이 없다. 겉으로는 잘 기능하고 있는 것처럼 보이지만 그 아이의 자율성은 마치 모래 위에 지어 놓은 집과 같고 너무 조숙한 독립심을 보일 뿐이다.

이혼을 한 어머니가 알코올 중독에 빠져 있는 문제를 가지고 있는 15세의 그레이스는 지지 모임에 참석하여 다음과 같이 이야기하였다.

> 제가 학교에서 집으로 돌아왔을 때 무슨 일이 일어날 것인지를 예상할 수가 없어요. 만약에 어머니가 좋은 상태이면 그날은 즐거워요. 어머니는 저에게 오늘 어땠냐고 물으면서 함께 식사를 하러 나가자거나 아니면 쇼핑하러 가자고 권하죠. 그러나 만약에 어머니가 술을 마셨으면(요즈음에는 그런 날이 그렇지 않은 날보다 더 많지만) 환하게 켜둔 텔레비전 앞 의자에 누워 술에 취해 의식을 잃고 있어요. 그러면 저는 제가 저녁식사 준비를 하지 않으면 저와 제 두 동생이 굶어야 한다는 것을 잘 알지요. 설사 어머니가 의식을 차려도 비틀거리고 다니기 때문에 저는 동생을 씻기고 잠을 자러 가버리죠. 밤 11시쯤 되어야 집안은 조용해지고 저는 숙제를 할 수가 있어요. 저는 제가 이렇게 계속 해 나갈 수 있을지 두려워요. 지난주에는 처음으로 C학점을 받았어요. 이것이 저에게 일어난 일이예요.

그레이스가 지지 모임에 참석을 해서 2개월이 될 때까지도 이야기를 꺼내지 않았던 문제는 자신이 어떻게 음식을 먹고 있는가에 관한 것이었다. "밤에 조용해지면 저는 숙제를 하면서 음식을 먹어요. 어떤 때는 밤새도록 그렇게 하죠. 그러나 저는 체중이 늘 것이 두려워서 설사제를 먹게 되었어요. 처음에는 한두 알 정도 먹었지만 지금은 한꺼번에 약 50알 정도를 먹어야 효과가 있어요."

부모가 물질 남용 문제를 가지고 있을 때 감정을 경험하고 전달하는 데 대해 아이들에게 강한 메시지를 주게 된다. 특히 부모가 어떤 감정이나 고통을 잊기 위해서 또는 흥분된 마음을 스스로 가라앉힐 수가 없어 물질을 사용하는 경우에는 더욱 그렇다. 이런 경우에 아이들이 듣게 되는 강한 메시지는 '감정은 다룰 수 없는 것이고 그래서 물질의 도움을 받아야 한다' 는 것이다.

규칙이 외모에 지나치게 초점이 맞추어져 있을 때

식사장애를 가지고 있는 많은 가족에서 외모에 많은 가치를 부여하고 있는 것을 볼 수 있다. 어떻게 보이는가에 관한 규칙들은 어떻게 행동하는가에 관한 규칙 못지않게 힘을 가진다.

이러한 가족들에게 있어서 외모가 좋아 보인다는 것은 가치 있는 일이라는 것과 동일한 개념으로 사용된다. 24세의 대식증 환자인 오드리는 자신의 외모에 대해 갖는 가족들의 관심을 다음과 같이 이야기하였다.

> 제가 문을 들어서다가 부모님과 마주치면 그들은 첫 인사가 "오, 멋있어 보이는구나. 체중이 좀 줄어든 것 같다" 라고 하거나 "머리카락을 잘랐니? 더 짧아 보이는데" 라고 말씀하십니다. 최악의 경우는 부모님께서 아무 말씀도 하지 않으실 때입니다. 그러면 저는 제가 체중이 좀 늘었거나 멋있어 보이지 않아서 제 감정이 상하지 않게 아무런 말씀을 하지 않는다고 생각을 하게 됩니다. 우스운 이야기이지만 지금 만약 저와 함께 있는 어떤 사람이 저에게 멋있어 보인다는 말을 하지 않으면 저

는 그 사람이 나를 비웃고 있다는 생각을 하게 됩니다.

외모가 중요하다는 인식은 대를 거쳐 전해 내려온다. 식사장애 환자의 부모들은 흔히 그들 자신이 어떻게 보이는가에 대하여 많은 관심을 가지고 있고 그들의 부모 역시 외모에 많은 가치를 부여하고 있었을 것이다.

흔히 부모들은 자신들이 음식, 체중 그리고 자기 조절과 같은 문제들에 대하여 강한 메시지를 자식들에게 전달해 주고 있다는 사실을 깨닫지 못할 수 있다. 한 아버지는 자신의 25세 된 딸이 대식증에 걸려 있다는 사실에 매우 놀랐다. 그 아버지에게 자신의 식사 습관에 대하여 물었을 때 "나도 내 체중에 대하여 많은 걱정을 하고 있어요. 나는 단 음식을 먹지 않으려고 수년 동안 노력해 오고 있죠. 매일 저녁에 오트밀 과자 반 정도만 먹어요. 그것이 전부이지요. 나머지 반은 잘라서 랩에 싸서 내일 저녁에 먹기 위해 보관해 두죠. 어떠한 일이 있더라도 나는 과자는 반 이상은 절대로 먹지 않아요."라고 말했다.

이 아버지의 대식증 환자인 딸은 자신이 세운 원칙을 스스로 지키지 못하는 것에 대하여 자신을 심하게 비난하고 있었다. 그래서 만약에 자신이 먹으려고 계획을 했던 양보다 한 입이라도 더 먹었을 때는 먹었던 모든 것들을 다시 토해내고 싶은 강한 충동감을 느낀다고 하였다.

17세의 식욕부진증 환자인 카렌은 외모에 대하여 지나친 관심을 두는 자신의 어머니에 대하여 다음과 같이 이야기하고 있다.

어머니는 항상 체중에 대하여 말을 많이 하셨죠. 어머니는 매주 새로운 다이어트 방법들을 시행하고 있었어요. 어머니는 아버지에 대해서도 체중을 줄일 것을 요구하셨죠. 어머니는 아버지가 Weight Watcher(주: 미국에서 비만한 사람들이 모이는 자조모임 중 하나임)에 가입하실 때까지 압력을 넣으셨어요. 그 뒤로는 부모님 두 분이 모두 서로가 무엇을 먹는지, 제가 무엇을 먹는지를 감시했었습니다. 어머니는 "우리 집 가족들 모두가 음식이 체중을 늘리는 것이 아닌지 자세히 관찰을 해야 돼요" 라고 말씀하셨습니다. 저는 오빠의 약혼이 깨어졌을 때를 기억합니다. 오빠는 정말 흥분했었고 음식을 닥치는 대로 마구 먹기 시작했었지요. 오빠는 금방 배불뚝이가 되었었지요. 어머니는 이런 오빠를 볼 때마다 오빠가 얼마나 끔찍스럽게 보이는지 아느냐고 말씀하셨어요. 어머니는 오빠에게 마음이 어떻냐고는 한 번도 묻지 않았어요. 저는 오빠가 부모님들과 함께 하는 시간은 언제나 기분이 더 나빠진다는 것을 알 수 있었어요. 어머니는 제가 체중이 조금 증가할 때마다 잔소리를 하셨죠. 고등학교 2학년이 되자 어머니는 제 체중에 대해서 더 많은 걱정을 하기 시작 하셨어요. 어머니는 제가 대학에 들어가서 1학년 여학생이 되어서 날씬하지 않으면 아무것도 할 수 없다는 식으로 겁을 주셨어요. 어머니는 제가 대학에 들어가기 전까지 평상시보다 살을 5kg은 더 빼야 한다고 말씀하셨지요. 결국 대학교에 입학하고 나서 5kg이 더 찐 이후에는 저는 어머니가 바라시는 1학년 여학생의 모습을 갖지 못하게 되었습니다. 제가 학교에서 집으로 돌아왔을 때 저의 옷맵시나 아니면 제 외모가 어떤가에 대해 아무런 언급을 하지 않으신 날은 하루도 없었어요. 대학생이 되어 비만이 되면 일어날 수 있는 일에 대해 어머니가 하신 말씀들은 제게 정말로 겁을 느끼게 했어요. 저는 대학에 들어가기도 전에 무엇보다도 먼저 다이어트를 할 생각을 했었던 것으로 기억합니다. 체중이 감소할수록 저는 더 좋은 느낌을 느꼈어요. 어머니 역시 그렇게 생각하셨죠. 그러면서 저는 무엇을 먹으면 살이 찌게 될 것이라는 두려움을 갖기 시작했었습니다. 좋은 외모를 갖기 위한 노력이 저를 죽이는 일이라는 사실을 어머니가 깨닫게 된 것은 제가 현기증을 일으켜 쓰러지기 시작하면서부터였습니다.

물론 카렌의 어머니가 나쁜 의도로 그렇게 한 것은 아니었다. 어머니는 단지 자신이 성장하면서 가져왔던 외모에 대한 규칙을 그대로 적용했을 뿐이었던 것이다. 어머니는 매력적인 여성이었고 그 매력은 자주 다른 사람들로부터 찬사와 부러움을 살 정도였다. 어머니가 갖는 외모에 대한 관심은 카렌의 마음을 상하게 하기 위함이 아니라 그녀의 생각으로는 자신의 딸을 도와줄 수 있는 바람직한 노력이었던 것이다.

어떤 가정에서 외모에 대하여 높은 가치를 두는 또 다른 이유는 어떤 부모들은 자녀의 외모나 행동에 대해 강한 책임감을 느끼고 있어 아이들 스스로 어떻게 느끼고 행동해야 하는가를 결정할 수 있는 권리가 묵살된다는 데 있다. 예를 들어 어떤 아이가 자신의 방을 엉망으로 만들었다고 가정해 보자. 어떤 부모들은 그 아이가 자신의 방을 깨끗이 정돈하지 못하는 것은 자신이 부모로서 역할을 다 하지 못해서 그렇다는 부정적인 생각을 갖는다. 흔히 자녀의 몸에 대해서도 이러한 방식으로 생각을 한다. 어떤 가정에서는 자녀가 과체중이거나 단정하지 못한 차림새를 하고 있으면 당연히 그것은 부모들에게 뭔가 문제가 있다는 표시로 받아들여지고 따라서 부모들은 자녀의 체중을 줄이는 데 모든 노력을 경주하게 된다. 그러나 이런 경우에 그 목적이 단지 자녀가 행복해지기를 원해서 그러는 것이 아니라 자녀에 대해 느끼는 부모의 불편한 감정을 줄이기 위해서 그런다는 것이 문제이다.

규칙들을 변화시키는 것

가족 중 한 사람이 식사장애에 걸리게 되면 그 증상은 가족 전체에게 스트레스를 만들어 주어 어려운 상황들이 점점 더 악화되는 결과를 낳게 된다. 만약에 가정 내의 규칙이 너무 경직되어 있으면 그 병으로 인해 그 규칙들은 더 경직되는 경향이 있고 만약에 규칙들이 너무 무질서하면 증상으로 인해 더 혼돈에 빠지게 된다.

증상은 가정 내 규칙, 상호관계 그리고 가족 간의 의사소통 등을 재검토해 볼 수 있는 기회를 제공한다. 규칙의 변화나 관계의 변화는 당신과 환자 모두에게 둘 사이의 관계를 유지하는 데 필요한 보다 새롭고 만족스러운 방법을 제시해 줄 수 있을 것이다.

제 2 부

문제를 피하지 않기

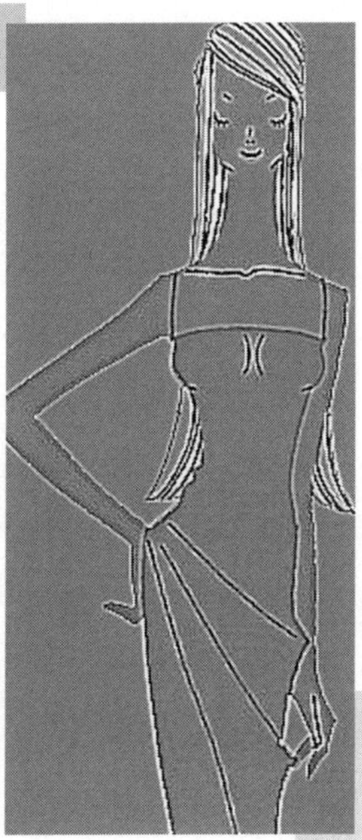

제4장 더 이상의 비밀은 없다
제5장 아무런 문제가 없다고 말할 때
제6장 아무도 혼자서는 해결할 수 없다

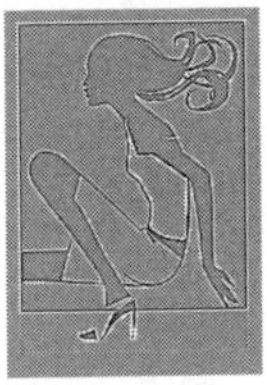

제 4 장 더 이상의 비밀은 없다: 문제를 공개하라

누군가가 식사장애에 걸려 있다는 것을 알게 되었거나 의심이 된다면 당신은 그 사람을 위해 어떤 말을 해 주어야 할 것인가에 대하여 제일 먼저 궁금해질 것이다. 그리고 만약에 내가 그 사람에게 무언가 이야기를 해 준다면 어떤 이야기를 해야만 할까도 궁금할 것이다.

만약에 누군가가 이상식사 행동을 보인다는 생각이 들면 그 문제를 숨기면 안 된다. 만약에 그 사람이 당신이 걱정하고 있다는 사실을 모르고 있다면 제일 먼저 당신이 해야 할 일은 그 사람에게 걱정하고 있다는 것을 말해 주는 것이다. 이 경우 침묵은 아주 잘 되어봤자 불편함을 계속 유지시키는 결과를 나을 뿐이고 최악의 경우에는 심각하고 위험한 문제를 간과하는 우를 범하는 결과를 낳을 것이다. 먼저 침묵을 깨는 일 없이는 변화를 기대할 수 없다.

대화를 나누기 위한 준비

식사장애를 이야기의 주제로 꺼낸다는 것이 결코 쉬운 일은 아니지만 미리 생각하고 계획을 세워 이야기를 한다면 어려움과 당혹스러움을 줄일 수 있다. 당신이 무엇을 이야기하는가가 환자의 회복에 많은 영향을 줄 수 있다. 당신이 그 문제에 어떻게 접근하여 어떤 말을 할 것이며 누가 그 이야기를 할 것인가를 미리 예상해 볼 필요가 있을 것이다.

이번 장은 환자와의 대화과정에서 어떤 일이 일어날 것인가를 예측케 하는 데 도움을 주고 그런 경우에 대처할 수 있는 효과적인 지침을 제공해 줄 것이다. 환자와의 이야기에 대해 미리 준비를 해 둔다면 당신은 이야기를 하다보면 나타날 수밖에 없는 불안과 불편한 감정을 보다 쉽게 견뎌낼 수 있을 것이고 그렇게 준비를 함으로써 환자를 이해할 수 있는 좋은 기회를 가질 수 있게 될 것이다.

문제에 어떻게 접근해 나갈 것인가?

당신이 걱정하고 있는 사람과 이야기를 나누기 전에 다음과 같은 일곱 가지 지침을 유념해 둔다.

1. 이야기를 나누는 데 가장 적절한 사람이 누구인지를 생각해 보라

만약에 당신이 부모라면 당신의 남편이나 아내와 함께 있는 자리에서 같이 이야기를 할 것인지 아니면 환자와 일대 일로 만나 이야기하는 것이 더 나을 것인지에 대해 먼저 결정하라. 만약에 후자의 경우를 선택한다면 누가 시간을 내기 쉽고 이야기하면서 화내지 않을 수 있는가를 결정하는 것이 좋다. 이럴 경우 환자와 개인적으로 충분히 이야기를 끝내기 전까지는 다른 가족들은 끼어들지 않아야 한다.

만약에 당신이 환자의 형제자매이고 환자에 대해서 걱정을 하고 있다면 당신은 환자와 이 문제를 개인적으로 이야기를 하든가 아니면 부모님과 함께 의논을 해 보고 싶을 것이다. 그런데 만약에 환자가 미성년자거나 아니면 당신이 미성년자라면 부모님도 이 문제를 꼭 아셔야 할 것이다.

만약에 당신이 환자의 배우자라면, 당신의 부인이나 남편과 이 이야기를 하는 것은 당신의 책임이다. 만약 도움을 줄 수 있는 사람이 있다면 함께 이야기를 나누어 볼 수도 있을 것이다. 배우자의 사생활을 존중해 주어야 한다면 당신과 충분히 이야기를 나누기 전까지는 친구나 친척 또는 다른 사람들과 미리 이야기하면 안 된다.

만약에 당신이 환자의 친구나 룸메이트라면, 당신이 이 문제에 대해 이야기를 가장 먼저 나눌 수 있는 사람이다. 당신이 환자와 먼저 이야기하지 않은 상태에서 환자의 가족이나 선생님에게 먼저 이야기를 해서는 안 된다. 여러 사람이 함께 생활을 하는 기숙사 같은 곳에서 생활을 하고 있을 경우 환자의 증상으로 인해 영향을 받고 있는 사람끼리 회의 같은 것을 열 수도 있다. 이러한 경우에는 한 사람을 정해 그 사람이 환자에게 이야기를 꺼내는 것이 모든 사람들이 한꺼번에 자신을 공격하고 있다는 느낌을 환자가 갖지 않을 수 있도록 도와줄 것이다.

2. 당신의 마음이 안정되어 있을 때 대화를 나눌 수 있는 시간으로 정하라

당신이 화가 나 있거나, 흥분해 있거나 또는 마음이 좋지 않을 때는 환자와 이야기를 나누려고 하지 말라. 만약에 당신이 흥분해 있다면 당신의 고통은 다른 사람에게 부담을 주게 될 것이고 그러면 환자는 당신에게 더 고통을 줄까봐 자신의 문제를 다 이야기할 수 없게 될 것이다. 거기에 더해 감정에 의해 자신이 정해 놓은 목표가 흔들릴 수도 있다. 당신이 걱정을 우선 이야기의 주제로 꺼내지 않는 것이 좋다. 비난이나 직면 또 변화에 대한 강요 등은 환자와의 의사소통을 가로막을 뿐이다. 이렇게 되면 환자는 자신을 방어하려고 하게 되고 당신의 걱정을 비난이나 공격으로 받아들일 것이다. 만약 환자가 방어적이라면 결코 당신의 이야기를 듣기 위해 마음을 열지 않을 것이다.

3. 이야기가 도중에 다른 일로 중단되지 않는 시간을 택하라

예를 들어서 당신이 일하러 가기 10분 전, 또는 당신이 바빠져 쫓기는 시간에 이야기를 시작하는 것은 좋지 않다. 이렇게 쫓기다 보면 오히려 더 좋지 않은 결과를 낳을 수 있다. 시간이 제한되어 있다는 것은 환자로 하여금 이야기 도중에 중단될 수 있다는 두려움을 갖게 하기 때문에 이야기 시작을 꺼리게 할 수 있다. 환자나 당신 모두에게 당신이 이야기 할 수 있는 시간을 충분히 가지고 있다는 것을 인식시키는 것이 좋다.

4. 당신이 말하고자 하는 내용을 미리 적어두어라

당신이 이야기를 시작하려고 할 때 불안감이나 걱정을 느끼는 것은 당연한 것으로 그것은 자연스러운 것이며 예상될 수 있는 일이다. 당신이 실제 말을 하기 전에 말을 하고자 하는 내용에 대하여 스스로 정리가 되어 있다면 당신은 보다 명확하게 말을 할 수 있을 것이고 불안감도 줄어 들 것이다. 또한 일단 말을 시작한 후에는 말하고자 했던 모든 내용을 빠짐없이 기억할 수 있을 것이다. 환자와의 대화에서 당신이 말하고자 하는 내용은 다음과 같은 세 가지가 있을 것이다. 즉, 당신이 걱정하고 있는 것이 무엇인지, 당신이 어떻게 느끼고 있는지 그리고 이 대화가 어떤 결과를 가져왔으면 좋을 것 같다는 등의 내용을 말하고 싶을 것이다.

당신이 걱정하고 있는 것은 무엇인가?

당신이 걱정하고 있다는 것을 이야기할 때 당신이 왜 문제가 있다고 생각하는지를 설명해 주어라. 환자가 먹는 행동, 제거 행동, 운동하는 것, 또는 체중과 연관된 행동과 관련해서 당신이 본 것에 대해 구체적으로 이야기하고 싶을 것이다. 만약에 당신과의 관계에 있어서 영향을 준 눈에 띌 만한 변화들이 있다면 이러한 점들에 대하여 지적을 해 줄 필요가 있다. 제1장에 나와 있는 점검사항들을 참조한다면 당신이 본 것이나 의심하고 있는 것을 명확히 하는 데 도움이 될 것이다.

환자와 대화를 나눌 때는 가능한 솔직하고 직접적인 표현을 하는 것이 좋다. 예를 들어서 "나는 네가 토하는 소리를 들었다"고 표현을 하는 것이 "나는 네가 화장실에서 많은 시간을 보낸다고 생각하고 있다"라는 표현보다 훨씬 더 솔직한 표현이 된다. 만약에 당신이 후자처럼 말을 한다면 환자가 그러한 문제를 부인하거나 무시할 수 있는 여지를 남겨 두게 되는 것이다. "나는 이 문제에 대하여 더 이상 이야기하고 싶지 않다"는 환자의 반응에 만약 당신이 개방적인 태도로 접근을 한다면 "이 문제에 대해서 이야기를 하는 것이 어려운 일이라는 것은 잘 알지만 나는 너를 돕고 싶다. 그래서 이 문제 대해서 좀더 자세히 이야기를 해 보자"라고 말을 할 것이다.

당신은 당신이 본 것을 가지고 비난하지 않도록 조심해야 한다. 당신이 본 것들은 잘못된 사실들에 대한 증거로 사용되어서는 안 되고 단지 당신이 왜 걱정을 하고 있는가를 뒷받침해 주는 근거로 부드럽게 이야기되어야 한다. 목소리의 톤이나 접근하는 방식에 따라 미묘한 차이가 있을 수 있는데 이런 차이를 사람에 따라서는 완전히 다르게 받아들일 수 있다는 것을 알아야 한다.

이야기를 하는 동안 문제의 초점에서 벗어나서는 안 되며 이야기가 다른 쪽으로 새어 나가지 않도록 자신을 잘 보아야 한다. 만약에 환자가 화제를 바꾸려 하면 당신은 다른 화제에 대해서는 다음에 따로 시간을 내어서 이야기하자고 말을 해 주고 지금은 이 문제에 대해 계속 이야기하길 원한다고 말을 해 주어야 한다. 당신은 환자에게 이런 이야기들을 하는 것이 어려운 일임을 잘 알고 있다는 사실을 알려 주어야 하지만 화제가 옆길로 새는 것도 원하지 않는다는 것도 알려주어야 한다.

그 문제에 대하여 당신은 어떻게 느끼고 있는가?

당신이 무엇을 말할 것인지를 준비할 때, 당신이 무엇을 경험하였는지를 환자에게 알리는 것을 포함시키는 것이 좋다. 이때 "나"라는 인칭을 사용하는 것이 도움이 된다. "나"라는 표현은 다른 사람이 아닌 바로 당신 자신의 감정과 경험이 어떠한지에 대해 보다 명백한 의사를 전달할 수 있게 해 준다.

단순히 "나"라는 단어를 쓴다고 해서 그것이 모두 "나"라는 표현이 되는 것은 아니다. "나는 너에게 무엇인가 잘못된 문제가 있다고 생각해." 그리고 "무슨 일이 있니? 나는 음식을 먹고 토해내는 그런 사람들을 정말 이해할 수가 없어."라는 말들에 있어서의 "나"는 올바른 나의 표현이 아니다. 이런 경우 "나"라는 사람보다는 다른 사람에게 초점이 맞추어져 있어 결국 그 사람을 비난하거나 공격하는 것으로 들릴 것이다.

"나"라는 표현은 당신 자신에 관한 이야기를 할 때 의미가 있는 것이다. "나는 내가 본 것에 대하여 많은 걱정을 하고 있단다. 나는 너에게 이 문제에 대하여 말을 해야 할지 아니면 하지 말아야 할지조차도 잘 모르겠구나. 그러나 나는 너무 걱정이 되어 말을 하지 않을 수 없구나" 또는 "음식이 없어져서 나는 정말 화가 났단다. 나는 그냥 너에게 화가 났으면서도 모른 체하고 지나치고 싶지가 않았단다. 나는 문제를 해결하는 것이 필요하다고 생각했단다."와 같은 경우들이 나라는 표현을 제대로 사용한 경우이다. 우리는 당신이 자신의 분노감, 좌절감 또는 아픔 등을 무시하라고 말하는 것은 아니다. 당신은 현재 힘든 상황에 있는 것이고 이에 대해 당연히 다양한 반응을 하게 될 것이다. 그러나 단순히 자신의 감정을 발산하는 것은 환자로 하여금 더 방어적인 태도를 갖게 할 뿐이며 더 이상의 대화를 할 수 없게 되는 결과를 낳는다. 우리가 당신에게 권하는 것은 당신의 감정은 표현하되 환자와 대화가 계속 될 수 있게끔 하라는 것이다.

"나"라는 표현을 사용하는 것이 다른 사람의 이야기를 할 수 없다는 것을 의미하는 것은 아니다. 필요하다면 당연히 환자에게 당신이 왜 걱정을 하고 있고 그 문제에 대하여 어떻게 생각을 하고 있다는 것을 말해 줄 필요가 있다("나는 네가 토하는 소리를 들었다" 또는 "네가 체중에 대하여 얼마나 걱정하고 있는지를 끊임없이 이야기하고 있구나"). 그러나 중요한 것은 환자의 느낌을 당신이 추측하여 말하는 것은 피해야 한다는 것이다. 예를 들어 "너는 매우 화가나 있음에 틀림없어. 혹은 이것을 하기 싫은 거구나"와 같은 추측의 말은 하지 않아야 한다. 상대방의 경험을 판단하려고 해서는 안 된다. 그래야 환자가 공격받고 있다는 느낌이나 조절당하고 있다는 느낌을 줄일 수 있고 궁극적으로는 당신과의 대화를 성공적으로 이끌어 나갈 수 있을 것이다.

당신의 목표는 무엇인가?

세 번째로 생각해야 할 것은 당신이 환자와의 대화를 통해 이루고자 하는 것이 무엇인지를 생각하는 것이다. 당신의 목표는 현실적이고 실행 가능한 것으로 정해야 한다.

불가능한 목표들

만약에 당신이 세운 대화의 목적이 환자의 폭식, 제거 행동 및 굶기와 같은 행동을 그만두게 하려 하는 것이라면 그 목적은 바꾸어야 한다. 그것은 불가능한 목표이며 당신의 노력은 헛수고로 돌아가고 말 것이다. 당신은 결국 환자와 서로 조절하려 싸우다가 끝을 내게 될 것이고 문제는 더욱 악화될 수 있다. 식사장애를 가지고 있는 환자들이 자신들의 문제를 털어놓고 이야기할 수 있다는 것은 회복으로 가는 과정의 시작인 것이다.

당신은 환자의 병적 행동을 멈추게 할 수 없다. 만약에 당신이 환자의 병적 행동을 강제로 못하게 한다면 그것은 당신도 모르게 환자로 하여금 더욱 은밀하게 행동을 하게 하거나 대화를 피하도록 만드는 것이라는 것을 알아야 한다. 따라서 당신이 해야 할 일은 이런 태도보다는 환자 자신이 식사장애에 관하여 어떻게 대처하기를 원하고 있는가를 잘 살펴볼 수 있도록 도와주는 것이다.

식욕부진증이 있는 아동이나 청소년과 대화할 때는 결국은 당신이 대화를 주도할 책임이 있다. 이런 경우 대화를 시작하기 전에 당신은 많은 준비작업을 해야만 한다.

현실적인 목표들

대화의 문을 여는 것 당신은 환자가 당신과 이야기할 수 있고 환자를 도우려 하고 있다는 사실을 환자에게 알리고 싶어질 것이다. 만약 당신의 가족에서는 서로 간에 마음을 잘 터놓지 않는 경향이 있다면 환자에게 자신의 이야기를 들어줄 수 있고, 도울 수 있으며, 변화를 가져오게 할 수도 있다는 사실을 구체적으로 언급해 줄 필요가 있다.

식사장애가 당신에게 미치는 영향을 바꾸는 것 보다 현실적인 목표는 식사 문제가 당신의 생활이나 환자와의 관계에 주는 악영향을 변화시키는 것이다.

스스로 다음과 같은 질문을 해 보라. 식사 행동 자체가 당신의 매일 생활을 망쳐 놓고 있지는 않는가? 음식이 없어지고 있는지 않는지? 화장실이 지저분해져 있지는 않는가? 환자가 당신의 음식까지 모두 먹고 있지는 않는가? 또는 환자가 당신을 어떻게 대하고 있는가에 대하여 걱정을 하고 있지는 않는가? 아마도 음식이 없어졌을 것이다. 또한 환자는 당신과 함께 시간을 보내는 것보다 혼자 음식 먹는 것을 더 좋아하고 있을 것이다. 이런 환자의 감정적 철퇴는 결국 당신으로 하여금 환자와의 관계에 대한 염려를 더욱 크게 만들 것이다.

대화의 목표는 이러한 문제들을 해결 가능한 문제로 다룸으로써 가족의 식단을 다시 계획할 수 있게 만들고, 환자와의 관계에서 현재 느끼고 있는 어려움을 조정하는 데 도움이 되도록 하는 것일 수 있다.

예를 들어서 어떤 여자는 음식관리 문제를 바꾸고 싶어 같은 기숙사를 사용하고 있는 친구의 대식증 문제에 대해 이야기를 했으면 하고 바랐다. 왜냐하면 대식증이 있는 친구가 모든 음식들을 다 먹어버리기 때문에 음식도 따로 사고 음식 보관도 따로 하기를 원했다.

또 다른 경우에서는 부모들이 폭식장애를 가진 딸과 가족들이 함께 시간을 보내는 것에 대하여 이야기해 보고 싶어 했다. 부모들의 목표는 음식을 먹어야 한다는 압력 없이 딸이 가족모임에 참가할 수 있는 방법을 마련해 보는 것이었다.

제7장, 제8장, 그리고 제9장은 당신이 처한 상황에서 필요로 하는 특정한 변화들을 평가하고, 계획하고, 실행하는 것을 도와줄 수 있을 것이다.

지금 중요한 것은 당신이 왜 이런 대화를 나누기를 원하고 있는가와 당신이 기대하고 있는 것이 무엇인가를 분명히 해 두는 것이다. 당신이 세운 목표들이 지금 당장 이루어질 것이라는 기대는 하지 않는 것이 좋다. 예를 들어서 만약에 당신이 집안에 있는 음식들을 어떻게 하는 것이 좋을지를 의논하고자 한다면 지금 당장 그것이 이루어지게 하려고 하면 안 된다. 그것이 이루어지게 하는 것은 다음으로 미루어야 한다. 한 번의 대화로써 모든 것이 한꺼번에 이루어질 수는 없는 것이다.

환자가 자신이 필요로 하는 것에 대해 도움을 얻을 수 있도록 도와주는 것 가장 중요한 목표는 환자로 하여금 자신이 식사문제가 있다는 것을 알게 하고 그것을 받아들일 수 있도록 도와주는 것이다. 환자는 이미 자신의 이러한 문제를 알고 있을 수도 있고 전문가와 상담을 나누었을 수도 있다. 또는 이번이 다른 사람과 식사 문제에 대하여 이야기를 해 보는 처음일 수도 있을 것이다. 만약 환자로 하여금 도움을 구하도록 하는 것이 당신의 목표라면, 환자에게 환자의 건강과 행복을 위해 많은 걱정을 하고 있고 혼자서 그 문제를 끙끙 앓고 있는 것은 너무나도 힘들고 어려운 것이라는 것을 말해 주어야 한다. 당신이 상담을 할 수 있는 적당한 사람을 소개해 줄 수도 있고, 지지 모임에 나갈 수 있도록 도와줄 수도 있으며, 신체적인 이상을 검사해 볼 수 있도록 의사에게 진료를 의뢰할 수도 있다는 것을 이야기해 주어라. 만약에 환자가 어리다면 당신이 직접 치료 의뢰를 예약하거나 알아보아야 할 것이다. 당신의 딸은 자신이 다시 정상적인 식사를 할 수 있도록 가족들이 도와줄 것이라는 것을 알아야만 한다 (제6장에서 당신과 환자 모두에게 유용한 내용들을 다룰 것이다).

① 당신은 다른 사람과 대화를 미리 연습해 볼 수 있다. 식사문제에 대하여 알고 있는 가족이나 친구가 있다면 당신은 실제 식사장애

환자와 대화를 나누기 전에 하고 싶은 말들을 미리 연습해 볼 수 있다. 당신이 환자에게 하고 싶은 말을 그 사람에게 해 보도록 한다. 당신이 걱정하고 있는 것을 다른 이에게 말함으로써 환자인 딸, 친구, 또는 배우자가 어떻게 반응할 것인지를 미리 그 사람에게 물어볼 수 있다. 이렇게 함으로써 당신은 실제 환자와의 대화에서 부딪칠 수 있는 어려운 문제들을 미리 예상해서 그 문제들을 좀더 쉽게 풀어 나갈 수 있게 될 것이다. 만약에 그 문제에 대해서 알고 있는 가까운 다른 사람이 없다면 환자의 개인적인 비밀은 존중해 주어야 한다. 지지 모임은 당신이 말하고 싶은 것을 실제 연습해 볼 수 있는 좋은 장소이다. 이러한 모임들에서는 환자의 개인적인 비밀성이나 익명성을 철저히 보장하고 있다.(지지 모임에 대한 보다 많은 정보는 제6장을 보면 알 수 있다.)

② 당신은 자신의 감정을 조절하는 것이 어렵게 되기 전에 환자와의 대화를 중단할 수 있다. 당신이 무엇을 말할 것인가를 생각할 때 이 점을 명심해야 한다. 환자와의 대화는 매우 어렵기 때문에 당신이 주의 깊게 하지 않으면 싸움으로 변하기 쉽다. 반드시 기억해 두어야 할 것은 상대방이 어떠한 반응을 보이든지 간에 대화가 싸움으로 변하지 않게 하는 것은 당신의 몫이라는 것이다. 당신이 무엇을 걱정하고 있는지를 보여주어라. 만약에 대화 도중에 당신 자신이 화가 난다거나, 흥분하게 될 것 같으면 즉시 대화를 중단하여 당신의 그러한 감정들이 환자를 흥분시키거나 마음에 상처가 되지 않도록 해야 한다. 환자에게 당신의 마음이 편안해지면 다시 대화를 계속 나누자고 말할 수 있을 것이다. 환자에게 다른 상황이나 아니면 다른 사람의 입회하에서 다시 대화를 나누고 싶다고 이야기할 수도 있다.

처음 한 번의 대화로 모든 것들을 다 이야기할 필요는 없다. 당신은 이제 시작한 것이다. 감정이 격해졌을 때 계속 대화를 나누는 것은 오히려 문제를 더욱 악화시킬 수 있다. 이런 경우는 다른 기회에 다시 한 번 이야기를 해 보는 것이 좋다.

③ 만약에 현재의 상황이 응급상황이라고 생각되면 앞으로 어떻게 해야 할지에 대해 전문가의 도움을 받을 수 있다. 이런 경우 환자에게 다음에 어떻게 해야 할지에 대해 조언을 받기 위해 전문가의 도움을 구할 것이라고 이야기해 주어라. 제5장에 쓰여 있는 "더 이상 지체할 시간이 없다: 응급상황들"을 읽어보면 지금 당장 무엇을 해야 할지에 대하여 더 많은 정보를 얻을 수 있을 것이다.

예상되는 반응들

당신의 노력에 대하여 환자가 어떤 반응을 보일지 쉽게 예측할 수가 없다. 다양한 반응들이 있을 수 있고 이후에 있을 당신의 반응 또한 상황이 어떻게 전개되는가에 따라 달라질 것이다. 다음의 내용들은 환자들의 식사문제에 대해 거론하거나 접근했을 때 흔히 나타날 수 있는 반응들에 대하여 기술한 것이다.

안도감

어떤 환자들에게는 다른 사람이 자신의 문제에 대하여 관심을 가지고 있다는 것을 아는 것만으로도 커다란 안도감을 제공해 준다. 그들은 자신의 비밀에 대해서 더 이상 혼자 고민해야 할 것이 아니며 이제는 자신을 도와줄 수 있는 누군가가 있다는 사실에 대하여 안도감을 느낀다.

20세의 대식증 환자인 조안은 그녀의 어머니와 다음과 같이 대화를 나누었다고 이야기한다.

> 어머니가 제가 대식증이 있다는 사실을 알았고 저를 돕고 싶다고 말씀을 하신 후 저는 올해 들어 처음으로 안도감을 느낄 수 있었어요. 마치 아무 일도 없이 괜찮은 것처럼 행동을 하지 않을 수 있다는 것이 제게는 좋았어요. 저는 이제 부모님에게 제 마음을 이야기할 수 있게 된 것입니다. 저는 어머니가 저의 이런 대식증적인 행동들을 알게 되면 어머니가 그것을 이겨내지 못하실 것 같아 오랫동안 걱정을 해 왔었는데 이제는 더 이상 그런 걱정을 할 필요가 없게 된 것이죠.

안도감을 표현하는 것은 실제적으로 문제가 제기된 이후 한참 지나서 어떤 경우는 수년이 지나서야 하게 된다. 현재 18세의 마리안은 15세 때 식욕부진증을 치료받기 위해 정신과 의사를 만나보자는 부모님의 제의를 받았던 때를 다음과 같이 기억한다.

> 저는 어떤 정신과 의사를 만나러 갈 수밖에 없다는 사실을 알게 되었을 때 가슴이 터질 것 같았던 것을 기억합니다. 저는 부모님들이 저를 살찌게 만들려고 하는 것이 끔찍스러웠어요. 저는 그런 부모님들이 미웠고 또 그렇게 말을 했습니다. 부모님들은 저를 위해서 최선을 다하는 것이 어떠한 것인지를 잘 모르시는 것 같았어요. 지금 와서 돌이켜 생각하면 다음과 같은 말이 그런 느낌 말고 또 다른 감정을 느끼게 했었다는 것을 기억하고 인정할 수 있어요. 그 말은 "너는 이제 멈출 수 있어. 더 이상 싸울 필요가 없어. 너는 먹을 수 있게 될 거야." 라는 말이었어요.

오랜만에 저는 제 마음에서 고요함을 느낄 수 있었고 마치 인명 구조대가 저에게 던져진 듯한 안도감을 느꼈어요. 그때 울음이 터져 나왔었던 것을 기억해요.

문제를 인정하는 것

때로는 다른 사람이 그 문제에 대하여 알고 있다는 것을 인식하게 되면 자신이 뭔가 정말 잘못된 것이 있다는 것을 인정할 수 있게 되는 경우도 있다.

19세의 대학 2학년인 셸리는 방과 후 매일 밤마다 폭식과 구토를 반복했다. 셸리는 같은 방을 사용하고 있는 친구인 데리가 이러한 사실들을 알고 있을 것이라고 확신하고 있었다. 비록 셸리는 데리 앞에서 음식을 먹고 토하지는 않았지만, 데리가 없어지는 음식과 화장실에서 나는 퀘퀘한 냄새들에 대해서 알고 있을 것이라고 생각했다.

데리는 예쁘고 날씬했어요. 그래서 저는 데리가 저의 대식증적인 행동들을 그렇게 나쁜 것으로 생각하지는 않을 것이라고 추측했었어요. 그녀는 제가 그냥 체중을 줄이는 좋은 기술을 가지고 있는 것이라고 생각하리라고 추측했죠. 그러나 어느 날 밤에 데리는 저에게 제가 대식증적인 행동을 하고 있다는 것을 알고 있으며 자신은 그러한 사실에 대해 정말 놀랐다고 말했어요. 데리는 제가 도움이 필요하다고 생각한다고 말했어요. 그 말을 들은 저는 충격적이었어요. 저는 데리가 그런 행동들을 나쁘게 생각하고 있지 않다고 오랫동안 생각해 오고 있었거든요. 데리가 저에게 이렇게 말을 했을 때 저는 당황스러웠고 처음으로 그 문제에 대하여 진정으로 고민하게 되었어요. 마침내 제가 하고 있었던 행동들이 무엇인지에 대하여 직면을 해야만 했던 거지요. 그때까지는 데리가 그렇게 생각하지 않는다면 제 행동들이 그렇게 나쁜 것은 아니라고 생각하고 있었던 거죠. 그날 밤 이후가 되서야 제가 심각한 문제를 가지고 있고 그래서 도움이 필요하다는 사실을 깨닫게 된 것이지요.

당신이 환자로부터 문제를 끌어내는 데 성공을 하게 되면 이것은 당신이 걱정하고 있는 환자가 문제를 인식하게 될 뿐만 아니라 이미 치료에도 들어가게 되는 것을 의미할 수 있다. 중요한 목표는 이미 달성된 것이며 터놓고 대화를 나눌 수 있는 길이 열리게 된 것이다(제7, 8, 9장을 참조하십시오).

방어와 부정

식사장애에 대한 문제가 제기되었을 때 환자들 모두가 위에서 설명한 여자 환자와 같이 반응을 하게 되는 것은 아니다. 어떤 경우는 문제가 있음을 전면 부정하는 경우도 있다. 특히 식욕부진증 환자들은 흔히 자신들이 문제가 있음을 느끼지 못하고 또한 자신들이 문제를 가지고 있다는 것을 당신이 알지 못하도록 모든 행동을 한다. 대식증과 폭식장애 환자들은 처음에는 그들의 행동에 대해 아무것도 아니라고 느끼지만 나중에는 수치심을 느끼게 된다. 그 당시에는 이들에게 안도감은 요원한 것이다. 당신이 명심해야 하는 것은 당신이 환자가 수년 동안 간직해 왔던 비밀을 털어놓게 되는 첫 번째 사람일 수 있다는 것이다. 환자에 대한 당신의 걱정은 환자의 다양한 분노 반응 중 하나와 마주하게 될지도 모른다.

"감히 어떻게 나에게 당신이 이럴 수가"

환자는 당신에게 분노감을 나타낼 수 있다. 환자는 침해받았다는 느낌, 당황스러움, 비밀이 알려진 느낌 등을 느낄 수 있고 그래서 방어적으로 당신을 멀리 하려는 반응을 보이게 될 것이다. 환자는 당신에게 자신은 아무런 문제가 없고 당신이 무슨 말을 하는지 모르겠다고 할 것이다. 이런 가능성에 대해 대비를 해야 한다. 자신이 부끄러워하는 비밀을 다른 사람들이 알게 된다는 것을 좋아하는 사람은 없을 것이다. 따라서 당신이 꺼내려고 하는 주제에 대하여 환자가 분노로 반응하는 것은 정상적인 반응이라는 사실을 알아야 한다. 분노는 수치심과 두려움을 감추기 위한 것이고, 이 시기에는 환자는 당신이 환자의 무엇인가를 없애려는 시도를 하고 있다고 생각할 수 있다.

만약에 당신이 환자가 분노반응을 보일 것이라는 것을 예상할 수 있다면 그러한 환자의 반응에 대하여 당신 스스로가 화를 내지 않을 수 있도록 미리 준비를 해 두는 것이 좋다. 환자가 무엇이라고 말을 하든지 간에 놀라지 말라. 환자가 하는 말은 그 내용이 무엇이든지 간에 지금 이 순간에 당신의 도움이 매우 필요하다는 것을 의미하는 것이다(마린의 경우를 생각해 보면 수년이 지난 후에야 비로소 자신이 도움을 받았다는 사실을 인정하게 되었다). 흔들리지 말고 당신이 왜 걱정을 하고 있는가에 대하여 몇 번이고 이야기하라. 환자가 무엇이라고 말을 하든지 간에 당신도 화를 내면서 반응할 때가 아니라는 것을 명심하라. 당신은 아마도 쉽게 분노를 느끼게 될 수 있을 것이다. 그러나 지금 이 순간에는 그것을 표현해서는 안 된다.

"당신 자신의 일임을 명심하라"

환자는 아마도 당신에게 이 문제는 당신이 관여할 일이 아니라고 말할 것이다. 이 문제는 자신의 인생이며 그래서 자신이 하고 싶은 대로 할 수 있다고 말할 것이다. 환자는 당신이 항상 남의 일에 참견한다고 말할 것이며 당신이 걱정하지만 않는다면 자신은 아무런 문제도 없을 것이라고 말할 것이다. 환자는 스스로 이 문제를 조절할 수 있다고 말할 것이다. 이런 경우에서는 환자의 문제가 당신에게 어떠한 영향을 주고 있으며, 또한 어떻게 당신이 이 문제에 관여할 수밖에 없게 되었는지에 대해 환자에게 말해 줄 필요가 있다. 만약에 당신이 환자와 가까운 사이라면 심한 체중저하, 고립된 생활, 또는 폭식 등과 같은 행동들이 당신을 얼마나 걱정하게끔 했었는지를 말해 줄 수 있을 것이다. 그리고 환자를 돌보는 사람으로서 이러한 행동들을 무시하고 넘어갈 수 없다는 것을 말해 주어라. 만약 환자가 당신과 같은 집에서 살고 있다면 아마도 그동안 집안의 음식들이 모두 없어지는 경우가 있었을 것이며, 또한 당신이 화장실을 사용해야 될 때 오랜 시간을 기다려야만 했던 때가 있었을 것이다. 이러한 일들은 분명히 당신에게 영향을 미치는 일들이다. 환자가 스스로 이러한 문제들을 잘 조절했다면 지금처럼 이렇게 당신이 염려하고 있지도 않았을 것이라는 것을 이야기해 주어라. 이것이 바로 당신이 이 일에 대하여 개입을 해야만 하는 이유인 것이다.

당신이 얼마나 정확하게 이야기하는가에 상관없이 태도는 굳건해야 한다. 만약에 당신이 화를 내고 이야기하거나 비난하는 목소리로 말을 한다면 지금까지의 노력들은 모두 소용이 없어질 수 있음을 명심해야 한다. 당신은 화를 내거나 요구함이 없이 당신이 무엇을 원하고 있는지를 밝힐 수 있을 것이다.

"당신 또한 완벽한 사람은 아니다."

최상의 방어는 최선의 공격이기 때문에 당신은 이 문제를 제기했을 때 환자로부터 공격을 받고 있는 자신을 발견하게 될 것이다. 환자는 당신에게 당신은 너무 뚱뚱해서 다른 사람이 어떻게 먹는가에 대하여 판단을 할 수 있을 만한 사람이 되지 못한다고 말을 할 수도 있다. 또는 당신도 식사조절을 하고 있음을 지적하면서 어떻게 다른 사람에게 뭐라고 말할 권리가 있느냐고 환자가 말할 수도 있다. 당신 역시 먹는 음식에 대한 칼로리를 계산하고 있을 수도 있고 체중에 대하여 걱정하고 있을 수도 있다. 이외에 환자는 당신의 다른 문제들, 즉 술을 마시는 것, 대인관계가 좋지 못한 것, 당신의 결점이나 두려움 등에 대하여 비난할지도 모른다. 환자는 당신 자신이 스스로에게 의문을 가질 만큼 당신에게 말할 내용들을 정확하게 알고 있을 것이다.

이러한 논쟁에 휘말려 들어서는 안 된다. 지금은 당신의 문제가 무엇인가가 중요한 것이 아니다. 사실 환자가 당신의 다른 문제들에 대하여 진정으로 걱정하고 있다면 그 문제에 대해서는 다른 시간에 다시 함께 의논을 해 보자고 이야기하면 될 것이다. 그 문제는 지금 당장 이야기해야 할 문제가 아니라는 것을 말해 주어야 한다. 당신은 당신이 말하고 있는 것에 대하여 불안감을 느끼게 될 수도 있다. 예를 들어 "내가 어떻게 도울 수 있을까? 나도 내 문제가 많은데"라는 생각을 하게 된다면 당장 이런 생각은 멈추어야 한다. 물론 당신도 문제를 가지고 있을 수 있지만(우리 모두가 그러하다), 그렇다고 해서 당신이 다른 사람을 도와줄 수 없다는 것을 의미하는 것은 아니다.

"당신이 잘못되었어요."

어떤 환자들은 아주 쉽게 당신이 잘못된 것이라고 말할 수도 있다. 환자는 당신이 괜히 겁을 먹고 있는 것이라거나 또는 같이 생활하지 않으면서 어떻게 그렇게 생각할 수 있느냐고 말할 것이다. 그리고 모든 사람들이 다이어트를 하고 있고 자신도 그들과 하나도 다를 바 없다고 말할 것이다. 아니면 단지 위가 조금 좋지 않아 구토를 하는 것일 뿐 대식증과는 전혀 상관없는 것이라고 말을 할 것이다.

당신은 당신이 틀릴 수도 있을 가능성이 있다는 것을 항상 염두에 두어야만 한다. 왜냐하면 당신이 추측하고 있는 사실이 항상 그렇게 존재한다는 것을 의미하는 것은 아니기 때문이다. 당신은 그것을 가능성 있는 것이라고 알고 있다는 것을 이야기해 주어라. 당신은 당신이 틀릴 수 있는 가능성에 대해 준비를 하여야 한다. 그러나 혹시 당신이 틀렸더라도 당신이 보았던 것, 그리고 당신이 왜 걱정을 하고 있는가에 대해서는 반드시 지적을 해 주어야 한다. 또한 이러한 점들에 대해서는 의문이 남아 있으며 그래서 앞으로 그 문제에 대하여 좀더 이야기를 나누어 보고 싶다는 의사를 밝혀두는 것이 좋다.

이제 무엇을 해야 하는가?

일이 잘 진행되고 있을 때

어떤 경우는 환자에게 너무 환자 스스로에 대해서 많은 걱정을 하고 있다는 사실을 알려줄 수 있을 것이다. 아니면 환자는 자신의 문제에 대해서 인정은 하지 않지만 같이 대화를 나누는 것은 기꺼이

응할 수도 있다. 환자가 처음에는 화를 내더라도 나중에는 당신이 이야기한 것에 대해 신중히 생각하고 있을 수도 있다. 이러한 경우에는 당신은 좋은 출발을 이미 시작하고 있는 것이다.

일단 문제를 털어놓고 서로 이야기를 나눌 수 있게 되면 이제는 대화의 목표를 향해 잘 진행하는 것이 중요하다. 만약에 환자에게 당신이 걱정하고 있는 것을 알리는 것이 목표였다면 이미 그 목표는 달성된 것이다. 그렇다면 아마도 이제 당신은 당신이 어떻게 계속 도와주는 것이 좋을까에 대하여 이야기해 볼 수 있을 것이다. 아니면 당신은 환자가 다른 전문가의 도움을 받아 보기를 권할 수도 있을 것이다. 실제로 환자가 어린아이거나 청소년이라면 보호자인 당신도 치료를 받을 필요가 있을 것이며, 우리는 그런 경우에 보호자도 가족치료에 동참하도록 권한다. 제6장에 나와 있는 "도움을 요청하는 것"을 보면 그 다음 단계에서 당신이 해야 하는 것들이 무엇인지에 대해서 아는 데 도움이 될 것이다. 아마도 당신은 환자에게 환자의 식사 행동들이 당신의 생활에 어떠한 영향을 주고 있는지 또는 환자와의 관계에 대해서 전반적으로 걱정하고 있는 것은 무엇인가에 대하여 이야기하고 싶을 것이다. 제7, 8, 9장에서 이런 점에 대해 지침을 제공할 것이다.

16세의 식욕부진증 환자인 카렌은 부모로부터 치료를 권유받게 되었던 경험들에 대하여 다음과 같이 이야기하고 있다.

> 저는 점점 더 적게 먹고 있었지만 살이 찌고 있다는 느낌이 들었습니다. 부모님들이 제가 너무 야위었다고 아무리 말씀을 하셔도 저는 살이 찌고 있다는 느낌 때문에 여전히 음식을 먹지 않았어요. 저는 부모님들끼리 어떻게 해야만 하는가에 대하여 다투시는 것을 들을 수 있었어요.

어머니는 저를 그냥 내버려두자고 했어요. 지금 제가 이런 행동을 하는 것은 일시적인 과정일 뿐이라고 생각하셨지요. 그러나 아버지는 놀라시면서 지금 당장이라도 음식을 먹게끔 만들어야 한다고 하셨어요. 그러한 싸움은 오랜 시간동안 지속되었지만 그래도 저는 음식을 먹지 않고 있었어요. 그러던 어느 날, 어떻게 그런 일이 생겼는지는 잘 모르지만, 부모님들은 함께 저에게 말할 것이 있다고 말씀하셨죠. 저는 말할 것이 없다고 말씀드렸지만 부모님들은 "너는 말할 필요 없고 그냥 듣기만 하면 된다." 라고 말씀하시더군요. "우리가 너를 사랑하는 만큼 너도 너 자신을 사랑했으면 좋겠다. 너는 점점 더 쇠약해지고 있다. 외출도 잘하지 않고, 친구도 잘 만나지 않고, 우리는 걱정을 많이 하고 있단다. 그래서 우리는 식욕부진증 전문가에게 이 문제를 알아보았고, 우리 모두가 그 분을 만나서 너의 문제를 상담해 보기로 약속을 정해 두었다." 처음에 이 말을 들었을 때 저는 가지 않겠다고 말했었어요. 그러나 부모님들은 포기하지 않으시더군요. 부모님들은 제가 더 이상 어떤 선택을 할 여지가 없다고 말씀을 하셨어요. 그동안 부모님들이 제가 무엇을 해야만 한다고 말씀을 하실 때면 저는 그 말씀을 한쪽 귀로 듣고 다른 쪽 귀로 흘려버렸었지요. 때로는 제가 불평을 늘어놓기도 했었어요. 이번에도 저는 그런 시도들을 했었지만 부모님 중 어느 누구도 들어주지 않으시더군요. 그래서 저는 오늘 이 자리에 오게 되었어요.

26세의 대식증 환자인 데보라는 남편이 그녀의 행동에 대해 처음으로 문제를 제기하였다.

저는 2년 전에 결혼을 했고 그동안 계속 대식증적인 행동을 했습니다. 저는 결혼 전에도 8년 동안 대식증을 앓아오고 있었어요. 2년 정도는 가족과 함께 생활을 했었죠. 가족들과 함께 식사를 할 때 저는 가장 많은 음식을 먹었지만 가장 여윈 사람은 저였어요.

식사를 하고 난 후에 저는 화장실에 가서 한 시간 동안 먹은 음식을 다 토해 냈거든요. 그러나 아무도 뭐라고 말하는 사람은 없었어요. 제가 결혼을 하고 난 후에도 저는 그전과 같이 그런 행동들을 했었고 남편 역시 아무 말도 하지 않았어요. 가족들은 저에게 관심이 없는 것으로 생각했어요. 저는 정말 아무도 저를 주목하고 있지 않다고 생각했었죠. 그러던 어느 날 남편이 저에게 할 말이 있다고 했어요. 그는 이런 말을 꺼내기가 정말 힘들다고 말했죠. 그는 제가 화를 낼까봐 두렵지만 더 이상 말을 하지 않고는 살 수 없다고 했지요. 제가 화를 내더라도 그것보다는 저의 건강이 더 중요하다고 말했어요. 남편은 제가 대식증을 가지고 있다는 것을 알고 있었고 그것이 저와 남편에게 어떤 의미를 가지는지 아는 것이 두렵다고 말했어요. 저희는 아기를 갖기로 계획을 해 오고 있었는데 남편은 대식증이 제가 임신하는 것에 좋지 않은 영향을 주지 않을 까하여 걱정하고 있었어요. 그래서 남편은 제가 비밀스럽게 어떤 일을 한다는 것을 걱정하게 되었지요. 남편은 저에게 치료를 받으러 가거나 지지 모임에 참석하는 것과 같은 도움을 받는 것이 좋겠다고 했어요. 그리고 필요하다면 같이 동행해 주겠다고 했어요. 남편은 저를 사랑하고 있다고 말하면서 저에게 도움이 되는 일이라면 어떠한 것이라도 돕겠다고 했어요. 그는 이런 말들을 하면서 울었어요. 대식증이 있다는 것은 저를 너무나 부끄럽게 만들었기 때문에 저는 결코 어떤 사람도 그것에 대하여 저에게 언급을 하리라고는 생각하지 못했어요. 남편의 조언은 저를 제 문제에 직면할 수 있게 도와주었던 것이죠.

시도가 실패하였을 때

당신이 걱정하고 있는 것을 나타내는 것이 항상 좋은 결과를 가져오는 것만은 아니다. 17세 된 대식증 환자인 딸 케시를 둔 어떤 어머니는 딸에게 문제에 직면하게 하였던 경험에 대해 눈물을 흘리면서 우리에게 도움을 요청하였다. 그녀는 딸이 대식증 환자로 생각이 되어 그 문제에 대해 딸에게 이야기를 시도했었던 것에 대해 말을 하였다.

> 저는 케시에게 무엇인가 좋지 않은 일이 있다고 생각을 했었어요. 부엌에 둔 음식들이 모두 사라지고 케시는 사람들 앞에서는 결코 음식을 먹지 않았어요. 저는 휴지통에 버려진 빈 설사제의 약통들을 보았고 그 애가 화장실에서 오랜 시간 동안 머물러 있는 것을 알았어요. 오늘 아침 제가 화장실에 들어갔을 때 구토를 한 듯한 냄새를 맡을 수 있었어요. 순간 저는 제 마음속에서 더 이상 참을 수 없는 어떤 것을 느꼈어요. 저는 케시의 방에 들어가서 소리를 질렀죠. "너 무슨 일이니? 어디 아픈 거니? 어떻게 이럴 수 있니?" 케시는 아무 말도 하지 않은 채 조용히 있었어요. 저는 무엇인가 그녀에게 영향을 줄 수 있는 말을 해 주고 싶다는 생각을 강하게 느꼈어요. 케시의 행동을 멈출 수 있게 제가 할 수 있는 유일한 것이 만약에 네가 이런 행동을 계속한다면 모든 친구들에게 폭로해 버리겠다고 말하는 것과 같은 것이라고 생각했지요. 친구들은 케시를 완벽한 학생이라고 생각하고 있었거든요. 그러나 케시는 저를 꿰뚫어 보듯이 쳐다보며 "내 방에서 나가요, 난 엄마가 미워요, 난 더 이상 할말이 없어요." 라고 했어요. 저는 곧 방을 나왔지만 그 다음에 어떻게 해야 할지를 모르겠더군요.

케시 어머니는 자신의 좌절을 표출함으로써 케시가 오해하고, 상처받고, 화를 내게끔 만든 것이다. 우리들 대부분이 어려운 상황에 처하면 그러하듯이 케시 어머니 역시 문제가 악화될 때까지 아무런 말도 하지 않고 단지 해결되기만을 기다리고 있다가 더 이상 감당하기가 어려울 때 폭발하고만 것이다. 케시 어머니는 화가 났을 때 문제를 제기했고 결과적으로 딸은 침묵과 공격적인 태도로 자신을 방어했던 것이다.

대식증적인 행동을 멈추게 하려는 케시 어머니의 목표는 불가능한 것이 되어 버렸고 좌절감만 더욱 쌓이게 된 것이다. 그렇게 까지 힘들지 않을 수 있었던 일이 이제는 감당하기가 힘든 무거운 짐이 되어 버린 것이다. 이 경우 좀더 달성하기 쉬운 목표는 일단 이야기를 시작하는 것이다.

케시 어머니는 마음이 안정되어 있을 때 딸에게 이야기를 시작해서 딸을 이해할 수 있는 좀더 나은 기회를 가졌어야만 했다. 케시 어머니와 케시는 이전에도 싸웠던 적이 있었다. 따라서 케시 어머니와 케시가 싸우지 않고 그렇게 어려운 문제를 이야기하는 것을 기대한다는 것 자체가 비현실적인 것일 수 있다. 이러한 경우 케시 어머니는 딸을 조절할 수 있는 다른 도움을 필요로 했었다. 즉, 딸에게 뭐라고 이야기를 하기 전에 남편과 한 번쯤 의논을 해 볼 필요가 있었던 것이다. 케시 어머니는 흥분하지 않고서는 이야기를 할 수 없을 것 같다고 느꼈지만 아마도 케시 아버지는 딸에게 흥분하지 않고 이야기를 할 수 있었을 수도 있고 또는 함께 이야기를 해 볼 수도 있었을 것이다. 만약에 어머니가 흥분하지 않았다면 딸에게 보다 협조적인 방식으로 이야기를 할 수 있었을 것이다. 예를 들어서" 케시, 우리는 네가 음식에 대해서 어떤 문제가 있다는 것을 알고 있단다. 우리는 네가 얼마나 먹는가에 대하여 걱정을 하고 있단다. 우리는 또한 네가 토하는 소리를 들었고 그래서 우리는 많은 걱정을 하고 있단다. 이 문제에 대하여 우리는 너를 돕기를 원하고 네 곁에는 우리가 있다는 사실을 알아주었으면 좋겠구나. 어떻게 된 것인지 우리 함께 이야기를 나누어 보자꾸나." 라고 말할 수 있었을 것이다.

이런 경우에 아버지가 있다면 보다 부드러운 완충 역할을 하게 될 수 있었을 것이다. 그러나 만약에 아버지가 함께 이야기할 수 없고 어머니가 케시와 여전히 싸우게 될 것 같다는 생각이 들면 케시에게 말을 꺼내기 전에 먼저 전문가를 찾아가 함께 이야기를 나누는 것이 좋을 것이다. 어머니 혼자서 이 문제를 감당해야만 할 이유는 없는 것이다.

또 다른 상황이지만, 마리는 그녀의 남편인 조지에 대하여 음식과 연관된 문제로 걱정을 하게 되면서 우리에게 연락을 하였다.

> 조지는 과체중이었지만 실제 어떤 문제가 있는 것은 아니었어요. 저도 뚱뚱한 사람을 싫어하지는 않아요. 그러나 문제는 몇 년 전부터 조지가 항상 음식과 자신의 체중에 대해서만 생각을 하고 있는 듯이 보였어요. 그는 여러 가지 방법의 다이어트를 시도해 보았지만 별로 도움이 되지는 않는 것 같았어요. 다이어트를 시작한 지 한두 주를 넘기지 못하고 자신이 먹고 싶은 음식은 다 먹어버렸어요.
>
> 문제는 조지가 처음 다이어트를 시작한 하루나 이틀 정도만 행복해 했을 뿐 그 외에는 결코 행복해 보이지 않았던 것이에요. 처음에는 희망에 차 있고 흥분되어 있는 듯이 보였지만 다이어트를 실패하고 나면 곧 자신이 먹었던 음식과 체중에 대하여 강박적으로 집착을 하기 시작하는 것이에요. 그럴 때는 밖에 외출조차 하지 않죠. 그냥 우울해서 오직 먹으면서 아파트 주위를 맴돌 뿐이었어요. 지난 주말에도 그런 일이 일어났어요. 저희는 스키를 타러 가기로 계획을 했었는데 마침 그때 조지는 다이어트를 이제 막 실패한 직후였고 그래서 자신은 너무 피곤해서 스키를 타러 갈 수가 없다고 말하는 것이었어요. 저는 조지가 또다시 이런 일을 반복하는 것을 참을 수가 없었어요. 그래서 "당신은 지금 그렇게 많이 피곤해 있지 않아요."라고 소리쳤죠. "당신은 너무 뚱뚱하고 먹는 일 외에는 할 줄 아는 일이 아무것도 없군요." 조지는 저에게 아무

런 말도 하지 않았고 저는 어떻게 해야 할지를 모르겠더군요.

케시의 어머니처럼 마리도 자신의 감정을 조절하기 힘들 때 남편에게 문제를 제기한 것이다. 그녀는 좌절하고 실망했기 때문에 남편을 계속해서 지지해 줄 수가 없었던 것이다. 조지가 그녀를 실망시켰을 때 조지에게 문제를 제기했기 때문에 그녀의 목적이 그동안 자신이 받은 실망감에 대한 복수 이외에 다른 목적이 있었는지에 대해서는 불분명해진 것이다. 만약에 마리가 조지와 싸우기를 원했다면 목적은 이루어진 것이다. 그러나 만약에 그녀가 상황을 변화시켜 보기를 원했다면 자신이 하고 싶은 말들에 대하여 조금 더 심사숙고를 한 다음에 말을 시작했어야 했다.

조지에게 문제를 제기하기 위해 보다 더 건설적인 방법으로 말을 하려면 다음과 같이 하는 것이 좋다. "조지, 저는 당신을 사랑해요. 하지만 당신이 계속 먹거나 우울해 보일 때에는 걱정이 많이 되요. 지금처럼 당신이 계속 먹는다면 저는 당신의 건강이 정말로 걱정이 되요. 우리는 스키를 타러 가곤 했었지요. 그러나 이제는 그렇게 할 수 없네요. 저는 우리 관계가 걱정이 되요."

일이 잘 진행이 되지 않을 때 해야 할 일

문제를 공개하는 것이 항상 순조롭게 진행될 수 있는 일은 아니다. 상대방이 들어줄 수 있고 받아들일 수 있도록 당신의 의사를 잘 표현하기 위해서는 여러 번의 노력이 필요할 수 있다. 그런 경우에는 처음 이야기하고 난 뒤 어느 정도의 시간이 흐른 다음 그 문제를 다시 제기하는 것이 좋다.

어떤 경우에서는 당신이 무엇을 하건 또는 무슨 말을 하건 간에 상대방이 확고하게 거부할 수도 있다. 그럴 경우에는 다음 단계로 무엇을 해야만 할지에 대해 결정을 내려야만 한다. 이때 당신이 할 수 있는 것들에 대하여 다음 장에서 자세히 설명될 것이다.

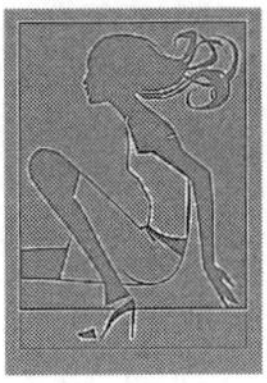

제 5 장 아무런 문제가 없다고 말할 때:

문제를 부정하는 것 극복하기

만약에 당신이 염려를 하고 있는 사람이 자신의 문제를 부정한다면 어떻게 해야 할까? 환자는 자신의 문제를 부정하거나 아니면 아무런 문제가 없다고 주장을 하거나 문제가 심각하다는 것을 받아들이지 않을 수 있다.

당신이 단지 추측만 하고 있거나 또는 문제가 있음을 알고 있거나 간에 이렇게 문제를 부정한다면 매우 어려운 상황이어서 도움을 필요로 할 것이다. 당신은 상황의 심각성을 정확하게 평가할 수도 없고 무엇을 해야 할지에 대하여 알 수 없다. 식사장애에 대한 평가는 복잡하고 어려운 일이다. 전문가라고 할지라도 현재의 상태가 일시적인 현상에 불과한 것인지 아니면 심각한 식사장애로 발전될 수 있는 초기 단계의 신호인지를 판단하기가 쉬운 일은 아니다. 이것은 당신이 해결해야 할 그런 문제는 아닌 것이다.

당신 혼자서 해결하려 하지 마라

이런 상황에서 당신이 할 수 있는 최선의 방법은 전문가에게 자문을 구하는 일이다. 이러한 상황에서 자문을 구하는 목적은 치료를 받기 위해 필수적일 뿐만 아니라 당신이 관찰한 것이 얼마나 심각한 것인가에 대하여 판단을 해 볼 수 있고, 당신이 처한 복합적인 어려운 상황 하에서 당신이 할 수 있는 일이 무엇인지를 아는 데 도움이 될 것이다. 자문은 한 번에서 수회에 걸쳐 다양한 경로로 이루어질 수 있다.

당신이 자문을 구하러 갈 때 환자인 딸, 배우자, 또는 친구에게 현재의 상황이 다른 사람의 도움을 얻어야 할 만큼 심각한 상황임을 알려주어야만 한다. 환자에게 당신이 하려고 하는 일이 무엇인지를 알려줄 필요는 있지만 반드시 환자의 승낙을 받아야만 하는 것은 아니다. 이런 도움을 통해 당신이 혼자서 해결하기에는 어려운 문제들을 조절하고 보다 나은 방법으로 극복할 수 있는 길을 제시받을 수 있을 것이다. 만약에 치료가 필요한 것이 사실이라면 당신의 중재 노력은 환자로 하여금 치료를 받을 수 있게 하는 계기가 되어 빠른 시간 안에 치료를 받음으로써 치료가 효과적으로 이루어질 수 있도록 할 것이다. 그래서 문제가 있다고 의심이 될 때 가능한 빨리 자문을 받는 것이 매우 중요하다. 비록 이렇게 하는 것이 당신의 자녀나 배우자를 놀라게 하거나 문제를 직면하는 데 어려움을 가져오게 할 수는 있지만 갈등이 더욱 악화되기 전에 조기에 문제를 공개해서 이야기를 시작할 수 있다는 이점이 있다. 도움을 청하는 것에 대한 당신의 편견도 버려야만 한다. 도움받는 일을 미루거나 포기하지 않아야 한다. 전문가들은 항상 이렇게 하는 것이 뒤로 물러서는 것보다 낫다고 이야기한다.

당신이 어떻게 해야 하는지에 대해 도움을 얻기 위하여 만나 볼 수 있는 전문가나 모임들은 많이 있다. 예를 들어서 식사장애 센터나 전문가와 연락을 할 수도 있고, 지지 모임이나 상담을 위한 직통 전화 등을 이용할 수도 있다. 만약에 당신이 대학생이라면 교내 건강 관리소나 기숙사 상담원을 만나 볼 수 있다. 직장 같은 곳에서는 회사원의 건강을 위해 마련되어 있는 의무실을 이용할 수도 있을 것이다. 그 외에 도움을 얻을 수 있을 만한 곳은 제6장에서 자세히 소개하려 한다. 본 책의 부록에 소개되어 있는 거주지역에 따른 치료자나 치료시설을 참고하면 도움이 될 수 있을 것이다(주: 이것은 미국과 같이 식사장애가 많이 일반화되어 있고 치료 시설이나 자조집단과 같은 것이 잘 발달되어 있는 경우의 이야기이다. 우리나라의 경우는 정신과에 대한 편견에 더해 아직 식사장애는 일반화되어 있지 않은 질병이기 때문에 치료를 전문적으로 하는 곳도 제한적이고 문의를 할 수 있는 곳도 제한적이다. 우리나라에서 식사장애 치료를 전문적으로 받을 수 있는 곳과 문의가 가능한 곳은 부록에 따로 소개하려 한다).

당신이 치료시설에 전화를 하거나 다른 사람을 만나기 위해 약속을 잡기 전에 먼저 당신의 생각을 정리해 보는 것이 좋을 것이다.

- 당신이 보아 걱정스럽게 생각하는 행동들에 대해 생각을 분명히 정리해 두자. 제1장에 있는 항목들을 점검해 보고 당신이 관찰한 환자의 다양한 증상과 징후에 대하여 미리 적어 두는 것이 좋다.
- 환자의 행동이나 기분에서 문제가 될 만한 변화가 있었는지에

대하여 생각해 보라. 언제부터 그런 변화들이 있었는가에 대하여 말해 줄 수 있는가? 그런 변화가 얼마동안 지속되고 있는가?

- 환자가 다른 약물이나 알코올을 남용하고 있다는 생각이 들면 상담자에게 이러한 사실을 알려주어야 한다.
- 환자가 자살에 대하여 말한 적이 있는지, 자살을 실제 시도한 적이 있는지, 그리고 자해(손목을 칼로 긋는 등의 행동)와 위험한 행동들에 대하여 상담자가 알 수 있도록 해야 한다. 현기증, 심계항진, 또는 숨이 답답한 증상과 같은 신체적인 증상으로 힘들어하고 있는지에 대해서도 이야기해야 한다.
- 식사 행동으로 인해 집안에서 문제가 일어나는지, 일어난다면 어떻게 나타나는지에 대해 평가해야 한다. 예를 들어서 음식이 없어지지는 않는지, 화장실에서 토해서 어지럽혀져 있는 상태로 그대로 있는지, 그리고 식사시간이 즐거운 시간이 아니고 괴로운 시간이 되어 버렸는지 등에 대해 평가를 해야 한다.
- 만약 환자와 당신 사이의 관계에 변화가 있다면 이러한 변화가 어떤 것인지, 얼마나 오랫동안 지속되고 있는지에 대해 상담자에게 이야기해야 한다(예를 들어 당신은 요즈음 더 다투게 되지는 않는지, 환자가 당신과 함께 보내는 시간이 줄어들지는 않았는지 등이 여기에 속할 수 있다).
- 당신이 당면한 상황을 극복하기 위해 당신이 노력했던 것들이 무엇이며 그 결과는 어떠했는지에 대하여 상담자에게 이야기하라. 당신이 걱정하고 있는 환자와 어떻게 이런 문제를 제기하고 이야기를 했었는지 그리고 그때의 반응은 어땠는지에 대해 상담자에게 말해 주어야 한다.

행동 계획

당신이 처한 상황에 따라 행동 계획이 달라질 수 있다. 즉 현재의 상황이 얼마나 심각한지, 환자의 나이가 얼마인지, 환자가 자신을 스스로 보살필 수 있는 능력은 어느 정도인지, 그리고 당신과의 관계는 어떤지 등을 고려하여 행동계획에 대한 충고를 얻는 것이 좋다. 또한 환자와의 관계에 있어서 당신이 미칠 수 있는 영향력이 어느 정도인가에 따라 행동계획이 달라질 수 있는데 이것은 결국 환자에 대해 당신이 미칠 수 있는 조절력과 영향력의 양으로 판단될 수 있다.

어떻게 해나가야 하는가에 대한 확실한 규칙은 없다. 상황에 따라 달라질 수 있기 때문에 그때그때에 따라 전문가나 지지집단의 도움이나 충고가 필요하다. 다음은 각각의 특정한 상황에 따라 가족들, 배우자, 친구들에게 주어지는 충고가 어떻게 다른가에 대하여 알 수 있는 내용들이다.

스타이너 씨 가족

다음은 15세 된 식욕부진증 딸을 둔 스타이너 씨 부부가 자신의 문제를 알려고도 하지 않으며 치료자를 만나러 가려고도 하지 않는 딸에 대해서 어떻게 해야 할지에 대해 조언을 받은 내용이다.

스타이너 씨 부인이 저희를 찾아왔을 때 그녀의 딸인 리는 이미 체중이 50kg에서 36kg으로 감소되어 있었죠. 리가 다른 사람에게 도움을 요청하러 가는 것에 대하여 워낙 화를 많이 냈기 때문에 스타이너 씨 부부는 치료를 더 일찍 시작할 수가 없었고 더 이상 자신들이 할 수 있는 일이 있다는 생각을 할 수가 없었던 거죠. 그러나 리는 점점 더 야위어 갔고 친구들도 만나지 않고 고립된 생활을 하게 되었으며 스타이너 씨 부인은 더 이상 뒤로 물러서서 바라보고만 있을 수는 없다고 생각을 했던 거죠. 저희는 스타이너 씨 부인에게 어떻게 36kg의 소녀가 부모보다 더 강할 수 있었냐고 물었죠. 리는 점점 죽어가고 있는 것이었고 자신을 위해서는 무엇이 최선인가에 대하여 알 수 있는 입장이 아니었죠. 그런데 어떻게 모든 결정을 그 아이가 할 수 있었던 것일까? 저희는 스타이너 씨 부인에게 리를 반드시 데리고 오라고 말했어요. 이렇게 오고 안 오고 하는 것은 리가 선택할 수 있는 것이 아니라고 이야기했지요.

스타이너 씨 부인은 두려워했어요. 그녀는 자신과 남편이 발버둥치면서 울어대는 리를 억지로 데리고 이곳까지 온다는 것을 상상만 해도 두려웠던 것이죠. 저희는 이런 상황을 충분히 예상할 수는 있지만 그러나 죽어 가는 리를 그냥 놔두는 것보다는 훨씬 낫다고 생각을 했지요. 저희는 강력하게 스타이너 씨 부인을 지지해 주었는데 정말 재미있는 일이 벌어졌어요. 스타이너 씨 부부는 리에게 더욱 강력하게 말을 하였고 리는 치료를 받으러 여기로 오게 되었어요. 그러나 예상했었던 것과는 달리 리는 뿌루퉁한 표정이기는 하였지만 분노발작과 같은 일은 없었던 거예요. 분명한 사실은 이전에는 부모들이 리를 치료받기 위해 데려가려 하면 리는 화를 냈었고 그러면 부모들은 그냥 뒤로 물러났었는데 이번에는 그렇게 하지 않았다는 것이죠. 리는 이렇게 하는 것이 부모들이 해야 할 일이라는 사실을 인식하게 되면서 부모의 권위에 무릎을 꿇고 만 것이죠.

로버트슨 가족

어떤 경우에는 환자 부모에게 식욕부진증의 자녀를 치료받도록 데려 오기 위한 방법으로 경제적인 압력을 사용하라고 권하기도 한다. 경제적인 도움을 주지 않음으로써 부모의 뜻을 보여줄 수 있는 계기가 되는 경우가 가끔씩 있다. 생명이 위태로울 정도로 증상이 심한 자녀는 자신이 어떤 일을 결정할 수 있는 자유가 주어져서는 안 된다. 다음의 로버트슨 가족 예는 위태로운 상황에 처했을 때 돈을 주지 않는 방법을 사용하여 치료를 받게 한 예를 보여주고 있다.

제니와 로버트슨 씨는 26세 된 딸 케리를 어떻게 다루어야 할지를 잘 몰라 환자 부모들의 모임에 참석하게 되었다. 케리는 미술사 공부를 하기 위해 이태리와 프랑스에 있는 학교에 유학을 가려는 계획을 가지고 있었다. 케리는 이런 기회가 주어지기를 오랫동안 기다려 왔었고 로버트슨 씨는 그 비용을 졸업선물 대신으로 주기로 결정을 했었다. 케리는 작년부터 열심히 계획을 세우고 많은 기대를 해 오고 있었다. 그러나 지난 3개월 전부터 로버트슨 씨는 뭔가가 잘못되고 있다는 느낌을 가지기 시작하였다. 케리가 전혀 먹지 않는 것처럼 보였기 때문이다. 가족들이 함께 식사를 할 때는 언제나 함께 식사를 하지 않고 자기 방으로 들어가 운동을 하였다. 케리는 언니에게 자신이 뚱뚱해 보이지 않느냐고 하루에도 몇 번씩 확인을 했다. 유학을 위해 어머니와 함께 옷을 사러 갔을 때 로버트슨 씨 부인은 정상적인 몸매를 가지고 있던 케리가 불과 몇 달 사이에 엄청나게 야위어 있다는 사실을 알게 되었다. 사실 그날 케리의 몸에 맞는 옷을 사기 위해서는 아동복 매장에 가서 옷을 고를 수밖에 없을 정도였다. 로버트슨 부인은 걱정이 많이 되었다. 그러나 케리는 이렇게 마른 것을 내심 기뻐하고 있었다. 로버트슨 부인은 딸의 상태가 이렇게 좋지 않은데 1년이나 유학을 보내야 한다는 것이 너무 걱정스러웠다.

지지 모임에 참석한 다른 사람들은 로버트슨 씨 부부에게 케리가 식욕부진증에 걸려 있다는 사실을 알면서도 그녀가 유럽으로 나가는 것을 도와주는 이유를 모르겠다고 말하였다. 로버트슨 씨는 다른 사람의 그러한 제안에 대해 거부감을 느꼈는데 왜냐하면 그것은 딸과의 약속이었기 때문이었다. 케리가 일년 전부터 이 일을 계획해 오고 있었는데 만약에 부모들이 그 약속을 어기게 되면 케리의 상태는 더 안 좋아지지 않을까? 이 일 때문에 케리가 부모들을 미워하게 되지 않을까? 하는 걱정이 앞섰다.

그러나 지지 모임에 참석한 사람들은 의견을 굽히지 않았다. 그들은 로버트슨 씨 부부에게 케리는 지금 문제가 있고 그래서 그 문제를 고쳐야 할 필요가 있기 때문에 여행에 필요한 경비를 줄 수 없다고 말하라고 권유했다. 자국에 있으면서도 자신을 잘 돌볼 수 없는데 유럽에 가서 혼자 있으면 어떻게 되겠는가? 케리는 여행을 해도 지장이 없을 정도로 건강한지에 대하여 전문가의 진찰을 받아야만 한다. 그래야 케리가 유럽에서 제대로 생활해 나갈 수 있을 것이다. 케리는 건강해질 때까지 여행을 연기해야 할 필요가 있다고 지지 모임사람들은 이야기하였다. 로버트슨 씨는 이런 충고에도 불구하고 케리에게 문제 제기를 하는 것을 두렵게 생각하고 있었다. 결국 로버트슨 씨 부부는 케리에게 자신들이 여행을 가도록 계속 도와주는 것은 심각한 문제가 있는 데도 모른 척하게 되는 것이라고 말을 했다. 그리고 만약에 케리가 전문가를 만나러 가서 외국에 나가도 될 수 있을 정도로 건강한지에 대하여 진찰을 받는다면 경제적인 도움을 주겠노라고 말을 했다. 당연히 케리는 화를 냈다. "저하고 약속했던 것이잖아요."라면서 소리를 질렀다. "저는 저와의 약속을 지키지 않는다는 것이 믿어지질 않아요. 저는 1년 동안 이 일에 대하여 많은 기대를 해 오고 있었는데 이제 와서 그렇게 이야기를 하시면 어떻게 해요? 제가 정말 그렇게 걱정이 된다면 왜 좀더 일찍 말하지 않았어요?"

로버트슨 씨는 지지 모임에서 들은 말들을 생각하며 마음이 흔들리지 않으려고 노력했다. "우리가 좀더 일찍 이런 이야기를 하지 못한 것은 정말 미안하다. 많은 생각을 한 결과 우리가 너를 그냥 외국에 나가도록 놔둔다면 그것은 부모로서의 책임을 다하지 못하는 것이라고 생각한단다. 우리도 괴로운 일이지만 네가 겪고 있는 고통을 무시할 수는 없단다."라고 케리에게 말했다.

케리는 자신에게 문제가 없다고 소리를 지르면서 오히려 이렇게 하는 것이 부모들이 자기를 괴롭히는 것이라고 말했다. 그리고 이제는 더 이상 부모님을 믿을 수 없으며 부모님이 자신의 인생을 망쳐놓았다고 말했다. 케리의 이런 이야기를 듣는 것은 괴로운 일이었지만 로버트슨 씨는 이렇게 하는 것이 올바른 결정임을 속으로 다짐하였다. 결국 케리는 꼼짝할 수 없게 되었다. 로버트슨 씨 부인은 진찰을 미리 예약해 두었고 케리는 부모들과 함께 진찰을 받으러 갔다. 치료자는 케리가 지금 심각한 문제에 빠져 있다고 이야기하였고 부모들이 케리가 외국에 나갈 수 있는 경비를 도와주지 않은 것은 잘한 일이라고 지지해 주었다. 케리는 화를 냈지만 그래도 치료는 시작하였다.

로버트슨 씨가 했던 일들은 결코 쉬운 일이 아니다. 케리는 부모의 결정에 대해 화를 내었고 자신은 괜찮다고 주장을 했다. 그러나 만약 로버트슨 씨가 뒤로 물러났다면 케리가 체중 감소를 통해서만 이야기할 수 있었던 것 즉, 1년 동안의 외국생활에 대한 두려움을 무시해 버리는 결과를 가져오게 되었을 것이다. 부모들이 그때 케리에게 여행 경비를 주지 않겠다고 말을 해 줌으로써 케리가 그 당시에는 자기 자신을 스스로 돌볼 수 있을 정도의 능력이 없다는 것을 겉으로 드러내어 인정한 것이었다.

벤과 자넷 워크

만약에 당신이 식사장애가 있는 사람과 결혼을 하게 되면 그 사람에 대하여 객관적인 결정을 내리기가 어려울 수 있다. 식사문제가 당신과 배우자에게 그리고 당신과의 관계에 어떤 영향을 미치는지에 대해 확고한 자세를 견지한다면 환자의 관심을 끌어내고 협조를 얻어낼 수 있을 것이다.

35세의 벤자민 워크 씨는 33세의 아내, 자넷에게 대식증에 관한 이야기를 어떻게 하게 되었는지에 대하여 다음과 같이 이야기하고 있다.

지난 수개월 동안 저희의 결혼생활에 무언가가 잘못되고 있다고 느껴졌어요. 자넷은 제가 너무 일을 많이 한다고 불평했어요. 그녀는 제가 볼 때는 멋있어 보이는데도 항상 자신의 체중에 대해 불만을 가지고 있고 또 우울해 하고 있었어요. 저는 저희 둘이 함께 보내는 시간이 점점 줄어들고 있다는 것도 알고 있었지요. 솔직히 말해서 저도 제가 일에 파묻혀 있다는 생각을 했어요. 그런데 평일인 어느 날 직장으로 친구인 리쯔가 전화를 했어요. 리쯔는 자넷에게 전화를 걸 때마다 항상 "좋지 않아." 라는 말을 한다고 이야기하더군요. 그러면서 "요즈음 자넷, 괜찮아요?" 라고 물으면서 "몇 주째 자넷을 보지 못했고 단지 전화로만 매일 통화를 하고 있어요." 라고 말을 했어요.

리쯔의 전화내용은 저에게 충격적이었어요. 저는 자넷에게 대식증이 있다는 것을 알고 있었고 나빠지면 어떻게 되는 것인지 궁금해하고 있었거든요. 리쯔의 전화를 받고 난 이후 저는 좀더 많은 관심을 기울이게 되었어요. 그 결과 자넷이 너무 자주 화장실을 드나든다는 것을 목격하게 되었고 화장실에 가 있지 않을 때는 언제나 음식을 먹고 있다는 것을 알게 되었지요. 자넷이 리쯔만을 멀리 하려고 하는 것이 아니라 저까지도 멀리하려고 하며 다른 누구와도 만나지 않으려 한다는 것도 알게 되었죠.

저는 자넷에게 함께 이야기를 나누고 싶다고 말했어요. 지금처럼은 아니지만 이전에도 한번 대식증에 대하여 서로 이야기를 나눈 적이 있었거든요. 그때 저는 자넷에게 그것이 저희 사이에 크게 문제가 되지 않으며 제가 자넷을 아프게 만들지는 않을지 그것이 걱정이 된다고 말을 했었죠. 저는 그동안 관찰했던 것과 리쯔의 전화에 대하여 말을 했습니다. 저는 자넷이 기분 나쁘지 않게 이야기를 털어놓을 수 있도록 노력을 했었지만 자넷은 저를 바라보며 이렇게 말했어요. " 당신이 저를 괴롭힌 것은 없어요. 아무 일도 아니에요. 그런데 왜 당신은 갑자기 관심을 보이는 거지요?" 제가 자넷을 도우려는 노력에 대해 자넷이 그렇게 차갑게 대한다는 것을 저는 믿을 수가 없었어요. 그날 아침은 정말 지옥 같았어요. 저는 그녀에게 소리를 지르게 되었고 그녀는 울었지요. 그리고 침묵으로 끝을 냈습니다.

제 생각에 많이 낙담을 했었던 것 같아요. 그러나 그날 오후 저는 대식증 상담소에 전화를 걸어 자넷에 대한 이야기를 했습니다. 상담자는 저에게 다른 방식으로 다시 노력을 해 보라고 충고를 하더군요.

이번에는 단호하게 말을 했습니다. 저는 자넷에게 저희 결혼에 문제가 있다고 말했어요. 헤어지든지 아니면 함께 노력을 하든지 해 보자고 말했죠. 그리고 저는 저희가 함께 노력할 수 있는 것들에 대하여 이야기를 나누어 보고 싶다고 말했습니다. 저희의 원만한 결혼생활을 위해서 자넷의 대식증을 고칠 수 있는 전문가에게 이야기해 볼 필요가 있다고 저는 말했죠. 그러나 그녀는 동의하지 않았고 저는 그녀가 저에게 원하는 것이 무엇인지를 알고 싶었습니다.

저는 이런 방식으로 이야기를 하는 것은 자넷을 놀라게 할 뿐 도움이 되지 않는다고 생각을 했어요. 제 생각에 그녀는 더욱 더 적극적인 모습을 기대하고 있는 것 같았어요. 그래서 저는 자넷에게 어떠한 일이라도 당신을 위해서라면 기꺼이 하겠다고 말을 했고 그러자 자넷은 저에게 좀더 많은 이야기를 했어요. 저희는 함께 가족 치료를 하는 전문가를 만나러 가게 되었어요. 일단 치료에 한 번 참여하게 되자 자넷은 저희의 결혼생활에 대한 염려들이 그녀를 얼마나 힘들게 했으며 결국 음식을 먹는 것으로 이 모든 염려를 없애 버릴 수밖에 없었다고 말을 할 수 있게 되었어요. 그녀는 자신의 식사 문제를 알게 되었고 그래서 치료를 시작하게 되었죠. 저는 제 일에 대한 강한 욕망을 조절해 나가야만 한다는 것을 알게 되었습니다.

실제 치료자는 자넷이 음식에 중독되어 있는 것만큼이나 저는 일에 중독되어 있다는 지적을 해 주었다. 저희 둘은 모두 저희의 결혼생활을 원래의 궤도 위에 올려놓기 위해 많은 노력들을 하기 시작했던 것이다.

로라와 제시카 – 룸메이트

어떤 경우(특히 친구나 동료인 경우)에는 당신이 환자에게 직접 문제를 제기하고 충고하기가 정말 난감한 경우가 있다. 이런 경우에는 당신 대신에 전문가나 상담자(기숙사 생활 상담자, 노동조합 상담자 또는 선생님)가 개입하여 직접적으로 환자에게 문제를 이야기할 수 있을 것이다. 로라와 제시카는 바로 이런 경우에 속한다.

로라와 제시카는 중서부 지방의 대학에 다니고 있는 친구이다. 그들이 함께 방을 사용하기 전까지는 서로에 대하여 잘 몰랐었지만 함께 방을 사용하면서부터는 서로에 대하여 잘 알게 되었다. 처음에 학교에 입학했을 때 그들은 향수병에 시달렸었고 그래서 서로 많은 이야기를 나눌 수 있었다. 사회나 학교에서 일어나는 일은 무슨 일이든지 간에 그리고 즐거운 일이나 슬픈 일이건 간에 그들은 서로 도와가며 문제들을 해결했었다. 그래서 처음 대학 1학년의 생활을 남부럽지 않게 잘 지냈다. 그런데 2학년이 되면서 로라는 제시카에게 어떤 변화가 일어나고 있음을 목격하게 되었다. 어느 날부터인가 제시카는 식당에 잘 가지 않게 되었고 이유를 물어보면 항상 어떤 변명들을 늘어놓기 시작했다. 이전에는 밤늦게까지 공부를 해야 할 때는 함께 피자를 시켜 먹곤 했었다. 그러나 요즈음 제시카는 그렇게 하지 않는다. 배가 고프지 않다는 것이다. 그녀는 밤늦게 간식을 먹는 것을 싫어한다. 로라는 이런 제시카의 행동 변화들이 이상하다고 생각했고 그래서 제시카에게 요즈음 음식을 왜 적게 먹느냐고 물어보았다. 제시카는 음식을 잘 먹고 있고 단지 다른 시간에 음식을 먹고 있을 뿐이라고 대답했고 로라가 보지 못했다고 해서 자신이 먹고 있지 않는 것은 아니라고 설명했다.

로라는 제시카의 말을 믿고 싶었다. 로라는 제시카의 체중이 줄어들고 있다는 것을 알고 있었지만 로라는 그 문제에 대하여 깊게 생각하지는 않았다. 어느 날 밤, 제시카는 로라가 자고 있다고 생각을 하고 방에서 옷을 벗었다. 그 광경을 본 로라는 놀라지 않을 수 없었다. 로라는 아직까지 그렇게 살이 마른 모습의 사람을 본 적이 없었기 때문이었다. 로라는 그런 모습을 사진들(강제 수용소에서 살아남은 사람들의 사진들)에서나 보았지 실제 보기는 처음이었다. 로라는 어떻게 해야 할 바를 몰랐다. 기숙사 생활 상담자가 이전에 기숙사 생활을 하고 있는 학생들을 대상으로 신경성 식욕부진증과 그 영향에 대해서 강의를 한 적이 있었다. 로라는 제시카를 돕고 싶었지만 그러나 만약에 로라가 기숙사 생활 상담자에게 말한 것을 제시카가 알게 된다면 결코 자신과 다시는 이야기하지 않으려고 할 것이라고 생각했다. 그러나 로라가 누구에겐가 말을 하지 않는다면 제시카는 말라 죽을지도 모른다. 오히려 지금 이야기를 하는 것이 제시카가 다시 음식을 먹게 되는 좋은 계기를 마련하는 데 도움이 될 수 있을 것이다. 로라는 학교의 윗사람에게 알리지 않고 제시카를 도와줄 수 있는 다른 어떤 방법이 있을 것이라고 생각을 했다.

그러나 불행히도 제시카는 로라의 걱정스러운 말은 전혀 들으려 하지 않았다. 그녀는 로라에게 자기 일이나 잘 하라는 식으로 반응했다. 그러한 제시카의 반응에 로라는 놀랐다. 제시카가 이전에 로라에게 이런 식으로 말을 한 적이 결코 없었기 때문이다. "나는 더 이상 네가 이렇게 사는 것을 보고 있을 수만은 없어."라고 로라는 말했다. "너는 도움이 필요해. 나는 지금 기숙사 생활 상담자에게 가서 너의 이야기를 할 거야. 말하고 싶으면 말해."라고 제시카는 냉담하게 반응을 했다.

로라는 상담자에게 모든 이야기를 하였고 제시카와 상담을 해 줄 것을 요청하였다. 학교 선생님들도 이 사실을 알게 되었고 제시카의 부모들도 알게 되었다. 결국 제시카는 1년 동안 학교를 쉬게 되었고 치료 시설에 가서 치료를 받고 있다. "저는 그때 로라를 계속 원망했었어요," 이제 22세가 된 제시카는 식욕부진증에서 회복되어 가고 있다. "그러나 지금은 로라가 제 생명을 구해 주었다고 생각해요."

더 이상 지체할 시간이 없다: 응급상황들

어떤 상황들은 응급을 요할 수도 있고 그래서 환자의 건강을 지키기 위하여 즉각 행동을 취해야 할 충고를 필요로 하게 될 것이다. 이러한 경우들에 있어서 즉각적인 치료 평가는 필수적인 것이다. 이러한 경우들은 자살 가능성이 있을 때, 자해할 가능성이 있을 때, 또는 심하게 굶어서 생명이 위태로울 때 등이 해당된다.

자살 시도는 대식증 환자들에 있어서 흔한 일이다. 대식증과 연관된 절망과 고통을 빨리 그리고 충동적으로 없애 버리려고 노력하는 환자의 욕망에 의해 자살로 이어지게 된다. 만약에 환자가 자살을 시도하거나, 자살 제스처(칼로 손목을 긋는 행위와 같은)를 한다거나, 자살하고 싶다고 당신에게 이야기를 하거나 하면 이것은 분명히 응급상황으로 간주되어야 한다. 당신은 즉시 도움을 요청할 필요가 있다. 이러한 경우들에 있어서는 아무것도 하지 않는 것보다는 오히려 과잉보호하는 편이 낫다.

어떤 경우에서는 자살에 관한 이야기를 매일 하는 경우도 있을 수 있다. 비록 그럴 때마다 도움을 요청하는 조치를 취할 필요는 없지만 당신은 이것을 당신 혼자서 판단하려 해서는 안 된다. 전문가의 판단을 필요로 하는 것이다.

또 다른 응급상황은 생리적인 손상으로 인해 죽음에 이를 가능성이 있을 때이다. 사망하는 경우는 식욕부진증에서보다 대식증에서는 적지만 대부분 원인은 심부전증이다. 식욕부진증 환자들은 굶는 것으로 인한 많은 합병증들로 인해 사망하게 되는데 특히 수분과 전해질의 불균형이 흔하다. "수분의 불균형"이라고 하는 것은 탈수증 상태에 이른 것을 의미하며 "전해질의 불균형"이라는 것은 포타슘 소실을 의미하는데 이럴 경우 심부전증을 일으킬 수 있게 된다. 불행히도 이러한 불균형들은 특별히 눈에 띌 만한 나쁜 징후 없이 일어나게 된다. 그래서 만약에 환자가 현기증, 기절, 또는 걷는 것이 힘들 경우에는 응급상황으로 간주해야만 한다. 만약에 당신이 환자가 지속적인 저체중과 구토로 심하게 식사장애를 앓고 있다는 사실을 알고 있는데, 우리가 앞에서 설명한 그런 신체적인 이상들이 환자에게 나타났을 때는 환자가 지금 죽음에 이르고 있다는 것을 알아야 한다. 다시 말해서 당신은 즉시 도움을 요청하는 행동을 취해야만 한다는 것이다.

이러한 경우들에 있어서 당신은 환자가 지금 심각한 위험에 빠져 있으며 그래서 즉각 응급조치를 취해야만 한다는 충고를 듣게 될 것이다. 만약에 당신이 환자의 부모, 배우자 또는 친구라면 이러한 충고를 듣는 즉시 환자를 병원으로 데리고 가서 의사에게 진찰을 받도록 해야 할 것이다. 다른 사람이 대신 해 줄 것이라고 기대하지 말아야 한다. 당신은 지금까지 우리가 이 책에서 이야기해 온 방식대로 환자에게 문제를 제기하고 싶어 할 것이 분명하다. 차분하고 확고한 자세로 임하는 것이 좋다. 환자에게 왜 당신이 지금 문제를 제기하는지, 지금 상황을 왜 심각하게 생각해야만 하는지 그리고 환자를 위해 당신이 할 조치(즉, 환자를 데리고 진찰을 받기 위해 의사를 만나러 갈 것이다와 같은)는 무엇인가에 대하여 말을 해 주는 것이 좋다. 그리고 환자의 말을 끝까지 듣고 또 환자에게 말할 시간을 충분히 주어야 한다. 그러나 응급상황일 경우에는 조용히 서로 이야기를 나눌 수 있을 만큼의 충분한 시간이 없을 수도 있다. 환자가 함께 병원에 가지 않겠다고 하는 상황을 미리 예상하라. 이런 상황에 처하면 당신은 환자와 싸우게 될지도 모른다. 그러나 환자가 어떻게 저항을 하든지 간에 응급상황에서는 선택의 여지가 없다. 사람이 신체적으로나 정신적으로 쇠약해지게 되면 자신을 위해서 어떻게 하는 것이 현명한 최선의 방법인가에 대하여 정확한 판단을 할 수 없게 된다. 그래서 당신은 어떠한 방법을 사용하든지 간에 환자로 하여금 즉각적인 전문가의 도움을 받아야만 한다는 사실을 확신시킬 필요가 있다.

만약 당신이 환자의 친지, 친구이거나 또는 성인이 아닌 경우라면, 당신의 힘으로 환자를 돕기란 어려울 것이다. 이런 경우에는 다른 전문가(즉, 학교나 기숙사의 상담자)의 도움을 얻어서 환자 문제를 도와주어야 한다. 만약에 도움이 될 만한 그런 전문가가 없다면 환자의 가족에게 도움을 요청하는 것이 바람직할 것이다. 지금과 같은 응급상황에서는 환자에 대한 예의나 신뢰에 대하여 걱정을 하고 있을 시간이 없다. 환자는 실제로 정말 위험한 상황에 처해 있기 때문이다.

그냥 그대로 놔두어야 할 때

응급상황과는 대조적으로 현재의 상황을 그냥 있는 그대로 놔두어야 하는 것이 최선의 방법일 때가 있다. 최근에 식사장애에 대하여 대중매체 등을 통해 많이 알려지면서 실제 심각한 정도의 병적인 행동이 아님에도 불구하고 당신은 예민해져 있을 수도 있고 지나치게 염려를 하고 있을 수도 있다. 이럴 경우에 당신은 전문가에게 당신이 지나치게 걱정하고 있는 것은 아닌가에 대하여 문의를 해 볼 필요가 있다. 만약에 그것이 사실이라면 현재의 상황을 그냥 그대로 놔두고 다른 사람에게 알리지 않는 것이 최선의 방법이다. 이러한 경우에서 당신이 그냥 상황을 있는 그대로 놔두라는 충고를 받았음에도 불구하고 계속 환자에게 지나친 걱정을 하게 된다면 그 사람은 자신이 원하는 방식대로 음식을 계속 먹게(아니면 먹지 않게) 될 것이고 당신이 원하는 방향으로 행동을 하지 않으면서 서로 싸움만 하게 될 것이다. 그렇게 되면 결국 문제는 아무도 손댈 수 없는 심각한 상황으로 발전하게 될 수도 있다.

당신의 한계를 받아들이는 것

극단적인 상황에서 조차도 당신이 어떠한 조치를 취하든지 간에 환자의 행동에 영향을 주는 데 있어서는 항상 한계가 있을 수밖에 없다. 당신은 환자로 하여금 계속 치료를 받을 수 있도록 하거나 또는 환자의 증상을 변화시키는 데 있어 한계를 느낄 수 있다.

셀리와 슈(모두 24세이다)는 연극을 공부하기 위해 뉴욕으로 이사를 와서 함께 생활을 하고 있다. 슈가 냉장고에 있는 음식들이 계속 없어진다는 사실을 목격하게 되었을 때 슈는 같은 방을 사용하고 있는 셀리에게 먹는 것과 연관된 어떤 문제가 있다는 사실을 알게 되었다. 구토를 한 냄새가 나는 화장실과 셀리의 낮은 체중 등은 셀리가 대식증 환자임을 시사하는 증거가 되었다.

> 저는 셀리와 그 문제에 대하여 이야기를 나누어 보려고 수주 동안 노력했었지만 셀리는 이에 응하지 않았어요. 상황은 점점 악화되고 있었는데 셀리는 하루 종일 먹고 토하는 일을 반복하고 있었어요. 또한 저는 음식을 다시 사는 데 수없이 많은 돈이 지출되게 되었어요. 저희는 서로 남의 음식은 먹지 않기로 약속을 했고 그 후로 제 음식은 먹지 않았어요. 저는 셀리에게 치료를 받으러 가자고 계속 말을 했었지만 소용이 없는 일이었어요. 셀리는 자신이 원하면 언제든지 그런 행동을 자제할 수 있다고 말했어요. 결국 제가 해 줄 수 있는 일은 없다는 결론을 내렸어요. 저는 제 짐을 챙겨서 그 집에서 이사를 나왔어요.

슈가 이사를 나간 후에도 셀리의 대식증적인 증상은 수년 동안 계속 되었다.

어떤 경우에는 식욕부진증 환자의 부모들이 환자에 대한 경제적 도움을 중단함으로써 치료를 받으러 갈 것을 설득하려고 하는 경우가 있다. 이런 경우 환자들은 화를 내면서 부모의 중재 노력을 거부하고 자신이 저축해 둔 돈을 사용하면서 지내기도 한다.

이러한 경우에서 당신은 환자의 보호자로서의 한계를 실감하게 될 것이다. 당신이 어떠한 노력을 하든지 간에 환자는 스스로 자신의 문제에 대한 심각성을 깨닫기 전에는 다른 사람의 도움이나 중재를 받아들이려고 하지 않을 것이다. 당신이 알고 있거나 보았던 것이 최선이라는 생각을 환자로 하여금 억지로 갖도록 할 수는 없는 것이다.

이러한 경우에 직면을 하게 되더라도 당신 혼자서 고민에 빠져 있을 필요는 없다. 지지 모임에 참석을 해 본다거나 다른 사람의 자문을 구해 보는 것이 도움이 될 것이다. 이와 유사한 경험을 해 본 사람들의 제안을 듣거나 또는(그리고) 전문가의 도움을 받는 것이 당신이 이러한 상황을 극복해 나가는 데 있어 도움이 될 수 있을 것이다. 당신이 겪은 두려움, 좌절감, 그리고 실망감 등에 대하여 남들과 토론해 볼 수 있고 심각한 문제에 빠져 있는 환자를 돕는 데 있어 느끼는 한계를 극복하는 데 필요한 지지를 얻을 수 있을 것이다.

문제가 얼마나 심각하든지 간에 또는 당신과 환자가 어떤 관계이든지 간에 당신은 환자의 식사 행동으로 인해서 받게 되는 충격을 잘 다루어 나갈 수 있는 방법을 필요로 하게 될 것이다. 제7장, 제8장, 그리고 제9장에서는 그러한 충격에서 회복될 수 있는 과정들에 대하여 집중적으로 논의할 것이다. 다른 사람의 인생을 대신 살아줄 수는 없지만 식사장애가 당신의 삶과 환자의 관계에 미치는 영향을 변화시킬 수 있는 것들은 많이 있다.

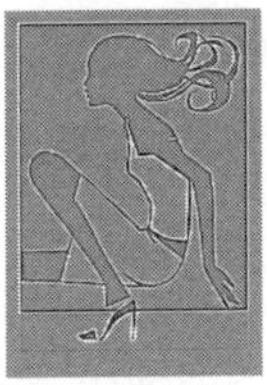

제 6 장
아무도 혼자서는 해결할 수 없다:
도움을 요청하는 것

식사장애는 심각한 심리적인 문제들을 가지고 있다. 대부분의 경우 전문가의 도움을 받는 것은 회복을 촉진시키는 데 있어 확실히 다른 차원의 도움을 줄 수 있고 환자의 회복을 위해 무언가 도와주어야 한다는 당신의 부담을 덜어 줄 수 있다.

치료자, 지지 모임, 병원 그리고 전문 의료인 등은 환자와 환자 가족 모두에게 도움을 줄 수 있다. 문제를 평가받거나 혹은 치료를 받거나 간에 그곳의 전문가들은 도움을 줄 것이고 이런 전문가에게 자문을 구하면 유용한 정보를 많이 제공받을 수 있을 것이다.

본 장의 첫 부분에서는 식사장애 환자들에 대한 내과적 치료와 심리적 치료 방법에 대해 검토를 해 볼 것이다. 뒷부분에서는 당신에게 유용한 도움에는 어떤 것들이 있는지에 대해 검토를 해 볼 것이다. 당신이 어떠한 상황에 직면하든지 간에 어떤 치료가 가능한가에 대한 정보는 이런 모든 경우에 있어 보다 순조로운 회복과 극복의 과정을 밟을 수 있도록 도움을 줄 수 있을 것이다.

식사장애 환자에 대한 치료 계획

식사장애가 있는 사람이 도움을 필요로 할 때는 가장 효과적인 치료방법을 제시해 줄 수 있는 전문가에게 자문을 의뢰하여야만 한다. 이러한 치료 계획들을 가장 잘 세워줄 수 있는 사람은 식사장애를 많이 치료해 본 경험이 있는 치료자일 것이다.

치료계획을 세우기 위해서는 많은 요인들을 고려해야만 하는데 그러한 요인에는 발병 시기, 유병기간, 증상의 심한 정도, 가족 상황, 그리고 다른 물질 남용 유무 등이 포함될 수 있다. 상담자는 전반적인 상황들을 고려하여 다른 전문가나 도움을 줄 수 있는 집단이 포함이 되는 치료 과정을 권고할 것이다.

식사장애를 치료하기 위해서는 여러 형태의 치료방법들이 제시될 수 있는데 여기에는 정신치료, 지지 모임 참가, 정신약물치료, 그리고 영양 상담 등이 포함된다. 어떤 경우에서는 입원이나 좀더 집중적인 외래 치료 프로그램 참여가 권고되기도 한다.

정신치료

많은 경우 식사장애 환자를 치료하는 가장 효과적인 방법은 정신치료적인 과정을 통해 이루어진다. 정신치료에는 세 가지 방법이 있는데 개인치료, 가족치료(부부치료 포함), 그리고 집단치료가 그것이다. 치료의 형태는 치료를 받을 사람의 나이, 요구 그리고 실제 상황 등을 고려해서 권고된다.

치료계획을 세우는 데 있어 고려해야 할 또 다른 요인은 환자가 식사장애 외에 다른 문제를 가지고 있지는 않는가 하는 것이다. 예를 들어서 환자가 약물과(또는) 알코올에 대한 남용은 있지 않은가 하는 것이다. 대부분의 전문가들은 식사장애에 대한 치료를 본격적으로 시작하기 전에 알코올이나 약물남용부터 먼저 조절해야 할 필요가 있다고 말한다. 그래서 치료계획 수립시 이러한 문제들에 대해서도 충분히 검토하여 포함시킬 필요가 있다.

식사장애 환자의 가족 및 그 환자의 인생 전반에 걸친 다른 면에 대해서도 평가가 이루어져야 한다. 도박, 근친상간, 알코올, 약물 남용, 가정 내 폭력 등이 있는가 하는 점에 대해서도 검토해야만 한다. 종종 식사장애를 가지고 있는 환자를 치료하다 보면 가족치료나 부부치료를 하는 중에 이러한 문제들이 불거져 나오게 되는 경우가 있다. 그래서 치료계획시 이러한 문제들의 가능성에 대하여 전반적인 검토가 필요한 것이다.

개인 정신치료

개인 정신치료는 환자와 치료자가 단독으로 만나서 치료를 한다. 일주일에 최소한 한 번은 이루어져야 하며 통상 45분 정도 면담을 한다.

식사장애 환자의 개인 정신치료에서는 폭식, 제거 행동, 또는 굶는 것 등과 같은 눈에 보이는 증상들과 함께 환자의 눈에 보이지 않는 심리적 요인들을 다루게 된다.

식사 행동 그 자체만으로도 이야기할 것이 많다. 왜냐하면 이 문제가 환자의 마음에 있어 가장 중요한 부분을 차지하고 있기 때문이다. 이런 치료 과정을 통해 환자는 자신의 삶에 있어서 먹는 것 또는 제거 행동이 갖는 의미를 알게 되고 그런 파괴적인 행위보다는 보다 건강한 방향으로 극복해 낼 수 있는 방법들을 대신 찾을 수 있게 된다.

다른 사람과의 관계와 자신의 내적 세계를 탐색함으로써 환자는 왜 그리고 어떻게 먹는 것(또는 굶는 것)이 자신의 문제를 극복하는 수단이 되었는가에 대하여 이해할 수 있게 된다. 왜 사람을 대하는 것보다 음식을 더 편안하게 생각하는가? 왜 자신의 마음을 진정시키는 데 있어 먹는 것이나 제거하는 행동보다 더 나은 방법은 없다고 느끼게 되었는가? 폭식을 그만 둘 수 있는 결심을 계속 유지하기 위해서는 무엇이 필요한가? 만약에 환자가 자신의 체중에 대한 걱정을 하지 않게 된다면 어떤 마음이 그 자리를 메우게 될 것인가?

모든 형태의 개인 정신치료가 내재되어 있는 감정과 생각을 밝혀내는 것에 목적이 있는 것은 아니다. 우리가 시행하는 치료는 우선 환자가 자신의 문제를 극복하는 데 음식을 이용하고 있는 이유들에 대해서 알고, 식사 행동들을 변화시키는 데 초점을 두고 있다. 치료 목표는 단순히 비정상적인 식사 행동을 멈추게 하는 것에 있는 것이 아니라 자신의 감정적 요구를 만족시키기 위한 시도로써 음식을 어떻게 사용하고 있으며 왜 사용하고 있는가를 환자가 이해하게끔 하는 것이다. 그러나 치료자라고 해서 환자가 반드시 이러한 형태로 치료될 것이라고 가정하지는 않는 것이 좋다.

개인 정신치료를 할 때 피해야 할 두 가지 함정이 있다. 첫 번째는 환자의 인생 전체를 보지 않고 오직 증상의 호전에만 초점을 두는 것이다. 만약에 치료가 문제의 가시적인 측면만을 고치려는 데 목적을 두고 눈에 보이지 않는 부분들(심리적인 측면)에 대해서는 고려하지 않는다면 어떤 노력을 하더라도 그 문제는 계속적으로 지속될 것이다. 많은 환자들이 자신이 먹는 것을 조절해 보기 위한 노력으로 관심을 음식에서 알코올이나 약물로 바꾸려는 경향이 있다. 이것은 음식이 그들에게 어떤 방식으로 도움을 주고 있는가에 대한 충분한 이해 없이 단순히 그 탐닉의 대상만을 다른 것으로 바꾸는 것에 지나지 않는 것이다.

두 번째는 치료의 초점을 너무 환자의 내면세계에만 집중하는 것이다. 우리는 종종 환자가 수년 동안 치료를 받아오고 있지만 실제 음식에 대해서는 전혀 이야기한 바가 없었다는 말을 듣는다. 이것은 마치 알코올 중독 환자를 치료하면서 알코올 남용에 대해서는 전혀 이야기를 나누지 않는 것과 같다. 지금 심하게 폭식을 하고 있거나 굶고 있는 환자를 치료하면서 그 점에 대해서는 언급을 하지 않는다는 것은 환자의 절반만 치료실에 들어와 있는 것과 같은 것이다.

개인치료의 가장 중요한 장점중의 하나는 치료자와의 일대일 관계를 맺을 수 있다는 것이다. 따라서 이 치료를 받는 환자는 자신의 감정이나 생각들에 대하여 충분히 탐색하고 알 수 있는 기회를 가질 수 있게 된다. 식사장애 환자가 다른 사람과의 관계 속에서 느끼게 되는 감정뿐만 아니라 자기 자신에 대해서 느끼는 감정들도 충분히 받아들일 수 있는 단계가 되면 환자는 음식으로 자신을 잊어보려고 했던 욕구들이 줄어드는 것을 느낄 수 있게 된다. 환자는 생리적인 배고픔에서 오는 욕구와 감정에서 비롯되는 욕구를 구별할 수 있게 된다. 식사장애가 있는 환자들은 배고픔에 대한 자신의 내적 감정의 경험을 왜곡해서 받아들여 배고픔과 다른 감정에 대한 반응을 구분하지 못하는 경향이 있고 그래서 먹는 것으로서 그에 대한 반응을 하게 되는 것이다.

치료자는 환자의 개인적인 사생활에까지 개입하는 사람은 아니어야만 한다. 치료자는 환자의 가족이거나 친구, 친척의 역할을 해서도 안 된다. 이럼으로써 환자는 치료자가 개인적인 관련이 없는 사람이라는 사실을 느낄 수 있게 되고 환자 자신, 가족, 그리고(또는) 친구들에 대한 자신의 감정을 안심하고 자유롭게 표현할 수 있게 된다.

가족치료

가족치료는 환자뿐만 아니라 그 가족까지도 치료의 대상 범위로 간주한다. 가족에는 부모, 형제들, 그리고 배우자(결혼을 했다면) 및 조부모 또는 같이 살고 있는 다른 친척들까지도 포함된다. 가족은 식사장애 환자를 도와줄 수 있는 중요한 재원이 될 수 있다. 사실 청소년이나 아동의 경우 부모의 치료 참여는 필수적이다.

가족치료시 처음에는 초점을 식사장애에 두지만 아동의 식사 행동에 관여하는 부모의 태도를 정상화하는 데에도 도움을 주게 된다. 식사장애의 치료에 가족을 동참시키는 데도 의의가 있지만 또 다른 목표는 가족 내의 규칙들을 새로이 설정하고 부모와 자녀간의 상호관계를 개선하고자 하는 것에도 의의가 있다. 의사소통 기술들이 개선될 수 있고 그렇게 되면 자신의 감정과 갈등을 표현하는 데 있어서보다 효과적이고 안전한 방법들을 사용할 수 있게 될 것이다. 결혼은 가족치료의 또 다른 초점이 된다. 남편과 아내를 부모로서 결합시켜주고 부부로서 서로 즐기면서 살 수 있도록 도와줄 수 있다.

청소년에 대한 가족치료 목표 중 하나는 청소년으로 하여금 자신감과 안전감을 가질 수 있도록 도와 발달과제인 집을 떠나 독립할 수 있도록 하는 것이다. 이것은 청소년 자신이 가족 내에서 자신의 위치에 대해 안전하다고 느끼는 한편 자신을 독립적인 한 성인으로서 인식할 때만 가능한 것이다.

이러한 형태의 문제는 가족 전체가 함께 공개적으로 이야기함으로써 탐색될 수 있고, 이것은 식사장애를 가지고 있는 환자뿐만 아니라 가족구성원 전체가 안고 있는 문제를 풀기 위해 변화를 촉구하기 위해 시도된다.

치료의 과정, 모임의 횟수, 그리고 치료시간에 참석해야 할 가족 등은 병의 심한 정도와 가족이 처해 있는 특정한 사정에 따라 달라질 수 있다. 가족치료는 가족 전체를 그 대상으로 한다. 부모와 자녀가 같은 치료자를 다른 시간에 만날 수도 있고 또는 각각 다른 치료자를 만날 수도 있다. 만약에 당신과 당신의 자녀가 각각 다른 치료자를 만나 치료를 하고 있다면 치료자들은 동일한 치료 원칙을 공유해야 하고 치료의 과정에 대하여 서로 자주 만나 의견을 나누어야 한다.

때로는 부모들이 환자인 자녀가 개인치료를 받고 있든지 않든지에 상관없이 치료자를 만나기도 한다. 만약에 당신이 식사장애 환자의 배우자라면 당신은 부부치료를 받아야 할 것이다. 이 치료 역시 가족치료의 일종으로서 당신과 당신의 배우자를 위해 권고될 것이다. 마지막으로 부모들은 일정한 간격으로 자녀의 개인치료시간에 함께 참석을 하는 소위 "동반 참여"라는 것을 하게 될 수도 있다. 이러한 모든 경우에 있어서 치료 목표는 동일하다. 가족 각 개인의 성장을 막고 가족의 기능을 방해하는 상호작용의 양상을 탐색하고 변화시키기 위해 모두가 노력하는 것이다.

집단치료

집단치료는 흔히 5 내지 12명으로 구성되며 일주일 간격으로 치료자를 만나게 된다. 이러한 치료는 특히 고립되어 있다고 느끼거나 자신만이 이러한 문제가 있다고 생각하고 있는 환자를 치료하는 데 도움이 될 수 있다. 집단은 어떤 사람이 식사 형태를 변화시키려고 노력을 하는 것에 대해 지지와 되먹이기(feedback)를 줄 수 있다. 집단은 구성원들이 관계를 맺어가는 새로운 방식을 익힐 수도 있고, 감정을 표현할 수도 있고, 자기 파괴적인 음식과의 관계를 대체 해 줄 수 있는 신뢰감 있는 관계를 맺을 수 있도록 도와주는 안전한 장소가 되어 주기도 한다.

여러 가지 다른 형태의 집단이 있다. 어떤 집단은 특별히 먹는 것과 그것이 그 사람의 인생에 가지는 의미와 기능에 대해 초점을 맞춘다. 이러한 집단에서는 구성원들이 식사 행동이 언제 어떻게 일어나는가에 대하여 집중적으로 이야기를 나눈다. 구성원들은 서로에게 식사 양상을 바꿀 수 있는 방법과 보다 건강한 대응방법을 발달시킬 수 있는 길을 발견할 수 있도록 서로 지지해 준다. 때로는 폭식에 대해 강한 충동을 느낄 때 다른 동료에게 전화를 해서 지지를 얻기도 한다. 이러한 형태의 집단은 한시적이며 대개 수주에서 수개월 동안 지속된다.

어떤 집단은 자기 성찰에 훨씬 더 많은 초점을 두고 식사 행동 그 자체에는 비교적 비중을 많이 두지 않는다. 이런 집단에서는 잠재되어 있는 감정에 대해 더 많은 이야기를 나누고 대개 그 기간이 정해져 있지는 않다.

테리의 경험을 살펴보면 두 가지 치료 상황이 어떻게 다른가를 명확하게 이해할 수 있다. 25세의 테리는 개인치료와 더불어 행동치료 중심의 집단치료에 참여하고 있다. 집단치료에서는 주로 환자가 폭식을 하고 싶어지는 동기에 초점을 맞추고 어떻게 하면 다른 행동으로 폭식행동을 대신할 수 있는가에 대하여 중점적으로 다루어 나간다. 테리는 현재 변화되어 가고 있다.

> 저는 개인치료와 집단치료를 받으면서 저의 폭식행동을 거의 조절할 수 있게 되었으며 구토도 거의 하지 않아요. 그러나 저는 이제 다음 단계를 밟고 싶어요. 음식에 대해서는 조금 덜 초점을 두고 대인관계에 대하여 더 많은 비중을 두고 있는 치료를 받고 싶어요. 저는 제가 사람들을 만나는 대신 음식을 만났다는 사실을 알고 있거든요. 무엇이 저로 하여금 사람들을 만나는 것에 대해 두려움을 갖게 했는지를 알고 싶어요.

테리는 통찰 지향적 집단치료(insight-oriented group)에 참여를 하게 되면서 자신이 왜 다른 사람보다는 음식에 대해서 더 많은 의존을 해왔는가를 이해하는 한 가지 방법으로써 집단치료자와 자신의 관계를 탐색해 봄으로써 알 수 있게 되었다.

집단치료를 급성기 식욕부진증 환자에게 항상 권하지는 않는다. 심하게 금식을 하고 있는 식욕부진증 환자에게는 다른 사람과의 상호관계를 통한 이해를 할 수 있을 만큼의 관계형성을 기대할 수 없기 때문이다. 그들의 인지적 능력과 사회적 능력은 금식으로 인해 손상되어 있기 때문에 다른 사람과의 관계에 집중하는 것이 불가능할 수도 있다. 게다가 젊은 여자 환자의 경우에는 어려움을 서로 공유함으로써 얻게 되는 좋은 감정을 갖기보다는 서로 더 날씬해지고자 하는 경쟁심이 일어나 서로를 지지해 줄 수 있을 만큼의 좋은 관계를 형성하기 힘들 수도 있다. 이러한 문제 때문에 상호 신뢰감이나 존중감이 생겨나지 않게 된다.

식사 중재

개인, 집단, 그리고 가족 치료의 대부분의 경우 식사장애 환자들에게 자신의 식사 행동은 자신에게 책임이 있다는 것을 명확하게 전달한다. 그러나 아동이나 청소년 특히, 발병을 한지 3년 이내에 치료를 받으러 온 신경성 식욕부진증 환자인 경우라면 이러한 요구가 적용되지 않는다. 가족 치료자는 부모로서 당신이 환자인 자녀를 조절하고 실제로 음식을 먹이는 방법을 배우도록 할 것이다. 당신은 마치 입원 시에 간호사가 신경성 식욕부진증 환자에게 그렇게 하듯이 어떻게 환자에게 꾸준히 그리고 부드럽게 음식을 먹도록 권유하는가에 대해 배워야 한다. 이러한 조절은 환자가 정상체중에 도달할 때까지 계속 되어야 할 것이다. 환자가 정상체중으로 회복되고 나면 치료자는 환자의 먹는 것에 대한 당신의 조절을 점차적으로 줄여나가도록 조언할 것이다. 이와 함께 이 시점에서 환자가 자신의 연령에 맞는 적절한 방식으로 자신의 삶을 살아갈 수 있도록 도와주는 치료가 시작될 것이다.

당신이 환자의 식사조절 치료에 참여해야 할지 아닐지에 대해 당신 혼자 결정을 해서는 안 된다. 당신 자녀가 나아지기 위해 당신이 항상 식사조절에 개입해야 할 필요가 있는 것은 아니다. 이러한 문제에 대하여 익숙한 치료자는 식사 중재가 도움이 될지 여부를 판단할 수 있다. 단순히 환자에게 먹을 것만을 강요하게 되면 오히려 싸움만 일어나게 되고 상태는 더욱 악화될 수도 있다.

가족치료를 하는 동안 음식섭취도 함께 이루어지게 되면 가족치료의 목표는 단순히 체중증가에 있는 것이 아니라 가족체계를 재구성하는 데 있다는 것을 다시 한 번 인식해야 한다. 이런 목표는 당신에게 부모로서 책임을 갖도록 하고 환자의 먹는 문제뿐만 아니라 환자의 다른 여러 문제에 대해서도 당신과 환자와의 관계를 제대로 연결시키는 데 있다. 비록 치료의 시작은 당신이 환자를 조절하는 데에서 시작이 되지만 결국 치료는 환자를 당신에게서 분리시켜 환자로 하여금 스스로 자신의 성장을 돕도록 하는 데 있다. 먹는 것에 대한 조절이 이런 광범위한 노력의 한 일부로서 이루질 때 이런 노력이 당신의 어린 식욕부진증 환자의 치료에 도움이 될 수 있을 것이다.

지지 또는 자조 모임

환자가 정신치료를 받고 있든지 아니든지 간에 지지 모임이나 자조 모임에 참여하는 것은 환자의 문제를 해결하는 데 있어 의미 있는 방법이 될 수 있고 고립감을 줄여줄 수 있을 것이다. 이들 모임들은 여러 회복단계에 있는 사람들로 구성되어 있어서 다양한 경험, 의견, 및 동지애를 함께 나눌 수 있다. 많은 사람들에게 자조 모임은 그들이 혼자가 아니라는 사실과 변화될 수 있다는 사실을 알게 되는 첫 단계이다.

지지 또는 자조 모임은 매일 혹은 한 달에 한 번씩 어디서든지 만날 수 있다. 이름에서 알 수 있듯이 이러한 모임들은 정신치료 모임은 아니며 또한 치료자가 항상 참석하여 모임을 이끌어가는 것도 아니다. 모임의 지도자는 집단모임을 구성하기 위해 있다. 때로는 지도자가 식사장애를 가지고 있다가 회복된 환자일 수도 있다. 이런 경우 다른 환자들에게 용기를 주고 모임을 이끌어 가는 데 있어 자신의 경험을 이용할 수 있다. 이들 모임은 전문가의 도움을 받는 것은 아니기 때문에 무상으로 운영되거나 아니면 장소를 빌리기 위한 기본 사용료만을 비용으로 받기도 한다. 반드시 참석을 해야만 한다는 의무와 같은 것은 없고 단지 필요에 의해 모일 수 있는 모임이기 때문에 모임 때마다 참석자들이 달라질 수 있다.

지지 모임의 형태는 다양하다. 어떤 모임은 특정한 주제 없이 모이기도 하고 또 다른 모임은 항상 모일 때마다 일정한 주제를 가지고 모이기도 한다. 어떤 모임에서는 발표자가 먼저 특정 주제를 발표하는 것을 시작으로 하여 그 주제에 대한 각자의 느낌을 소집단으로 나누어 토론하는 형식을 취하기도 한다. 예를 들어 다음과 같은 것들이 주제로 정해질 수 있다. "식사장애가 대인관계에 미치는 영향", "당신이 배가 고플 때 무엇을 해야만 하는가?" 와 같은 것들이 그것이다.

전국 식욕부진증 관련 질환 연합회(The National Association of Anorexia Nervosa and Associated Disorders; ANAD)는 미국 국내 및 국제적으로 지지 모임을 연결시키는 모임이다. 이 ANAD의 실제 활동은 즉흥집단의 형태로 이루어지는데 이런 모임에서는 감정을 서로 공유하고 상호 지지와 격려를 통해 개인의 성장을 도모하는 것에 중점을 두고 있다. 식사 행동에 대한 이야기 대신 그런 행동 아래 잠재되어 있는 문제들을 발견하고 이들 문제들에 대한 긍정적인 극복방법을 발전시키는 것에 대한 이야기가 이루어지도록 격려받는다. ANAD는 지지집단과 개인에게 지침과 틀을 제공해 줄 수 있는 8단계 프로그램을 가지고 있다. 이러한 원칙들에 대한 내용은 미한(Meehan), 윌키스(Wilkes), 그리고 호워드(Howard) 등이 쓴 『새로운 방법과 태도』(부록의 참고서적을 참고)라는 책을 읽어보면 도움이 될 것이다.

미국 식욕부진증/대식증 협회(The American Anorexia/Bulimia Association, Inc.; AABA)는 뉴욕과 동부해안의 다른 지방 도시를

연결하는 지지 모임단체를 운영하고 있다. 이들 지지 모임들은 전문가들에 의해서 운영되며 회복될 때까지 지도를 해 준다.

다른 지지 모임관련 협회들은 본 책의 부록에 소개하고 있으니 참고하기 바란다(주: 우리나라의 경우에는 전국적이거나 국소적인 형태의 지지 모임은 없다. 인터넷을 중심으로 몇몇 온라인에서의 자조 모임이 운영되고 있는 실정이다).

과식 중단 모임

과식 중단 모임(Overeaters Anonymous; OA)은 단주친목 모임(Alcoholic Anonymous; AA)에서 개발한 12단계의 프로그램을 응용하여 만든 자조 모임의 일종이다. 과식 중단 모임은 폭식을 하는 사람들은 음식조절에 대해 무력해져 있으며 식사장애는 오랫동안 지속되는 음식 중독이라는 점에 근거를 두고 운영되고 있다. 음식에 대한 조절은 회원 서로가 폭식을 하고 싶어 하는 충동을 잘 조절할 수 있도록 도와줌으로써 이루어질 수 있게 된다. 과식 중단 모임에서는 현재 대식증 환자와 식욕부진증 환자를 위한 모임도 함께 운영하고 있다.

과식 중단 모임은 하루 중에 언제든지 간에 음식에 대한 갈망이 심하게 일어날 때에는 서로에게 연락을 취하여 도움을 얻을 수 있는 광범위한 연락망을 가지고 있다. 회원들은 상호간에 폭식이나 제거 행동들을 중단하기 위해 도움을 필요로 하게 되면 연락을 할 수 있는 후원자를 가지고 있다. 후원자들은 대개 회복 말기에 있는 환자들로서 처음 이 모임에 참여하는 사람들에게 실질적인 도움을 많이 줄 수 있다.

과식 중단 모임(OA)의 관점에서는 폭식의 중단이 회복을 위한 기초가 된다고 보고 있다. 그러나 많은 식사장애 환자들에 있어서 폭식의 중단은 폭식의 또 다른 한 면일 뿐이다. 그런 환자들은 현재는 전쟁에서 승리하였지만 언제 질지 모르는 상황에 있는 것이다. 과식 중단 모임 참여가 진정한 의미의 음식과의 평화를 가져오는 것은 아니다. 비록 식사장애 환자 중 일부는 만성적으로 일생을 지속해서 음식과 싸워야 하지만 우리는(우리뿐만 아니라 다른 전문가들도 그렇게 생각하고 있듯이) 식사장애는 단순히 조절 가능한 병이 아니라 완치될 수 있는 병이라고 믿고 있다. 이런 만성적인 군에게는 과식 중단 모임은 환자로 하여금 폭식에서 벗어나 정상적인 식사생활을 유지할 수 있도록 도와줄 수 있는 소중한 집단일 수 있다. 또 다른 환자 군에게는 치료과정 중 어떤 시기에 지지가 필요하거나 틀을 잡아줄 필요가 있을 때 과식 중단 모임 프로그램이 또 다른 도움을 줄 수 있다.

내과 및 영양학적 치료

잘못된 식사 행동으로 인하여 여러 가지 생리적 합병증의 증상이 나타나면 전문가 특히, 내과 의사, 치과 의사, 산부인과 의사, 그리고 영양사 등에게 자문을 요청하여야 한다. 치료를 받는 동안 이들 전문가들에 의해 환자의 생리적 손상에 대한 평가를 받거나 각각의 전문 분야에 대한 치료를 받아야 할 경우가 생길 수 있다.

내과 의사

이상 식사 행동으로 인한 이차적인 신체 손상에 대하여 내과 의사의 진료를 받지 않는다면 환자에 대하여 포괄적인 치료를 시행하고 있다고 할 수 없다. 식사장애를 가지고 있는 환자들의 경우 신체적인 합병증을 고려하지 않으면 결국 건강상의 심각한 문제를 야기하게 되어 최악의 경우에는 사망에까지 이를 수도 있다.

문제가 있는 식사 행동 또는 제거 행동으로 인해 많은 심각한 신체적 합병증이 일어날 수 있다. 예를 들어서 신경성 식욕부진증 환자의 경우에는 저혈압, 저체온, 심장과 신장 질환, 느린 맥박(서맥), 복부 팽만감, 피부 건조증, 그리고 불규칙한 월경 주기 등의 증상은 흔히 볼 수 있는 합병증이다. 폭식으로 인해 비만해져 있는 환자의 경우 심장, 폐, 그리고 순환기 계통에 문제가 있는지 평가를 받아 볼 필요가 있다. 대식증 증상은 다양하다. 사람에 따라서 불규칙한 월경주기, 기력 저하, 어지러움증, 배변습관의 변화 등으로 고통을 받을 수 있다. 또 어떤 사람들은 부정맥, 복통, 근육통, 또는 감각 마비 등이 나타날 수 있는데 이러한 증상들은 심각한 합병증이 있음을 암시하는 증상들이다. 탈수증이나 중요한 전해질의 소실은 종종 좀더 심각한 문제를 일으키는 원인이 되기도 한다.

환자가 어떤 식사장애를 가지고 있는가에 상관없이 설사제를 복용하는 경우 여러 가지 합병증을 유발할 수 있다. 만성적인 설사제 남용은 근육경련, 위경련, 만성적인 오심과 구토, 소화 장애, 그리고 생리적 의존성(주: 설사제를 사용하지 않으면 변을 볼 수 없는 것) 등을 유발할 수 있다.

신경성 식욕부진증 환자의 치료에 있어서 내과 의사의 참여는 필수적이다. 저체중의 식욕부진증 환자의 경우 입원을 해서 치료를 해야 할지, 아니면 외래를 통해 치료를 해야 할지를 판단하기가 어려운 경우가 종종 있다. 가족, 배우자, 친구 또는 치료자가 그 문제를 결정할 수는 없다. 이 경우 식사장애의 생리적인 합병증에 대하여 익숙한 내과의사가 진찰을 해 보고 결정하는 것이 가장 바람직하다.

만약 식사장애를 치료받기 위하여 전문가를 만나게 되면, 그 전문가는 아마도 내과 의사를 만나 진찰을 받아 볼 것을 권유할 것이다. 만약 그렇지 않다면 당신이나 환자가 직접 그런 내과 의사를 만나러 가야만 할 것이다. 식사장애에 대하여 잘 알고 있는 의사를 만나는 것이 중요하다. 만약에 당신의 자녀가 최근에 급격히 체중이 감소하여 의사를 만나 진찰을 받았는데 그 의사가 특별한 이상이 없는 일시적인 현상일 뿐이라고 말을 한다면 당신은 다른 의사를 만나볼 필요가 있다. 만약에 당신의 부인이 체중조절을 하기 위해 구토를 하고 있어서 의사를 만났는데 그 의사가 단순히 부인이 체중조절을 쉽게 할 수 있도록 다이어트 약만을 처방해 준다면 당신은 부인을 데리고 다른 의사를 만나 진찰을 다시 받아야만 할 것이다.

최근 대식증과 식욕부진증이 급격히 증가하고 있음에도 불구하고 많은 의사들은 아직도 이러한 식사장애 문제의 심각성을 무시하고 가볍게 생각하는 경향이 있다. 무엇보다도 중요한 사실은 당신이 만난 의사가 식사장애의 심리적 요인에 대하여 인식을 하지 못하거나 중요하게 생각을 하고 있지 않다면 그 의사는 식사장애에 대하여 충분한 지식을 가지고 있지 않은 것이다. 본 책의 부록에 나와 있는 전국의 식사장애 전문 의료기관들을 살펴보면 당신이 거주하고 있는 지역에서 가장 가까운 의료기관을 찾아서 손쉽게 이용할 수 있도록 하는 데 도움이 될 것이다(주: 이것은 미국의 경우이다. 한국에서 식사장애를 진료하고 치료받을 수 있는 곳을 따로 부록에 소개하였다).

식사장애의 증상과 징후들은 때로 눈에 잘 띄지 않기 때문에 환자는 식사장애에 대하여 최신지견을 가지고 있거나 식사장애로 인한 증상들이 어떻게 나타나는가를 잘 알고 있는 전문가를 만나볼 필요가 있다. 도움을 구하고자 하는 환자는 의사에게 자신의 이상 식사 행동과 증상에 대하여 솔직하게 털어놓고 이야기를 할 수 있도록 격려받아야 한다. 대식증을 가지고 있는 어떤 여자 환자가 자신의 침샘이 부어 있는 것을 걱정하여 의사를 만나러 갔었다. 그녀는 대식증으로 인해 그랬다는 것을 인정할 수 있는 용기를 내기 전까지 호지킨병(Hodgkin' s disease)으로 진단을 받고 그 병에 대한 검사를 받아야만 했었다. 만성적으로 침샘이 붓는 것은 대식증으로 인해 나타날 수 있는 흔한 합병증이다. 내과 의사는 이러한 사실에 대하여 잘 알고 있지 못했기 때문에 대식증을 앓고 있는 그 여자 환자가 스스로 자신의 문제를 털어놓고 이야기를 하기 전까지 암에 대한 치료를 하려고 했던 것이다.

만약에 환자와 의사가 폭식, 구토, 설사제 남용, 그리고 굶는 행동들에 대해서 터놓고 이야기를 한다면 전체적인 평가와 검사 과정이 훨씬 생산적이 될 수 있을 것이다.

치과 의사

구토를 자주 하는 사람은 위산의 역류로 인하여 치아의 에나멜질에 부식이 오게 되어 치아가 쉽게 손상되는 경향이 있다. 치과 의사는 대식증으로 인한 이러한 증상을 제일 먼저 알 수 있다. 치과 의사에게 검진을 받는 것은 구토를 하는 사람에게는 중요한 일이다.

식사장애에 대한 지식을 가지고 있는 치과 의사는 환자와 이러한 문제에 대하여 논의함으로써 환자의 치료를 도와줄 수 있다. 치아의 부식이 잦은 구토 때문이라는 것을 알지 못하는 치과의사는 치아 부식이 계속 진행되고 있는 문제라는 것은 눈치 채지 못해 손상된 치아를 치료해 줄 수는 있지만 치아의 손상은 계속될 것이다. 지지 모임에 참석하고 있는 어떤 환자는 이렇게 말한다.

> 저는 손상된 치아를 세 번씩이나 복원하는 치료를 받으면서 무려 10,000달러의 비용이 들었어요. 결국, 저는 마지막 치료가 끝날 무렵에 제가 어떤 행동을 하고 있었는가에 대하여 치과 의사에게 용기를 내어 말을 했어요. 제 말을 듣고 난 후, 치과 의사는 구토를 하고 난 다음 빵을 구울 때 사용하는 소다가루를 물에 풀어서 입안을 헹구어 내라고 충고를 해 주었어요. 소다가루가 구토로 인한 위산의 작용을 중화시켜서 치아의 손상을 막을 수 있을 것이라는 것이었죠. 저는 그렇게 했고 그래서 제가 구토와 같은 제거 행동을 중단할 수 있을 때까지 저의 치아손상은 그렇게 심하게 일어나지 않았어요. 그 의사 또한 그렇게 함으로써 치아를 복원하는 치료를 반복해서 할 필요가 없을 것이라는 것을 알고 있었던 것이죠.

산부인과 의사

식욕부진증과 대식증의 합병증으로 인하여 산부인과 의사의 진찰을 필요로 하기도 한다.

예를 들어서 체중의 변화와 영양결핍 등으로 인한 내분비 변화들은 여성들에게 월경주기의 변화와 생식능력의 변화를 초래할 수 있다. 불규칙한 월경주기 또는 월경 중단까지도 일어날 수 있다. 최근의 연구에 의하면 체중 감소는 자궁과 난소의 위축을 유발하여 그 크기가 사춘기전이나 사춘기 때의 크기로 줄어들 수 있다고 알려져 있다. 이러한 생리적인 퇴행은 체중을 다시 회복하면 정상으로 회복될 수 있지만 월경이 불규칙해지면 산부인과 의사의 도움을 받을 필요가 있다.

구토를 하는 대식증 또는 식욕부진증 환자들은 만약에 그들이 구토를 하거나 고량의 설사제를 복용할 경우 피임약이 효과가 있을 것인가에 대하여 궁금해한다(사실, 피임약을 처방한 산부인과 의사가 피임약이 효과가 있는가를 평가하기 위해서는 환자가 제거 행동을 하고 있는가의 여부에 대한 정보를 알아야만 한다).

만약에 환자가 임신을 원한다면 구토, 굶는 것, 그리고 설사제의 사용이 임신에 미치는 영향에 대해 고려해야만 한다. 위에서 설명한 바와 같이 굶는 행동으로 인하여 월경주기가 불규칙하거나 생식기관이 약해지는 환자들은 임신이 어려울 수 있다.

그러나 아직 완전히 월경이 중단되지 않은 많은 대식증 환자들과 일부의 식욕부진증 환자들은 임신을 할 가능성이 있다. 만약 임신이 가능하다면 과연 태아가 건강할 것인가 하는 의문이 생길 수 있다. 만성적인 구토, 굶는 행동, 그리고 설사제의 남용은 태아의 발달과 신생아의 건강에 막대한 영향을 줄 수 있다. 식사장애 환자들은 영양결핍이 쉽게 일어날 수 있고 만약에 임신 기간 중에 이러한 영양결핍이 일어나게 되면 태아의 두뇌 발달과 성장에 영구적인 손상을 주게 되어 신생아에게 지능 저하를 가져올 수 있다. 만성적인 저체중 여성은 임신을 하더라도 유산이나 조기 출산의 가능성이 높다. 당신이 알고 있는 환자가 임산부이거나 임신하기를 원하고 있다면 이러한 사실을 이야기해 주는 것이 좋다. 그 환자를 담당하고 있는 산부인과 의사도 환자의 이상 식사 행동들에 대해서 알아야만 한다. 환자에게 담당 산부인과 의사한테 그러한 사실을 이야기하라고 권해 준다. 환자는 아마도 고위험도 임산부로 간주될 것이고 식사장애로 인한 여러 가지 내분비학적인 변화들에 대한 진찰을 받을 수 있을 것이다.

식사장애를 가지고 있는 여성이 임신을 하게 되면 훨씬 더 정상적인 식사 습관을 갖게 되는 경향이 있다. 매일 폭식과 구토를 하는 32세의 게리는 이렇게 이야기하고 있다.

> 제가 임신을 하게 되었을 때 저는 어떤 생명을 돌보고 있다는 느낌을 갖게 되었고 그래서 정상적인 식사를 할 수 있게 되었으며 그리고 구토도 하지 않게 되었어요. 그러나 출산을 하고 난 다음 저는 다시 폭식과 구토를 반복하게 되더군요.

식사장애에 대한 최근의 연구경향을 알고 있는 산부인과 의사들은 식사장애를 가지고 있는 환자나 남편과 관련이 있는 피임, 임신, 태아의 위험도 등에 관한 질문에 답을 할 수 있어야만 한다.

영양 자문

식사장애를 가지고 있는 일부 환자들은 아주 심한 혼돈스러운 식사 행동을 보이거나 1년 내내 정상 식사를 거의 하지 않는 형태를 보인다. 영양상 불균형을 평가를 하고 식사 프로그램을 만들 수 있도록 훈련받은 영양사들은 아마도 환자에게는 처음이겠지만 환자의 영양 결핍상태를 수정하고 건강한 식사 습관을 갖도록 도와줄 수 있다.

이러한 영양사의 도움은 환자가 폭식, 제거 행동, 또는 굶는 행동과 같은 이상 행동들을 다소 줄여 나가는 시점에 가장 큰 도움을 줄 수 있다. 즉, 환자가 음식은 더 이상 어떤 문제를 해결해 줄 수 있는 도구가 아니며, 음식을 먹는 것은 정신적인 배고픔 때문이 아니라 생리적인 배고픔 때문에 먹는 것이라는 사실을 인식하게 될 때 영양사의 도움이 가장 효과적일 수 있다. 많은 경우에서 이 시점에 환자는 자기 자신 나름대로 보다 건강한 식사 습관을 다시 찾을 수 있게 된다. 환자가 이러한 문제에서 어려움을 겪고 있을 때 영양사의 지도 감독은 많은 도움을 줄 수 있다. 이러한 영양사의 지도가 식사장애의 전반적인 치료 프로그램의 일부로 행해질 때 가장 효과적이다.

어떤 경우에서는 영양사가 음식과 관련된 문제들을 해결하는 방법으로 다이어트를 권할 수도 있다. 그러나 다이어트는 식사장애에 대한 해답은 아니다. 많은 식사장애 환자들은 이미 다이어트와 음식 섭취에 대하여 거의 전문가 수준으로 노련해져 있다. 환자들은 무엇이 건강한 것인가에 대하여 잘 알고 있다. 그들은 자신의 입속에 들어가는 음식의 칼로리까지도 모두 계산하고 있을 정도이다. 어떤 환자는 영양학에 대해서는 전문가를 능가하기도 한다. 이러한 환자들이 잘못된 식사 행동을 하는 것은 그들이 건강한 다이어트에 관한 정보를 몰라서가 아니라 단지 그러한 건강한 다이어트를 할 수 없게 하는 어떤 심리적인 요인 때문이다. 그래서 폭식이 가지고 있는 심리적인 측면과 그것이 그 사람의 삶에 미치는 영향에 대해서 제일 먼저 평가를 하는 것이 필수적이다. 이러한 과정을 거쳐야 담당 영양사의 도움이 더욱 효과적으로 작용할 수 있을 것이다.

약물치료

정신약물학적 치료는 이제 대부분의 식사장애 환자 치료에 있어서 중요한 부분을 차지하고 있다.

자문 의뢰를 통하여 환자가 약물치료를 받기에 적합한 사람인지 평가를 해야만 한다. 만약에 약물치료가 필요하다고 판정이 된다면 환자에게 어떤 유형의 약물학적 접근이 적합한지를 평가할 수 있는 정신과 의사를 만나볼 필요가 있다. 식사장애에 대한 최근 연구결과에 대한 지식을 많이 알고 있는 정신과 의사를 만나는 것이 중요하다. 식사장애에 대하여 정신치료를 주로 하는 의사들은 식사장애에 대하여 적절한 약을 처방할 수 있는 익숙한 의사를 소개시켜 줄 수 있을 것이다(미국의 경우는 의사가 정신치료 분야만 전공으로 하는 경우와 약물치료만을 전문으로 하는 경우가 있어 이런 것이 가능하다).

전반적으로 정신약물학 분야는 빠르게 변하고 있다. 이 책이 처음 쓰여졌던 1988년만 해도 임상가들은 약물학적 치료에 대하여 회의적이었다. 그러나 약 10년이 지난 지금에 와서는 자가-진정(self soothing), 갈망 및 의존적 행동들과 연관된 생리학적 연구들이 실제 임상 치료에 있어서 중요한 부분을 차지하게 되었다.

특히, 식사장애 환자들 중 일정 부분에서 우울증이 함께 동반되어 있다는 연구는 중요한 의미를 가진다. 이들 환자들에 있어서는 생물학적인 원인으로 인해 생긴 우울증을 해결하기 위하여 비정상적인 식사 행동이 일어난다는 것이다. 무기력감, 의욕상실, 그리고(또는) 자살 사고 등의 증상을 보이는 환자들에게는 항 우울제 투여를 치료의 한 부분으로 반드시 포함해야만 한다. 이러한 환자들에 있어서 우울증에 대한 치료가 폭식, 제거 행동 또는 굶는 행동 등의 증상들을 줄여줄 수 있다.

그 외의 환자들에게도 정신약물학적 치료가 폭식 또는 구토에 대한 갈망과 충동적 욕구를 완화시켜 줄 수 있다.

특히, 신경전달 물질인 세로토닌이 일반적으로 만족감과 행복감을 불러일으키는 데 중요한 역할을 하고 있다고 알려져 있다. 세로토닌의 부족은 우울증을 유발할 뿐만 아니라 폭식이나 제거 행동과 연관된 갈망과 연관이 있다. 결과적으로 뇌의 세로토닌 양을 증가시켜주는 약물이 우울증, 폭식행동, 그리고 다른 긴장과 관련된 증후군들의 치료에 도움이 될 수 있다. 이러한 약물에는 주로 세로토닌의 재흡수를 차단하는 약물들, 즉 프로작(플루오세틴), 졸로프트(써트랄린), 또는 팍실(파록세틴) 등이 있다. 그러나 흥미로운 사실은 프로작 같은 경우에 저용량(하루에 약 20mg)으로는 우울증이 치료될 수 있지만 폭식과 같은 증상을 치료하기 위해서는 고용량(하루에 60mg 이상)을 복용해야 한다는 사실이다.

그 외의 다른 약물로는 세로토닌뿐만 아니라 노르에피네프린의 재흡수까지 차단하는 작용을 하는 이펙서(벨라팍신)라는 약물이 있는데 이것 역시 우울증을 치료하는 데 효과적인 약물이다. 웰부트린(부프로피온)은 자극성인 작용을 가지고 있고 강박적인 행동을 치료하는 데 도움이 되는 항우울제로 잘 알려져 있다.

폭식장애와 이와 연관된 비만을 치료하는 데 있어서도 급격한 변화들이 있어 왔다. 10년 전, 살 빼는 약은 "쉬운 해결방법"으로 여겨졌었지만 그 효과에 대한 기대는 비현실적인 것으로 간주되어 왔다. 이런 종류의 약물들은 배고픔을 줄여서 정상체중까지 체중을 줄여 줄 수 있는 방법으로 처방이 되어 왔다. 그러나 체중의 감소는 어느 정도 선에서 멈추었으며, 굶는 행동은 폭식을 유발하게 하였고, 결국 이 약은 엉터리 약으로 버려지게 되었다. 이런 결과 배고픔과 음식에 대한 욕구 갈망을 줄여 줄 수 있는 약물에 대한 새로운 관심을 가지게 되었으나 이런 기대를 만족시켜 줄 만한 약은 아직 없으며 약물치료는 다른 치료방법들과 함께 병용되어야 하고 체중감소는 최소한의 수준(비만한 사람의 경우 약 12~13kg 정도)에서 만족해야만 한다. 우리는 여기서 이러한 약물로 현재 미국식약청의 공인을 받은 리덕스(Redux)라는 약물과 펜테라민과 펜플루라민의 복합

물인 소위 "펜펜(phen-fen)"이라는 약물을 소개하려고 한다.

최근에 개발된 약물들이 갖는 장점들 중의 하나는 과거의 약들에 비해 부작용이 적다는 것이다. 그러나 모든 약들이 부작용이 전혀 없는 것은 아니다. 예를 들어 프로작 같은 경우 성기능 장애를 일으킬 수 있어 다른 약물의 도움을 필요로 하기도 한다. 또 어떤 경우에는 가벼운 두통, 반점 등을 일으키기도 하는데 이러한 부작용등은 금방 조절될 수 있다. 펜펜은 혈압을 올리기도 하고 설사, 우울증, 또는 졸림과 같은 부작용을 나타내기도 한다. 아주 드문 경우이긴 하지만 펜펜과 리덕스는 폐고혈압증을 일으켜 사망에 이르게 할 수도 있다. 모든 약들에 대한 부작용은 미리 알고 있어야 하며 다른 건강한 방법의 치료 프로그램들과 병용하여 전체적인 치료의 일부분으로서 적용되어야 한다. 이러한 관점에서 약물치료가 사용되어야 충동적인 식사 행동을 지연시키고 보다 나은 식사 행동을 익혀나가는 데 많은 도움을 줄 수 있을 것이다(주: 펜펜은 페고혈압증과 함께 심판막증을 일으키는 것으로 알려져 1997년 미식약청에서 사용을 중단시켜 현재는 사용하지 않고 있고 리덕스도 사용이 허가되지 않았다).

약물만으로 모든 것을 치료하려고 해서는 안 된다는 것을 명심해야만 한다. 식사장애의 치료에서 너무 수동적으로 좋아질 것이라고 기대한다면 당신이나 환자는 곧 실망을 하게 될 것이다. 쉽게 나아질 수 있는 방법이나 간단한 해답은 없다. 약물치료에 관한 연구들은 급속히 빨리 진행되고 있다. 이 책에서 소개한 내용마저도 이제는 옛날이야기가 되어 버릴 정도로 보다 새롭고 효과적인 정신약물의 개발은 빠르게 진행되고 있다. 따라서 이 분야에 대해서 최신 지견을 많이 알고 있는 정신과 의사를 만나 치료를 받는 것이 필수적이라고 할 수 있다(주: 식사장애에 대한 약물치료에 많은 시도들이 있는 것은 사실이지만 폭식의 조절에 있어 아직 프로작을 비롯한 선택적 세로토닌 재흡수 억제제를 넘어서는 효과를 가진 약물이 보고되고 있지 않다. 비만의 치료에 있어 최근 미식약청은 췌장지방분해효소의 작용을 억제시켜 섭취된 지방 일부분을 흡수되지 않고 변으로 내보내는 약물인 제니칼과 중추신경계에서 식욕을 억제시키고 말초에서는 열 생산을 증가시켜 에너지대사를 촉진시키는 작용이 있다는 리덕틸(시부트라민)의 두 가지 약물을 공인하였다. 아직 공인이 된 것은 아니지만 이외에 기분장애를 동반한 폭식장애의 치료에 있어 토파맥스와 같은 약물이 효과가 있다고 알려져 있다).

약물치료가 식사장애에 대한 정신치료를 포함하는 총체적 치료의 일부분으로 여겨질 때만이 약물로부터 얻는 긍정적인 효과가 오랫동안 지속될 수 있다는 연구들이 많이 나오고 있다. 약물이 결코 환자의 삶과 스트레스를 극복해 주는 내적인 힘을 대신해 줄 수는 없는 것이다. 처음에는 약이 폭식과 과식에 대한 충동적인 욕구를 자제 시켜줄 수 있다. 그러나 시간이 지나고 이런 일들이 자꾸 반복되면 약을 복용해도 별로 효과가 없어지고 환자는 계속 음식을 지나치게 먹고 제거하는 행동들을 하게 된다. 이러한 잘못된 식사 행동의 이면에 잠재해 있는 원인들에 대해서 이해되지 못하고 이것이 해결되지 않는 한, 식사장애 환자는 약물치료를 받고 있든 아니든 간에 상관없이 자신이 어려운 문제에 직면하게 되거나 내적인 갈등을 경험하게 되면 잘못된 식사 행동을 하는 습관에 다시 젖어들게 될 것이다.

입원치료

만약에 어떤 환자가 정신적으로 심각한 장애상태에 빠져 있거나 생명이 위태로운 상태에 처해 있다면 입원치료가 불가피하다(제5장에서 소개하고 있는 "더 이상 지체할 시간이 없다: 응급상황들"을 참조하라). 이런 경우는 대개 심각한 저체중에 빠져 기절을 하거나 극도로 쇠약해져 있는 경우가 많다. 만약 환자가 자살을 시도할 가능성이 많은 경우나 일상적인 생활을 유지할 수 없을 정도로 기능이 심하게 손상된 경우에는 보호치료 또는 집중치료가 필요하다. 기능손상이란 사람이 일정기간 동안 어떤 일에 집중을 할 수가 없고 자신의 감정을 주체할 수 없으며 폭식, 제거 행동, 또는 굶는 행동이 지나친 경우를 말한다. 어떤 환자가 이러한 상태에 빠져 있다면 외래치료로는 도움을 줄 수 없다. 이런 환자에게는 일주일에 한두 번만나 치료를 받는 것보다는 훨씬 적극적이고 지지적인 치료가 필요하다. 이러한 경우에는 좀더 구조화된 환경을 제공해 주고 정신치료를 제공하면서 외부환경에서 오는 스트레스를 줄여 주는 것이 도움이 될 수 있다.

입원치료는 상태가 심한 경우에 필수적인 것이기는 하지만 언제나 그런 위기 상황이 올 때까지 입원치료를 기다릴 필요는 없다. 입원치료가 마지막 치료 방법은 아니다. 입원치료도 충분히 생각을 해서 효과적으로 사용이 된다면 많은 경우 입원치료는 환자가 일상생활을 극복해 나가는 데 필요한 조절감을 경험하거나 내적 능력을 재건할 수 있도록 안전한 환경을 제공해 줄 수 있다. 입원치료는 또한 이상식사 행동을 중단할 수 있는 기회를 제공해 줄 수도 있고 환자로 하여금 식사 행동이 조절이 되지 않아 접근할 수 없었던 다른 부분에 대해서도 탐색해 볼 수 있도록 만들어 줄 수 있다.

초기의 평가는 주로 증상이 환자의 일상생활에 어느 정도 문제를 일으키고 있는가와 입원치료를 통해서 얻을 수 있는 장점과 단점을 따지는 데 초점이 맞추어져야 한다. 만약에 그런 평가를 통해 입원치료가 도움이 되겠다는 판단이 서면 식사장애 전문가가 있는 곳에 입원을 하는 것이 바람직할 것이다. 일반적으로 일반 정신과 병원은 식사장애 환자의 치료에 적합하지 못하다. 체중에만 초점을 맞추는 내과 병원에 입원을 하는 것도 바람직하지 못하다. 식사장애 환자의 입원치료를 전문으로 하는 곳이 이제는 많이 있다. 이중 집중적인 정신치료를 함께 받을 수 있는 곳을 선택하는 것이 좋다. 본 책의 부록에 수록되어 있는 자료들을 활용하면 당신이 살고 있는 지역에서 가까운 곳의 병원을 이용할 수 있을 것이다(주: 이것은 미국의 경우에 이용 가능한 자료이다. 우리나라의 경우 식사장애 환자분이 입원치료를 전문적으로 받을 수 있는 곳은 현재는 한 군데 밖에 없다. 부록에 따로 연락처와 장소를 소개하였다).

체중감량 센터나 몸매관리 센터 등은 피하는 것이 좋다. 이러한 곳들의 프로그램은 환자의 감정 상태나 심리적인 문제에는 별로 관심을 두지 않고 단지 체중을 줄이는 것에만 관심을 두기 때문이다. 이런 곳들은 신체적인 질병을 함께 가지고 있는 환자들에게는 도움을 줄 수 없을 뿐만 아니라 극심한 식사장애를 가지고 있는 환자들에게도 도움이 될 수 있는 곳이 아니다.

입원치료를 한다는 것은 환자 자신의 일상적인 삶을 중단한다는 것을 의미하는 심각한 문제이다. 입원기간은 수주에서 수개월이 걸릴 수도 있고 따라서 입원결정은 신중하게 내려져야 한다. 만약 누군가가 입원을 해야만 한다면 정신적인 치료와 신체적인 치료를 모두 받을 수 있는 곳을 택해야만 하고, 입원치료로 인해 문제가 될 수 있는 부분보다 입원치료로 얻을 수 있는 것이 많을 것이라는 믿을 수 있는 전문가의 동의 하에 이루어져야 한다.

집중적인 외래 환자 프로그램

입원치료에 대신하기 위해 집중적인 외래치료 프로그램(Intensive Outpatient Program; IOP)이 고안되었다. 집중적 외래치료 프로그램은 의료보험사정상 1 내지 2주 이상 입원 치료를 받을 수 없는 환자나 입원치료를 받다가 외래치료로 전환되는 환자들을 위하여 최근에 개발된 프로그램이다.

집중적인 외래치료 프로그램에서는 환자들이 자신의 증상을 관리하고 식사장애를 불러일으킨 심리적 원인을 이해하는 데 초점이 맞추어진 구조화된 프로그램으로 짜여져 있다. 치료는 흔히 집단으로 이루어지며 월요일부터 금요일까지 낮 시간 내내 혹은 저녁 시간에 시행이 된다. 집중적인 외래치료 프로그램에서 가장 중요한 부분은 치료 프로그램의 일환으로 환자들이 식사시간(점심식사나 저녁식사)에 참여하는 것이다. 이 치료의 가장 중요한 측면은 환자들이 굶는 것, 폭식, 그리고(또는) 제거 행동을 줄일 수 있도록 돕는 것이다.

집중적인 외래치료 프로그램은 환자가 증상에 대하여 직접적인 조절을 필요로 하지만, 그러나 입원을 해서 일상생활이 무너지는 것을 원하지 않을 때 효과적으로 사용될 수 있다. 예를 들어서 직장을 계속 다녀야 하는 환자는 직장생활을 하면서 점심 식사시간이나 저녁 식사시간을 이용하여 이 프로그램에 참여할 수 있다. 집중적인 외래 치료 프로그램은 입원해 있던 환자가 퇴원을 할 때 바깥 세상에 순조로운 적응을 할 수 있도록 도와주기도 한다.

집중적인 외래치료 프로그램의 참여는 1 내지 2주에서 수개월에 걸쳐 지속될 수 있으며 그 기간은 참여하는 환자의 요구에 따라 달라질 수 있다.

보험관리와 환자 권리

최근 들어 보험관리(managed care)는 점차 증가하고 있는 환자들에 대한 건강관리를 위한 시스템으로 자리를 잡아 가고 있다. 이런 경우의 환자들은 보험 혜택을 받기 위해서 환자관리 프로그램에 종사하는 보건관계자를 만나야만 한다. 환자는 자신의 건강관리를 위해 필요한 전문가를 만나 볼 수 있도록 전문가들의 명단을 받게 된다. 여기에 더해 건강관리 프로그램은 환자가 얼마 동안 치료를 받아야 할지에 대해서도 결정을 한다. 따라서 외래치료와 입원치료가 보험회사의 결정에 따라 직접적으로 영향을 받게 된다.

예를 들어서 보험관리가 실시되기 전에는 환자가 입원을 했다면 환자와 의사가 얼마나 오랫동안 입원치료를 받아야만 하는가를 결정하였다. 지금은 대부분의 경우, 보험관리에서는 식사장애 환자에 대하여 2주간의 입원치료만을 인정하고 있다. 그러나 환자가 입원을 하는 시점에서 병원이나 보험회사가 그 환자를 치료하는 데 필요한 기간이 얼마나 걸릴지를 판단하기가 어려운 것이 사실이다. 일단 환자가 입원을 하게 되면 병원이나 요양소에서는 보험회사와 입원기간에 대하여 협상을 한다. 식사장애에 대하여 부수적으로 발생한 우울증이나 다른 동반된 증상의 정도는 어느 정도의 입원기간에 대하여 보험 혜택을 줄 것인가를 결정하는 데 중요한 요인이 된다. 병원이나 요양소에서 필요하다고 판단되면 입원기간을 더 늘릴 수는 있지만, 보험회사에서 이런 요구를 전부 다 허용해 주지는 않는다.

이런 경우에 병원이나 요양소에서는 환자에게 퇴원하여 집중적인 외래치료 프로그램에 참여할 것을 권해서 치료가 중단되지 않도록 유도하고 있다.

보험관리 치료가 치료로 선택이 되면 환자나 가족들이 치료계획을 수립하고, 자신의 역할을 수행해 나가는 데 위축되지 않도록 유의하는 것이 중요하다. 만약에 보험회사에서 당신에게 어떤 치료자를 소개했다면 당신은 그 사람에 대해 면밀히 검토해 볼 필요가 있다. 목록에 없거나 아니면 주어진 목록에 나와 있는 다른 전문가에 대해서 당신이 잘 알고 있다면 그 사람을 만나보라. 환자나 보호자는 보험회사가 권유한 전문가 외에 다른 전문가를 만나 볼 수 있는 권리가 있으며 치료자나 의사를 선택할 권리도 있다.

대부분의 경우 보험관리자들은 환자의 증상 소실에 대하여 관심을 많이 가지지만 증상을 일어나게 하고 지속하게 하는 그 원인에 대한 치료에는 별다른 관심을 가지지 않는다. 그래서 어떤 경우에는 환자가 계속적인 치료를 원한다 할지라도 보험회사가 보험혜택을 주는 것을 중단해 버리기도 한다.

이런 경우 환자와 가족들이 보험회사의 협조를 구하기 위해 할 수 있는 일들이 몇 가지 있다. 의사나 보험회사에 모든 것을 맡기지 말고 어떤 결정이라도 함께 참여하도록 해야 한다. 환자를 담당하고 있는 보험회사의 직원이 누구인지를 알아 두도록 하고 그 사람에게 환자가 더 치료를 받을 필요가 있다는 사실을 알게 해야 한다. 왜 치료를 더 받아야만 하는가에 대하여 말하고 왜 보험 혜택을 더 받아야만 하는지에 대해서도 말해야 한다. 때때로 이렇게 하는 것이 보험담당자로 하여금 환자를 그냥 사무적으로 대하지 않게 하고 인간적으로 생각할 수 있게 하여 지속적으로 보험혜택을 받게 할 수 있다.

어떤 경우에는 보험이 원하는 만큼의 치료를 전부 다 해결해 줄 수 없는 경우도 있다. 이런 경우라 할지라도 희망을 잃지는 말아야 한다. 어떤 종류의 치료에 대해서는 보험혜택을 못 받는다고 할지라도 다른 종류의 치료에 대해서는 보험혜택을 받을 수 있기 때문이다. 예를 들어 어떤 보험회사에서는 입원치료에 대한 보험적용을 1 내지 2주밖에는 해 주지 않는다. 그러나 집중적인 외래치료를 받는 것에 대해서는 계속적으로 보험혜택을 주기도 한다. 또 어떤 회사는 이런 혜택마저도 주지 않는 경우가 있다. 이런 것이 실제 우리가 처해 있는 보험 현실이며 이로 인해 많은 가족들이 가지는 고통을 줄일 방법은 없다.

이러한 보험혜택 제한에 직면을 하게 될지라도 다른 방법을 강구해 볼 수 있다. 환자는 보험혜택과는 관계가 없는 저비용 치료를 찾아볼 수 있다. 비용이 거의 들지 않는 자조 집단 모임에 열심히 참여를 한다든지 아니면 환자 스스로 그러한 모임들을 만들어 볼 수도 있는 것이다. 혹은 치료 종결기간이나 치료가 일시 중단된 기간을 자신의 상황을 재평가하거나 새로운 대응방법을 강구해 보는 시간으로 이용할 수도 있다.

필요한 치료서비스를 찾는 방법

당신이 환자를 도와야 하는 입장에 있다면 환자에게 필요한 전문적인 치료방법을 찾아야 할 것이다. 좋은 전문가를 찾는 이상적인 방법은 개인적인 추천을 받는 것이다. 예를 들어서 환자가 만약에 정신 치료자를 만날 필요가 있다면 환자 주치의에게 문의하거나, 학교 상담 선생님, 또는 환자의 담임선생님에게 문의를 해 보는 것이 좋다. 물론 친구나 친척들도 좋은 정보원이 될 수 있다.

아마도 당신은 치료 중에 있거나 치료를 받은 경험이 있는 사람을 한두 명 정도는 알고 있을 것이다(설사 식사장애가 아닌 다른 문제라 하더라도). 그 사람들에게 치료에 대해서 물어보면 당신이 찾고자 하는 치료자를 소개받을 수도 있을 것이다. 이런 치료자는 혹시 식사장애에 대하여 경험이 없거나 식사장애 환자를 치료하기를 원하지 않을 수도 있다. 그러나 그 치료자가 당신에게 식사장애를 치료할 수 있는 다른 전문가를 소개해 줄 수는 있을 것이다.

당신은 당신이 살고 있는 곳과 가까운 곳에 위치한 식사장애 전문치료 기관(병원이나 외래 정신치료 센터)들을 찾을 수도 있을 것이다. 그런 곳에 있는 사람들은 식사장애에 대하여 경험이 많은 정신과 의사나 다른 의사들의 연락처를 알고 있을 것이다. 당신은 그러한 기관들을 지방 소식지나 신문 등에서 쉽게 발견할 수 있을 것이다. 미국 정신 의학 협회, 미국 심리학 협회, 전국 사회사업가 협회, 부부 가족 치료자 협회 등의 전화번호가 전화번호부 책에 기재되어 있다(주: 우리나라의 경우에는 이런 연락망이 잘 구성되어 있지 않다. 부록에 우리나라에서 식사장애에 대해 도움을 받을 수 있는 진료기관의 연락처와 홈페이지 주소를 적어 놓았다).

이 책의 부록 편에 국내와 국외의 전문 치료기관들에 대한 연락처를 기재해 두었다. 그러한 곳에 연락을 해보면 당신이 거주하는 지역과 가까운 곳에 위치한 식사장애 전문치료기관에 대한 정보들을 얻을 수 있을 것이다.

신경성 식욕부진증과 연관된 질환의 전국 연합회(ANAD)는 매우 효과적인 기존의 지지 모임단체로 전 세계적으로 인정을 받고 있는 단체이다. 만약에 당신이 지지 모임을 찾고 싶다면(혹은 만들고 싶다면) 그 연합회에 직접 문의를 해 보라. 식사장애에 대하여 많은 정보를 얻고자 하는 사람에게 도움을 줄 것이다. 그 정보에는 참고할 도서 목록과 잡지들, 도움이 될 만한 지지 모임들이나 치료자들에 대한 소개, 그리고 개인적으로 의문스럽게 생각하는 부분에 대하여 자세한 대답 등이 포함되어 있다. 이러한 정보는 식사장애를 가지고 있는 환자의 가족이나 친구뿐만 아니라 학생, 학교 상담자, 선생님, 그리고 건강관리 담당자에게도 많은 도움을 줄 수 있을 것이다.

치료자를 선택하는 것

만약 당신이 누구의 도움을 받아 치료자를 찾거나 아니면 가족이나 자신이 치료자를 직접 선택해야 할 때, 우리가 알고 있는 치료자를 평가하는 데 가장 좋은 방법은 의뢰과정을 거치는 것이다. 치료를 시작하기 전에 이런 목적을 위해 사용할 수 있는 유용한 몇 가지 질문이 있다. 환자를 위해 치료를 시작하려 할 때 다음과 같은 질문을 스스로에게도 해 보고 전화나 아니면 직접 상담을 통해 치료자에게도 해 보아야 한다.

모든 치료자에게 물어보아야 할 것들

치료자의 경력에 대하여 물어보라　권위 있는 수련기관에서 수련을 하여 자격을 갖춘 능력 있는 치료자를 선택하여야 한다. 대부분의 치료자들은 심리학, 정신의학, 또는 사회사업가 등의 과정을 이수한 사람들이다. 자격과 경력은 치료자에 따라 각양각색이다. 치료자는 현재 특정 자격을 갖기 위해 수련과정에 있는 사람이거나 또는 일정한 자격을 이미 취득한 사람일 것이다. 물론 자격이라는 것이 그 치료자가 훌륭한 교육을 받았고 윤리적이라는 것을 증명하는 것은 아니지만, 그것은 일단은 기본적인 조건이다.

만약에 당신이 속해 있는 보험회사에서 정해 주는 치료자를 만났다고 할지라도 당신은 자격 있고 유능한 치료자를 만날 수 있는 권리를 가지고 있다. 따라서 다른 치료자에게 물어보았던 것과 똑같이 그 치료자에게도 경력에 대하여 물어보아야 한다.

치료자의 치료에 대한 경험과 치료적 관점을 물어보라 만약에 환자나 가족이 음식외의 다른 물질(즉, 알코올 남용이나 약물 의존과 같은)에 의존을 하고 있어서 치료를 받고자 한다면 그러한 물질 의존에 대하여 경험이나 전문적인 지식을 가지고 있는 치료자를 만나고 싶을 것이며 그러한 전문가들은 단주동맹이나 이와 유사한 다른 지지 모임들에 대한 지식을 가지고 있을 것이다. 이런 경우에는 식사장애뿐만 아니라 다른 물질에 대한 의존에 대해서도 직접적인 치료를 받을 수 있다.

당신은 치료자가 식사장애의 증상에 대해 그 증상의 의미 즉, 식사장애의 증상이 주체성의 문제나 갈등 혹은 성숙과 같은 내적 감정 문제를 극복하려는 시도의 결과라는 것을 충분히 이해하고 있는지에 대해 확인하고 싶을 것이다. 어떤 치료자는 식사장애를 의지력이 약해서라든지 아니면 잘못된 식사 습관에서 비롯된 문제라고 보는 경우도 있을 것이다. 당신은 이렇게 치료자들이 식사장애를 어떻게 바라보고 있는가를 물어보고 판단할 필요가 있다.

얼마나 많은 치료경비가 필요할 것인가에 대하여 물어보라 당신이 받는 치료 형태에 따라 비용이 많은 차이를 보일 것이다. 대개의 경우 치료비는 치료기관에서 치료를 받는 것보다 개인적으로 치료를 받는 것이 더 비싸다.

치료비 지불방식에 대해서 물어보라 매번 치료를 받을 때마다 비용을 내야 하는 것인지 아니면 한 달에 한 번 모아서 비용을 내야 하는 것인지에 대하여 물어보라.

치료를 받지 않은 시간에 대해서는 그 비용을 어떻게 처리할 것인가에 대하여 물어보라 많은 치료자들은 약속은 했지만 환자의 사정으로 치료를 받지 않은 시간에 대해서도 그 비용을 요구한다. 그렇기 때문에 환자에게 사정이 생겼을 때 사전에 치료시간을 다시 재조정할 수 있는 것인지, 휴가 기간에도 그 치료비를 계산하여야 하는지에 대하여 물어보아야 한다. 특히 당신의 자녀가 개인치료나 집단치료를 받아야 한다면 환자가 치료를 받으러 가지 않았을 때 보호자인 당신에게 연락을 해 줄 것인가에 대해서도 물어보아야 한다. 이에 관하여 부모와 치료자는 서로 다른 관점을 가지고 있을 수 있다. 나중에 가서 오해가 생기지 않도록 치료를 시작하기 전에 이러한 점들을 분명히 해둘 필요가 있다.

보험혜택에 관하여 알아보라 만약에 치료중인 환자가 보험에 들어 있다면 혜택을 받을 수 있는 범위가 어느 정도인가에 대하여 알아보아야 한다. 경우에 따라서는 보험혜택이 외래치료에만 국한되는 경우가 있다. 만약에 보험혜택이 그렇게 국한되어 있다면 보험혜택을 받기 위해 필요한 사항이 무엇인지를 점검해야 한다. 환자가 보험혜택을 받기 위해 일정한 자격을 갖춘 치료자를 만나야 하는 경우도 있다. 자격에는 일정한 자격시험을 통과하고 일정기간 동안 치료를 한 경험이 있어야 하며 전문가로서의 윤리적인 입지를 인정받는 것이 포함된다. 당신이 만나고 있는 치료자가 이러한 자격을 갖추고 있는가에 대하여 알아보는 것도 중요하다. 또 모든 치료자가 치료비를 직접 보험적용을 해서 받고 있는 것은 아니라는 사실을 명심해 둘 필요가 있다.

만약 당신이 보험관리를 받고 있는 치료 프로그램에 참여하고 있다면 보험혜택이 어느 정도 되는지 그리고 어떤 시점에서 보험혜택이 종결되는지에 대하여 미리 알아두는 것이 좋다. 치료 중에 있는 환자는 치료자에게 자신의 개인적인 비밀과 사생활에 대하여 다른 사람에게 공개하지 않겠다는 약속을 받아두어야 한다. 보험관리 프로그램을 받을 경우 혜택의 범위는 흔히 환자의 증상과 치료의 필요성에 대한 의사의 의견에 따르게 된다. 보험회사는 이와 같은 의사의 의견에 따라 보험혜택을 줄 것인지, 준다면 얼마만큼의 혜택을 줄 것인가를 결정하게 된다. 치료 중에 있는 환자는 보험회사에게 자신에 관해 어떤 의견이나 정보가 가고 있는지에 대해 항상 알아보는 능동적인 태도를 지녀야 한다.

환자의 가족이 치료자에게 전화를 하여 상담하는 것에 대해 어떤 지침을 가지고 있는가에 대하여 알아두라 어떤 부모들은 치료가 어떻게 진행되고 있는가 또는 얼마나 오랫동안 지속될 것인가에 대하여 알고 싶어 한다. 그러나 치료자마다 이러한 전화상담에 대하여 각자 다른 지침을 가지고 있다. 따라서 치료 시작부터 이러한 점들에 대하여 미리 의논을 해두는 것이 좋다.

위기상황이 벌어졌을 때 어떻게 해야 하는가에 대해서도 미리 의논해 두라 만약에 당신 자녀가 청소년일 경우에 치료를 받는 도중 약을 먹고 자살을 시도한다든지 또는 임신이 된다든지 하는 경우와 같은 위기상황에 직면하게 될 수도 있다. 그럴 경우 치료자는 어떻게 그것을 다룰 것인지에 대해서도 미리 알아 둘 필요가 있다.

당신이 치료자를 반드시 만나 보아야만 하는 상황이 있을 수 있다. 예를 들어 만약에 환자가 미성년자이고 자살을 시도했다면 부모인 당신은 매우 긴장할 수밖에 없을 것이다. 또 만약에 환자가 결혼을 한 여자라면 남편은 치료자를 만나야만 한다. 그러나 애매한 경우도 있다. 당신의 19세 된 딸이 현재 약을 복용하고 있다면 어떻게 할 것인가? 청소년인 당신의 딸이 임신을 했다면 어떻게 하겠는가? 당신이 이런 문제를 가진 미성년자의 부모라면 미성년자인 환자가 어려운 문제에 빠져 있을 때 부모인 당신이 치료자를 만나 볼 권리가 당연히 있다. 그러나 만약에 당신의 환자가 나이가 많은 성인이라든지, 남편이라든지 또는 친구라면 이런 당신의 권리는 다소 불분명해진다(비록 당신이 치료비를 내고 있다고 할지라도). 따라서 치료를 시작할 때 특정 위기상황이 오면 어떻게 대처해야 하며, 어떤 상황일 때 당신이 치료자를 만날 것인가에 대해 치료자와 미리 의논을 해두는 것이 좋다.

위에 소개한 내용 외에 어떤 종류의 치료를 따라가는가에 따라 도움이 될 수 있는 질문을 다음에 소개하였다.

개인치료자에 대하여

1. 치료 상황에서 식사 행동을 어떻게 다루어 나갈 것인지에 대하

여 물어보라. 치료의 초점을 식사 행동에 두고 있는지 또는 식사 행동 이외의 다른 문제들을 다루어 줌으로써 식사 행동이 변해갈 것이라고 치료자가 생각하고 있는지 말이다.

2. 약물치료를 병행할 것인가? 병행한다면 그 이유는 무엇이고 언제부터 할 것인가?

3. 개인치료를 시행하면서 그 외의 다른 치료들(예를 들어 집단치료나 가족치료 등)을 함께 병행할 것인가?

4. 내과 의사에게 진찰을 받아 볼 필요가 있는가? 그렇다면 어떻게 내과의사와 함께 치료를 진행해 나갈 것인가? 체중과 음식 섭취에 대해 제한을 둘 것인가? 만약 그렇다면 어떻게 제한을 둘 것인가?

가족치료자에 대하여

1. 치료자는 식사장애를 어떤 관점에서 보고 있는가?

2. 치료자는 가족 전체를 만나보기를 원하는가? 만약 그렇다면 누구까지가 해당이 되는가? 같은 집에서 사는 사람들을 그 대상으로 한다면 의붓아버지는 해당이 되는가? 치료자가 직계 가족과 비직계 가족 모두를 다 만나기를 원하고 있는가? 치료자는 조부모와 환자에게 중요한 영향을 주었다고 생각되는 그 외의 친척들(삼촌, 이모 등)까지도 만나기를 원하는가? 그리고 아이까지도 만날 것인가?

3. 얼마나 자주 가족을 만날 것인가? 일주일에 한 번, 격주에 한 번, 또는 한달에 한 번?

4. 청소년이나 아동 식욕부진증 환자에 대해 가족 치료를 하는 데

있어서 치료자는 음식을 먹는 데 관여하는 부모의 개입을 어떻게 다루어 나갈 것인가?

집단치료자에 대하여

1. 집단에 있어서 식사장애를 어떻게 다루어 나갈 것인가? 집단치료가 행동중심의 치료인가? 아니면 통찰 지향적 치료인가?

2. 만약에 집단치료시간 이외의 필요한 상황에서 집단구성원에게 도움을 요청했을 때 집단이 지지집단으로써 역할을 해 줄 수 있는가?

3. 집단 구성원들의 나이는 어느 정도인가? 성별 구성은 어떻게 되어 있는가? 즉, 전부가 여자이거나 남자인가 또는 혼합되어 있는가?

4. 집단치료에 참여하는 모든 사람들이 식사장애 환자들인가? 만약 그렇다면 대식증, 폭식증, 그리고 식욕부진증 환자들이 섞여 있는가 아니면 같은 질환을 앓고 있는 사람들로 구성되어 있는가?

치료자를 평가하는 것

모든 치료자가 자주 받는 질문 가운데 하나는 치료자가 식사장애 환자였던 경험이 있는 것이 환자를 치료하는 데 도움이 될 것인가 아닌가 하는 것이다. 그러나 치료자가 식사장애를 경험하는 것이 환자를 치료하는 데 꼭 필요한 것은 아니다. 치료자에게 있어 가장 중요한 것은 환자가 겪고 있는 어려움을 이해하고 공감할 수 있는가 하는 것이다. 정신치료자가 불안, 우울증, 공포증과 같은 감정적 문제들을 치료하는 데 있어 치료자 자신이 이러한 수많은 감정들을 모두 직접 경험을 해 봐야지만 치료를 할 수 있는 것은 아니다. 사실 환자가 느끼는 모든 감정을 치료자가 직접 전부 경험을 해 본다는 것은 불가능한 일이다. 이러한 측면에서 볼 때 정신치료도 약물치료와 다르다고 할 수 없다. 만약에 당신이 의사라면 암을 치료하기 위해서 당신 자신이 꼭 암에 걸려 봐야만 하는 것은 아니기 때문이다.

식사장애를 앓았던 적이 있는 사람이라고 해도 그 사람이 환자를 더 잘 이해할 수 있을 것이라는 것은 아무도 보장할 수 없다. 어떤 경우 치료자가 음식에 대해 많은 어려운 문제를 가지고 있는 경우 치료자는 환자도 자신이 경험하고 있는 것과 유사한 경험을 하고 있을 것이라는 선입견을 가지고 있어 그렇게 취급해 버리는 경우도 있다. 어떤 치료 상황에서라도 치료자는 환자를 이해하는 데 있어서 환자의 증상을 환자 고유의 증상으로 보아야지 자신이 경험했었던 것과 유사하게 연관지어 선입견을 가지고 보아서는 안 된다는 것이 중요하다.

치료자가 식사장애를 앓고 있든지 아니든지 간에 치료자가 그러한 사실을 당신에게 말하기는 쉽지 않은 것이다. 치료자들은 흔히 자신의 병력을 자세히 알려 주려 하지 않는다. 그러한 정보는 오히려 환자에게 부담이 될 수도 있다.

당신이나 환자가 고려해야 할 것은 치료자가 식사장애의 치료에 대하여 경험이 있는지, 식사장애 치료에 대한 수련을 받았는지, 그리고 환자에 대해 공감할 수 있는 능력이 있는지의 여부 등이다. 아마도 당신은 치료자를 선택하는 데 있어 이러한 문제들을 가장 중요한 기준으로 삼아야 할 것이다. 식사장애를 앓아 보았다는 개인적인 경험이 열심히 받은 교육이나 수련을 대신해 줄 수는 없다.

치료자와 잘 맞는 경우

종종 식사장애를 가지고 있는 환자가 다른 사람에게 자신의 문제를 의논해 본다는 것이 좋은 생각이 될 수 있다. 이렇게 함으로써 식사장애 환자가 다른 사람은 그 문제에 대하여 어떻게 보고 있는가를 느낄 수 있도록 기회를 제공해 줄 수 있기 때문이다. 환자와 치료자 간에 서로 맞는다는 것은 매우 중요한 일이다. 환자가 치료자를 믿을 수 있는 사람이라고 느낄 수 있어야 한다. 결국 환자와 치료자는 길고 험한 여행을 함께 해야 하는 것이기 때문에 처음 치료를 시작할 때 환자가 편안하게 시작을 할 수 있으면 치료를 하는 동안에 직면하게 되는 어려운 난관들을 보다 쉽게 해결해 나갈 수 있을 것이고 이러므로써 좀더 효과적인 치료를 할 수 있게 될 수 있을 것이다.

치료자와 잘 맞지 않는 경우

치료 초기에 환자가 치료자에 대해 확신을 갖지 못하는 것은 흔히 있을 수 있는 일이다. 치료자를 처음 만나는 환자는 치료자에 대하여 잘 알 수 없기 때문에 치료자에 대한 신뢰를 쌓아 가는 데 시간이 필요하다. 그러나 때때로 환자와 치료자 관계가 원만하게 이루어지지 못하는 경우도 있다. 거의 모든 경우 환자들은 치료에 대해서 느끼는 불편감이 자기 문제의 일부라고 생각을 한다. 치료를 받는 사람은 치료 중에 느끼는 불편함이나 불신감을 무시해서는 안 된다. 환자 자신이 직감적으로 느끼는 그런 감정은 치료에 중요한 자료가 될 수 있기 때문에 무시되어서는 안 된다.

통상적으로 치료를 중단해야겠다는 결정을 내리기 전에 서너 번의 치료시간을 가져보는 것이 좋다. 그동안 환자는 치료자에게 자신이 느끼고 있는 불편함에 대하여 이야기를 해야 한다. 어떤 경우에는 그 문제에 대해 이렇게 터놓고 이야기를 하는 것이 불편함을 해소시켜 줄 수 있다. 그러나 만약에 이러한 과정을 거치지 않으면 환자의 불편함과 불신은 계속 지속될 수 있고 환자는 다른 치료자를 찾아 가게 될 것이다.

환자는 치료자와 자신이 잘 맞지 않는다고 생각이 될 때는 언제든지 치료를 중단할 수 있다는 것을 알아 둘 필요가 있다. 간단히 "저는 당신의 노력에 대해서 감사하고 있지만 당신과 계속 치료를 해나가기는 힘들 것 같군요."라고 말을 함으로써 커다란 문제없이 관계를 종결지을 수 있다. 이런 경우 어떤 치료자는 치료 종결을 앞두고 한두 번의 치료시간을 더 가져서 무엇이 문제였는가를 되짚어 보고 보다 편안하게 관계를 종결지을 수 있는 기회를 갖기를 원하기도 한다. 이렇게 하는 것이 일반적인 것이다. 그러나 만약에 환자가 치료를 불편하게 생각하고 있다면 치료의 종결도 너무 길게 끌어서는 안 된다.

치료로부터 기대할 수 있는 것들

얼마나 오랫동안 치료를 받아야 하는가?

일단 환자가 치료자를 찾게 되면 이것은 회복으로 향하는 긴 여정의 시작을 의미한다. 이 과정에서 우리가 받게 되는 가장 흔한 질문 중 하나는 "얼마나 오랫동안 치료를 받아야 하나요?"라는 것이다. 그러나 불행히도 이 질문에 대한 대답을 하기가 가장 어렵다. 얼마나 오랫동안 치료를 해야 하는가를 결정하는 데는 많은 요인들이 고려되어야 한다.

식사장애를 앓아 온 기간이 얼마나 되는가는 매우 중요한 요인이다. 병을 앓아온 기간이 짧을수록 회복은 더욱 빨리 그리고 더욱 쉽게 이루어질 수 있다. 병을 앓아 온 지 몇 년 되지 않은 14세의 대식증 환자가 대학시절부터 대식증을 앓아 온 30세의 대식증 환자보다 치료가 쉽게 되는 것은 당연한 일일 것이다. 이것은 30세라는 나이 때문에 치료가 효과적이지 못하다는 것을 의미하는 것이 아니라 환자의 증상이 완화되기까지는 아마도 많은 시간이 필요할 것이라는 것을 의미하는 것이다. 병의 심각성 또한 중요한 결정 요인이 된다. 예를 들어서 어떤 사람은 일주일에 한 번 정도 폭식을 하고 구토를 하고 또 어떤 사람은 거의 매일 폭식을 하고 구토를 하는 사람이 있다고 할 때 후자에 속하는 사람에게는 이미 식사장애가 그 사람의 일상생활의 한부분이 되어 버렸기 때문에 그만큼 치료하는 데 많은 시간이 필요할 것이다.

음식 외에 다른 약물이나 알코올에 의존을 하고 있는 사람, 다른 정신과적 문제를 동반하고 있는 사람, 또는 가족 내에 문제(물질 남용, 근친상간, 또는 그 외의 가족 간의 문제)가 있는 사람들은 이러한 문제들로 인한 또 다른 문제들을 함께 가지고 있기 때문에 그만큼 치료기간은 길어질 수밖에 없다.

변화가 일어나는 데는 시간이 필요하다. 뿌리가 깊숙이 내려 있는 식사장애는 매우 심각한 상태라고 이야기할 수 있고 이 경우 치료는 수개월이 아니라 수년이 필요하게 된다. 어떤 사람은 이상 식사 행동이 사라지면 더 이상 정신치료도 할 필요가 없다는 생각을 가지고 있다. 그러나 이것은 잘못된 생각이다. 정신치료의 과정을 통해 환자는 음식을 통해 해결하려고 했던 자신의 감정적 모순을 해결하는 데 도움을 받을 수 있다. 이런 치료는 어떤 의미로는 환자의 관심이 음식에 대해서 좀 멀어지게 될 때부터 정말로 시작이 된다고 할 수 있다. 치료를 받고 있는 동안 자기 나름대로의 회복속도를 조절할 필요가 있다.

당신이 기대할 수 있는 행동의 변화들은 어떤 것인가?

환자가 치료를 시작했다는 것이 식사장애가 예상할 수 있는 일정한 경과를 따라 반드시 회복될 수 있다는 것을 의미하는 것은 아니다. 경우에 따라서는 치료 초기에 환자의 폭식이나 제거 행동이 더욱 증가하기도 한다. 또 어떤 경우에는 일시적으로 증상이 멈추었다가 자신이 수년 동안 숨겨왔던 감정들을 인식하기 시작하면서 자기 파괴적인 식사 행동이 폭발적으로 일어나기도 한다. 또 다른 경우에는 지속적인 증상의 호전이 있기 전까지 증상이 수년간 악화와 호전을 반복하는 양상을 보이기도 한다.

당신은 식사장애 그 자체의 변화로만 치료 효과를 평가하려고 해서는 안 된다. 종종 식사 행동의 급작스러운 호전은 오래 지속되지 못하는 경우가 많으며 그런 변화들은 일시적인 의지의 표현이거나 치료자를 기쁘게 해 주고 싶은 환자의 의도에서 나온 변화에 불과할 수 있다. 신뢰감이 있는 관계의 형성이나 감정을 있는 그대로 표현할 수 있는 것 그리고 자신에 대해 좀더 긍정적으로 느낄 수 있게 되면 보다 더 지속적인 증상의 호전을 기대할 수 있게 된다. 이런 눈에 잘 띄지 않는 변화들이 오랫동안 지속될 수 있는 변화와 장기적인 성장을 가져다주는 데 필수적인 변화인 것이다.

당신이 기대할 수 있는 감정의 변화들은 어떤 것인가?

"카틴이 처음 치료를 받는 1년 동안은 정말 지옥과 같은 것이었어요." 그레이스와 짐 윌리엄스는 그녀의 15세 된 딸인 식욕부진증 환자 카틴에 대해서 다음과 같이 이야기하고 있다.

> 저희는 그 아이를 처음 치료받게 하면서 많은 것들이 나아질 것이라고 기대를 하고 있었습니다. 그러나 그렇지가 못했어요. 카틴은 굶는 행동을 계속해서 완전히 비참한 꼴이 되어 버렸어요. 어느 날 갑자기 카틴은 모든 사람들에게 자신이 생각하고 있는 것들을 말해야겠다고 결심을 했습니다. 이렇게 하는 것은 그 아이가 정직하다는 것을 넘어서 아주 비열하게 보이게 만들었습니다. 여기에 더해 그 아이의 기분은 종잡을 수가 없어서 어느 날은 시무룩했다가 또 어느 날은 화를 많이 내는 모습을 보이곤 했습니다. 그 당시 저희가 간절히 원했던 것은 그 아이와 부딪치지 않는 것이었습니다. 그렇게 첫해를 보낸 후 조금씩 나아지기 시작했지만 정말 그때는 지옥 같은 날들이었습니다.

카틴의 가족들이 경험했던 것은 18세의 대식증 환자인 앨리스의 가족들이 경험한 것과는 또 다르다. 앨리스의 부모들은 앨리스가 치료를 시작하면서 집안 전체를 덮고 있던 먹구름이 걷혀지는 것 같았다고 말한다. "그 아이의 기분이 밝아졌죠. 눈에 띄게 좋아졌고 그래서 우리 가족 모두도 기분이 좋아졌어요."

치료가 환자에게 어떠한 영향을 주게 될 것인가를 예측할 수 있는 길은 없다. 행동에 변화가 있을 때 기분 또한 새로이 변화된다. 너무 성급하게 판단을 해서는 안 된다.

최선의 방법은 무엇인가?

치료를 받고 있는 환자를 어떻게 도와줄 수 있을 것인가 하는 문제는 사람마다 매우 다양하다. 24세의 여자 환자인 재키는 우리에게 자신의 부모가 자기가 받고 있는 치료에 대해 묻지 않는 것이 기분이 나쁘다고 이야기했다. 이런 부모의 태도는 치료를 받으러 다니는 자신을 부끄럽게 생각하기 때문이며 이런 부모의 태도가 자신이 치료를 받으러 가는 것에 대해 마치 모든 사람이 부끄럽게 생각하는 수치스러운 일인 것처럼 느끼게 만든다고 이야기했다. 반대로 부모는 그녀가 치료를 받으러 가서 어떻게 하는지 궁금했지만 차마 뭐라고 물어볼 수가 없었다고 이야기했다. 재키의 부모는 재키에게 치료에 대해서 혹시 물어보면 재키가 화를 낼까봐 두려워서 뭐라고 말을 할 수가 없었던 것이다(실제 부모들이 어떤 일에 대해 재키에게 물었을 때 재키가 '자기 일들이나 잘 알아서 해라'는 식으로 반응을 했던 것이 한두 번이 아니었다). 그래서 재키와 부모들은 서로에게 오해를 하고 있으며 함께 이야기를 할 때는 언제나 살얼음을 걷고 있는 것처럼 불편해했다.

만약에 당신이 알고 있는 사람이 치료를 받고 있다면 그 사람에게 당신이 어떻게 도와주었으면 좋을지에 대하여 물어보는 것이 좋다. 당신은 환자에게 어떻게 하고 있는가를 물어봐도 되는지, 걱정이 될 때는 어떻게 하는 것이 좋을지, 당신이 직접 치료자를 만나 봐도 괜찮은지와 같은 질문을 할 수 있다. 그리고 당신의 느낌을 공개적으로 이야기해 보라. 그러면 환자의 대답이 무엇이건 간에 그 대답을 받아들일 수 있을 것이다. 이렇게 하는 것이 당신이 돌보고 있던 사람이 치료를 시작했을 때 느낄 수 있는 불편감을 완화시켜 주는 데 확실히 도움을 줄 수 있을 것이다. 이와 함께 앞으로 일어날 수 있는 어려운 문제를 함께 어떻게 해결해 나갈 것인가에 대한 해답도 얻을 수 있을 것이다.

치료 효과를 믿을 수 없을 때

그레이스와 윌리엄스는 가끔씩 환자에 대한 치료가 잘 진행되고 있는 것인가에 대하여 믿기 어려울 때가 있었다. 환자가 흥분을 하면 여전히 이상식사 행동들을 보였고 이러한 점은 이전보다 나아진 것이 없었다.

이럴 경우 우선해야 할 것은 환자에게 치료가 어떻게 진행되고 있는가를 물어보는 것이다. 만약에 환자가 치료자와 함께 치료를 하는 것이 즐겁고 점점 나아지고 있다는 느낌을 갖고 있다고 말하면 당신의 그런 우려는 일단 접어 두고 문제 삼지 않아야 한다. 이럴 경우에는 환자가 원한다면 당신에게 터놓고 이야기 할 수 있도록 마음을 열어 놓고 기다리는 것이 필요한 것인지, 치료를 바꾸도록 주장하는 것은 좋은 결정이 아니다. 만일 당신이 환자의 치료비를 부담하고 있다면 이런 상황 즉, 당신이 원하는 결과가 나타나지 않더라도 만약 환자가 치료에 대해 기대를 가지고 있다면 방해를 하지 않도록 미리 예측을 해서 준비를 하는 것도 필요하다. 흔히 환자증상은 치료 초기에는 변화가 알아차리지 못할 정도로 일어날 수 있다. 이런 변화는 다른 사람들이 알아차리기 전에 환자 자신이 제일 먼저 느낄 수 있다.

어떤 치료로도 환자에게 도움이 되지 못할 때

어떤 식사장애 환자들은 치료를 해도 별다른 좋은 결과를 얻지 못하는 경우도 있다. 불행히도 실제 치료의 결과에 대한 추적 연구 결과 임상적인 치료와 정신약물학적인 치료를 시행했음에도 불구하고 식욕부진증과 대식증 환자의 약 1/3은 증상의 개선이 없었다는 보고가 있다. 여기에 더해 폭식의 재발률은 더 높았다는 보고가 있다.

이들 환자들에게 비록 증상의 개선은 없었다고 하더라도 치료를 받았다는 사실은 말할 수 없이 가치가 있는 일이다. 식사장애 자체의 개선은 없었지만 환자 삶의 질적 측면에서는 치료를 받기 전보다 나아지고 있을 수 있다는 것이다. 환자가 만약 치료가 도움이 되고 있다는 의사를 표시한다면 치료를 계속 받도록 하는 것이 좋다.

그러나 어떤 환자에 있어서는 여러 치료가 효과가 없을 수 있다. 이 경우 환자들은 자신을 아무도 도와줄 수 없다는 실망감을 가지고 다른 의사나, 다른 치료 프로그램을 찾아갈 수 있다. 이런 환자들은 자신들의 주위에 있는 모든 사람들과 모든 일들에 대해서 항상 깊은 불만족감을 가지고 있는 사람일 수 있다. 이들은 자신의 고통에 사로 잡혀 있기 때문에 치료자를 만나러 가면서 치료자가 자신의 문제들을 빠르게 그리고 고통 없이 치료해 줄 것이라는 마술적인 희망을 가지고 간다.

그러나 치료는 마술이 아니다. 치료자와의 관계를 만들어 나간다는 것은 어려운 일이고 항상 불안이 뒤따르는 일이다. 특히 남들을 잘 믿지 못하는 사람들에게는 이런 일은 더욱 어려운 일이다. 자기 자신을 알아간다는 과정은 아주 어려운 것이고 생소한 일이기 때문에 변화를 가져오는 모든 것에 대해 저항을 하게 된다. 어떤 종류의 치료를 받고 있든지 간에 환자 자신이 감당해야 될 부분이 있기 마련이다. 환자가 이러한 자신의 몫을 감당하는 것을 거부한다면 치료는 결코 성공할 수 없을 것이다.

이런 문제를 가지고 있는 식욕부진증, 대식증, 또는 폭식증 환자들은 만성적인 경과를 밟게 될 가능성이 높다. 이런 경우 환자 생활의 여러 영역에 문제가 있을 가능성이 높고 따라서 치료가 많은 도움을 주지 못할 수 있다.

친구나 친척의 입장에서는 이런 상황들을 견뎌 내기가 더욱 힘들 것이다. 이런 상황에서 겪게 되는 무력감이나 좌절감등은 엄청난 것이다. 상황이 얼마나 심각한 것이든지 간에 환자를 억지로 치료받게 하고 낫게 할 수 있는 사람은 아무도 없다. 응급상황이라면 입원치료를 하는 것이 유용할 수는 있으나 당신이 억지로 환자를 변하게 할 수는 없는 것이다.

고통을 받고 있는 환자를 지켜 볼 수밖에 없다는 사실이 끔직한 일이기는 하지만 당신이 대신 해 줄 수 있는 것은 없다. 만약 환자를 돌보면서 당신이 위기상황에 처하게 되었다면 혼자서 그 위기를 해결하려고 노력하지 마라. 이제는 당신 자신을 위해서 도움을 찾을 필요가 있게 된 것이다.

당신은 어떠한가? – 자신을 돌보는 일

환자가 치료를 받고 있든 아니든 간에, 또한 상황이 심각하건 아니건 간에 당신은 계속 두려움, 염려, 그리고 의문투성이인 채로 지내고 있을 것이다. 만약 환자가 치료를 받고 있는 중이 아니거나 당신 또한 환자가 정말 심각한 문제를 가지고 있는가에 대해 확신이 서지 않는다면 이 책의 제4장과 5장을 읽어 보고 전문가에게 자문을 구해야 할지를 고려해 보라. 그러나 환자가 치료를 받고 있는 것과 상관없이 문제를 있는 그대로 받아들이는 것과 자신이 할 수 있는 것에 한계가 있다는 것을 받아들이는 것, 이외에 치료로 좋아질 수 있는 부분에도 한계가 있다는 것을 받아들이는 것이 당신을 두려움, 분노, 그리고 지나친 염려에서 벗어날 수 있게 해 줄 수 있다. 당신에게는 걱정을 터놓고 이야기할 수 있는 시간이 필요하기도 하고 환자 문제에서 벗어나 자신만을 위한 인생을 만들 필요도 있다. 가끔 당신은 환자의 문제에서 벗어나 있고 싶을 때도 있을 것이다. 아마도 당신은 환자가 변하면서 당신에게 주는 메시지가 달라지면 이런 변화에 어떻게 반응을 해야 할지를 몰라 당황해할 수도 있다. 어쩌면 당신은 환자 문제 외에 자기 자신의 심각한 문제나 병적인 문제로 고민하고 있을 수도 있다. 우리는 이러한 어려움을 가지고 있는 부모, 배우자, 그리고 친구들이 그들 자신을 위해서 다음과 같이 치료자를 만나 치료를 받거나 지지 모임에 참석하는 것이 많은 도움이 된다는 것을 경험한 바 있다.

치료를 받는 것

치료는 매우 중요하고 가끔은 당신으로 하여금 환자의 문제에서 조금 뒤로 물러나 당신이 환자에게 도움을 줄 수 있는 그 한계를 받아들일 수 있도록 도와주며, 당신 자신의 개인적인 문제를 돌아볼 수 있는 기회를 주고, 당신 자신의 생활로 돌아갈 수 있도록 도와주는 데 결정적인 역할을 한다.

식사장애 환자의 부모나 배우자들이 환자의 증상과 행동에 매달려 있는 것은 아주 흔한 일이다. 예를 들어서 브랜다 존스는 그녀의 16세 된 딸 웬디가 식욕부진증에서 회복이 된 후에도 한동안 그녀나 남편이 딸이 병이 나기 전에 해 왔던 자신들의 생활로 돌아가는 것이 쉽지 않다는 것을 알게 되었다. 이제까지 그들의 결혼 생활은 오직 웬디를 중심으로만 이어져 왔던 것이다. 이제는 그녀나 남편은 자신들의 생활을 재건하기 위해 많은 노력을 해야만 한다. 브랜다는 이 문제에 대하여 이렇게 말하고 있다.

> 저희는 오랫동안 웬디에 관한 일들과 그 아이에 대한 걱정에 대한 이야기 외에는 다른 이야기를 하지 않았던 것 같아요. 치료를 받으면서 저희는 다른 일에 대해서도 서로 이야기를 나누어 보라는 권유를 받았지만 결국 딸에 대한 이야기 외에는 다르게 할 이야기가 없었어요. 저희는 이미 오래 전부터 웬디에게 많은 비중을 두고 살아왔기 때문에 저희의 결혼 생활에 관한 것은 항상 뒷전으로 미루어 두었던 것이죠. 치료자는 저희에게 부모로서가 아니라 부부로서 저희 자신들을 위해서 할 수 있는 일들을 해 보라고 권유하더군요.

지지 모임에 참여하는 것

지지 모임은 식사장애 환자가 있는 가족이나 부부에게 많은 도움을 줄 수 있다. 그런 모임에 참석을 함으로써 많은 것을 교육 받을 수도 있고, 다양한 회복과정에 있는 식사장애 환자를 가족으로 둔 다른 사람들을 만남으로써 당신이 지금 겪고 있는 어려운 문제들이 결코 당신만의 문제가 아님을 알게 되기도 한다.

이 책의 뒷부분에서 소개하고 있는 각종 지지 모임 단체 목록들을 잘 활용하면 당신에게 도움이 될 수 있을 것이다. 만약에 당신이 모임을 만들고 싶다면 협회에서도 많은 도움을 줄 것이다. 당신이 살고 있는 지역에서 얼마나 많은 사람들이 당신이 안고 있는 문제와 똑같은 문제들로 고민을 하고 있는가를 알게 되면 당신은 놀라지 않을 수가 없을 것이다(주: 우리나라에는 환자 자신들로 이루어진 지지 모임이나 그 가족이나 친구들로 이루어진 지지 모임이 아직 구성되어 있지 않다. 몇몇 식사장애 클리닉을 중심으로 환자들의 지지 모임을 구성하려고 노력하고 있으나 아직 체계적이지 못하다. 인터넷에서는 몇몇 동호회가 활성화되어 있으나 이 모임도 아직 지지 모임이라고 할 수 있을 정도로 체계적이지는 않은 것으로 여겨진다. 이러한 지지 모임은 우리나라에서도 빨리 구성되어 식사장애로 고통을 받는 환자분이나 가족들에게 많은 도움이 될 수 있어야 할 것이다).

식사장애 환자가 회복기에 접어들게 되면서 당신과의 관계도 변하게 될 것이다. 관계상의 요구나 기대에 변화가 오게 된다. 지지 모임은 그러한 변화들을 평가해 볼 수 있는 좋은 장소가 될 수 있다. 또한 지지 모임은 치료가 진행되면서 당신이 느끼는 감정들을 탐색하고 표현할 수 있도록 허용해 주고, 받아 줄 수 있는 곳이 되어 줄 것이다.

26세 식욕부진증 환자인 사라의 남편 조엘은 아내가 음식을 먹게 하기 위해 수개월 동안 온갖 노력을 다해 오고 있었고 사라가 자신과 관계를 맺는 사람 중 문제를 가진 유일한 사람이라고 믿고 있었다. 사라의 치료자는 조엘에게 지지 모임에 참석할 것을 권유하였다. 조엘은 식사장애 환자의 가족들을 위한 지지 모임에 처음으로 참석한 후 그 소감을 아래와 같이 말하였다.

저는 사람들이 환자와 어떻게 관계를 맺어가고 있는가에 대해서 들었습니다. 어떻게 식단 계획을 짜고 있으며, 환자와 먹는 것을 놓고 얼마나 다투고 있으며, 환자가 음식을 먹는 것에 대하여 어떤 규칙들을 정해 놓고 있는가에 대하여 알게 되었습니다. 모임에 참석을 하면서 다른 사람들도 제가 사라에게 하고 있었던 일과 똑같은 일들에 대해서 이야기를 하고 있다는 사실을 알게 되었습니다. 그러면서 "사라만 그런 문제를 가지고 있는 것은 아니구나." 하고 생각하게 되었습니다.

비슷한 상황에 처해 있는 다른 남편들의 이야기를 들으면서 저는 아내와의 관계를 어떻게 만들어 가고 있는가에 대하여 생각을 해 볼 수 있게 되더군요. 저 역시 제가 생각하는 것만큼 그런 성인군자가 아니었음을 알게 되었습니다.

정보와 교육

당신을 최신 정보에 뒤지지 않는 사람이 될 수 있도록 도와줄 수 있는 다양한 협회에서 나오는 여러 가지 정보지들이 있다. 그러한 정보지는 단순히 교육적인 내용만 담고 있는 것이 아니라 창의적인 아이디어와 경험들을 제공해 주기도 하고 당신이 혼자라는 느낌을 덜어 줄 수 있기도 하다. 이외에 당신이나 환자가 도움이 필요할 때 전화를 할 수 있는 전국적인 긴급 상담 전화번호를 안내하고 있다(주: 아쉽게도 아직 우리나라에는 이런 협회나 상담 전화가 없다).

제 3 부
새로운 전략들

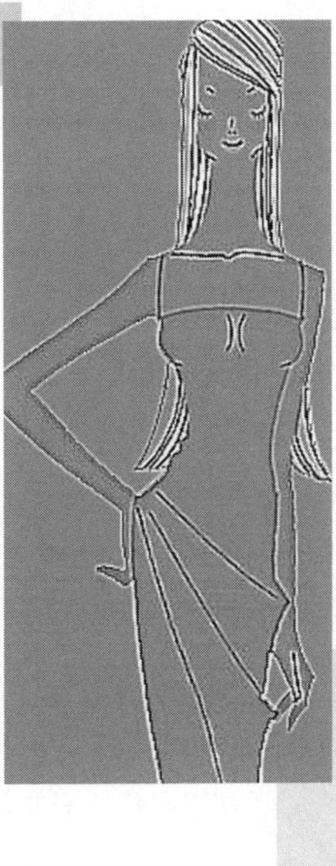

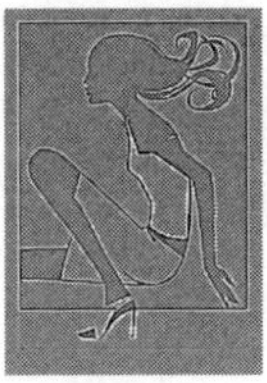

제 7 장 음식과 관련된 문제들을 어떻게 대처해야 하는가?: 식사장애로부터 벗어나기 위한 실질적인 충고

당신이 돌보고 있는 식사장애 환자가 현재 치료를 받고 있는 것에 상관없이 당신은 환자의 체중이나 음식과 관련된 문제들을 어떻게 다루어 나가야 할지에 대해 많은 의문을 가지고 있을 것이다. 예를 들어 환자의 폭식행동에 대해 어떻게 해야 할 것인가? 만약 환자가 음식을 먹는 것을 거부한다면 환자에게 억지로 먹을 것을 강요해야 하는가? 환자가 지나치게 체중이 많이 증가하고 있다면 환자에게 무슨 말을 해야만 하는가? 등과 같은 문제가 그것이다.

환자의 식사 행동을 변화시키기 위한 당신의 개입은 전문가의 지도 하에 잘 짜여진 치료 프로그램의 일부로서 행해져야만 한다. 이렇게 치료의 일부로 행해지는 경우라도 당신의 개입은 어린 신경성 식욕부진증 환자의 경우에만 그것도 특수한 경우에만 고려가 된다. 전체 치료 계획의 한 부분으로서 치료자의 밀접한 지도하의 경우를 제외하고는 환자의 식사 행동을 고치려는 어떤 시도도 해서는 안 된다. 그러한 시도들은 끝없는 싸움으로 이어질 뿐이다. 또한 가족 중 어느 한 부모는 변화를 주장하고 있는데 다른 부모는 포기하고 있다면 이런 갈등은 가족 모두에게 견디기 힘든 긴장감만을 안겨다 줄 것이다. 환자가 자발적으로 하려는 동기가 격려되지 않는다면 당신의 환자에 대한 조절이 힘을 잃기 시작하면서 환자는 다시 문제행동으로 돌아가게 될 것이다.

본 장에서는 당신이 매일 겪게 되는 환자의 폭식, 굶기, 제거 행동과 체중에 대한 지나친 집착에 대해 당신이 대처할 수 있는 실제적인 방법들에 대해서 이야기하려 한다. 이런 접근은 당신을 음식과 연관된 문제들에서 좀더 벗어날 수 있도록 도와줄 것이고 당신으로 하여금 환자가 자신의 행동 및 그 행동의 결과에 대하여 스스로 책임질 수 있게끔 도와줄 수 있게 만들어 줄 것이다. 그렇게 함으로써 환자는 좀더 자유롭게 자신의 행동과 대인관계에 있어 변화를 지속시킬 수 있게 될 것이다. 앞으로 이야기되는 전략들은 식사장애가 당신의 관계, 당신의 삶 및 당신의 현재생활에 주고 있는 파괴적인 영향을 최소화시킬 수 있도록 도와줄 것이다.

이러한 전략을 수행하는 것은 전체적인 치료의 한 부분으로 이루어지고 흔히는 치료자나 지지 모임의 도움 하에 이루어지게 된다. 전략은 크게 세 부분으로 나누어 볼 수 있는데 우선 식사장애로부터 벗어나기, 당신이 계속 관여하고 있는 이유를 알아보기, 환자와 건강한 관계 형성하기 등이 그것이다. 당신이 일단 식사장애의 증상에 매달리는 것에서 벗어나야 다른 부분의 변화를 가져올 수 있는 여유를 가질 수 있게 되고 이런 변화들은 환자와 서로 신뢰할 수 있는 관계를 형성할 수 있도록 만들어 줄 뿐만 아니라 가족들 모두의 감정표현과 성장을 허용할 수 있도록 도와줄 것이다.

당신이 환자의 폭식 행동이나 굶는 행동을 멈추게 할 수는 없지만 모든 가족들이 좀더 편안하게 느낄 수 있도록 할 수 있는 일은 많이 있다. 그러기 위해서는 우선적으로 당신이 음식 문제에 집착하고 있는 것에서부터 벗어나야 한다. 본 장에서는 당신에게 하루의 일상생활(집안일을 포함하여) 문제, 돈이나 경제적인 문제, 외식하는 문제, 여가를 즐기는 문제 및 충고와 의견을 내놓는 문제에 대해 어떻게 하는 것이 좋은가에 대하여 이야기를 하고자 한다.

건강하게 사는 것

음식과 연관된 문제에서 벗어난다는 것이 가족이 건강하게 식사하고 운동하는 생활 양상을 포기한다는 것을 의미하는 것은 아니다.

부모들은 자신들이 자녀에게 잘 먹을 것을 요구하고 건강한 몸매를 유지하도록 한 것이 오히려 자녀에게 식사장애를 오게 한 원인이 된 것은 아닌가에 대하여 항상 궁금해한다. 그러나 사실은 건강한 식사 생활을 하고 규칙적으로 운동을 하는 부모들이 폭식, 굶는 행동, 또는 강박적인 운동을 하는 자녀에게 모범적인 모습을 보여줄 수 있다. 따라서 이러한 부모의 모습이나 활동이 자녀에게 식사장애를 불러일으킨 원인이 되었다고는 할 수는 없는 것이다.

문제는 그런 건강한 모습을 보여준다는 것에 있는 것이 아니고 그런 모습을 따라 할 것을 강요하는 데 있다. 아이들이나 청소년들이 그러한 강요를 받게 되면 자신의 욕구나 배고픔에 대해 스스로 반응을 할 수 있는 능력을 배우지 못하게 된다. 이것이 바로 식사장애의 시초가 되는 것이다. 여기에 더해 아이에게 다른 어떤 것들보다 외모가 가치가 있다고 강조할 경우에 문제가 본격적으로 시작될 수 있다. 아이로 하여금 건강하고 예쁘게 보이라고 하는 것이 문제가 되는 것은 아니다. 그러나 어떤 사람을 평가하는 데 다른 가치는 무시되고 외모로만 그 가치를 평가한다는 인식을 주게 되면 체중과 몸매에 대한 잘못된 집착을 부추기게 될 수 있다.

올바른 인식을 갖기

32세의 회사원인 론 스칼라는 25살의 로렌과 결혼을 했었는데 로렌은 식욕부진증 환자였다. 스칼라는 아내 로렌을 병원에서 퇴원시킨 후의 일들에 대해서 다음과 같이 이야기하고 있다.

병원에 로렌이 입원해 있을 때 저희는 부부치료를 받았었죠. 치료자는 로렌이 음식 먹는 것이나 그 아이의 체중에 대해서는 어떠한 말도 하지 못하게 했습니다. 입원을 하기 전에는 제가 많은 간섭을 했었거든요. 저는 항상 그 아이가 점심으로 무엇을 먹었는가에 대해 물었었고 저녁 식사시간에는 그 아이가 좋아하는 음식을 만들기 위해 많은 시간과 노력을 투자했었습니다. 만약에 그 아이가 양고기 한 조각을 먹으면 저는 빌다시피 한 조각만 더 먹으라고 요구했었습니다. 그 아이가 너무 말라서 뼈만 있는 것처럼 보였기 때문에 저는 아이의 체중이 얼마나 줄었는가를 알려고 안달을 했었습니다. 이런 제 모든 행동들이 그 아이를 더욱 화나게 만들었고 더욱 더 먹는 것을 거부했던 것입니다. 제가 이럼에도 불구하고 그 아이는 점점 더 야위어만 갔습니다.

로렌이 식욕부진증의 증상을 나타내기 전까지는 저희 사이에 많은 문제들이 있었지만 식욕부진증의 증상이 나타나고부터는 다른 모든 문제들은 더 이상 문제가 되지 않았습니다. 그러나 이젠 로렌이 음식을 먹

> 는 것에 대해 간섭하지 않습니다. 저녁에 집에 함께 있어도 그 아이가 하루 동안 무슨 음식을 얼마나 먹었나에 대해서 묻지 않습니다. 저는 단지 그 아이의 체중이 증가되는 것이 저를 조용하게 만들어 줄 수 있다는 것을 이야기합니다. 저는 결혼생활 전체를 통해서 로렌을 위해 해 줄 수 있는 일 중 가장 힘든 일이 간섭하지 않는 것이라는 사실을 알게 되었습니다.

음식문제로부터 당신 자신이 해방되기 위해서는 일단 당신의 한계를 받아들여야만 한다. 당신이 다른 사람에게 음식을 먹도록 하거나 다른 사람의 폭식 행동을 멈추게 할 수는 없다. 그렇게 하고자 하는 당신의 욕심을 해결해 나가는 것도 회복을 위한 한 과정이다. 당신이 느끼게 되는 무기력감, 무능력감, 그리고 좌절감과 같은 감정은 당신의 그런 욕심에서 비롯되는 당연하고도 현실적인 감정 반응이다. 당신의 의도가 아무리 좋은 것이었다고 할지라도 다른 사람의 행동을 조절하고자 하는 노력은 항상 문제를 악화시키고 환자의 변화 능력을 방해할 뿐이다. 당신이 변화시킬 수 있는 사람은 당신 자신뿐이다. 이번 장에서는 당신에게 어떻게 그렇게 할 수 있는지 그 방법을 제시하고자 한다.

첫 단계는 당신 스스로 문제로부터 물러서는 것이다. 그래서 환자가 조절의 전쟁과 힘겨루기에서 빠져 나와 스스로 자신의 행동에 대해 선택을 할 수 있도록 허용해 주어라.

규칙 #1: 당신 자신의 한계를 인정해야 한다.

미셀과 멜리사 파인은 모두 40대로 성공한 변호사이다. 그들은 성공에 익숙해져 있었다. 그러나 그들은 자신의 딸의 문제를 통해 자신이 진정으로 원하는 것을 갖고자 한다면 자신들의 방식대로 가지려고 해서는 안 된다는 가르침을 배웠다. 그들의 16세의 딸, 셰리가 대식증 환자가 되었을 때 대식증은 그들이 정복할 수 없는 유일한 것이었고 그들은 그 병으로 인해 미칠 지경이 되었다. 그들은 생애 처음으로 실패라는 것을 느꼈다. 미셸은 그 문제에 대하여 다음과 같이 말하고 있다.

멜리사와 저는 저희가 하고 있는 일에 충실하기 위하여 자녀는 한명만 두기로 결정을 했었죠. 셰리가 태어난 후에도 저희는 여행도 하면서 이전과 같이 저희의 생활을 즐기면서 살았습니다. 저희는 셰리에 대해서 부모로서 할 수 있는 일은 모두 다 하기로 결정을 했고 그래서 전심전력을 다 했었습니다. 셰리가 어렸을 때 많은 시간을 함께 보냈고 셰리의 성장을 위해 중요하다고 생각되는 일은 전부 다 도와주었습니다. 셰리는 학교에 들어가면서 가장 총명하고 훌륭한 학생이 되었습니다. 멜리사와 저는 셰리의 숙제, 과학 과제, 독후감 등을 도와 주었습니다. 저희 집은 셰리의 모든 친구들에게 열려 있었습니다. 셰리가 나이가 들어 남자 친구와 문제가 생겼을 때 저희는 딸이 그 문제를 해결할 수 있도록 많은 이야기를 했고 도와주었습니다.

셰리가 대식증적인 증상을 보이기 시작한 것은 저희 삶에서 가장 큰 충격이었습니다. 그러나 저희는 많은 난관을 극복했었습니다. 멜리사와 저는 셰리의 대식증적인 행동도 다른 문제와 같이 조절할 수 있다고 생각했습니다. 그런데 그것이 너무 잘못된 것이었던 것입니다! 저는 지금 저희 스스로의 힘으로 대식증을 조절하려고 얼마나 오랫동안 노력했었는가를 생각하면 부끄러워집니다. 저희는 식단을 짜고 화장실을 사용하는 것도 계획표를 세워 놓는 등 모든 일상생활의 중심을 그것에 맞춰 놓고 살았습니다. 그러나 저희가 셰리의 폭식과 제거 행동을 조절하려고 하면 할수록 점점 더 악화 되더군요. 마침내 저희는 치료를 받으러 가게 되었습니다. 저희가 셰리의 먹는 행동을 조절할 수 없다는 사실을 받아들이는 것은 너무나도 어려운 일이었습니다. 그러나 이제는 더 이상 실패했다는 느낌을 피할 수 없었던 것입니다.

규칙 #2: 당신이 대신 책임지려 하지 말고 다른 사람의 자립적인 삶을 인정해 주어야 한다.

당신은 다른 사람과의 관계를 바탕으로 당신의 의견을 내놓을 수도 있고 제안을 할 수도 있다. 그러나 각자는 궁극적으로 자신의 인생을 어떻게 살아야 할 것인가에 대하여 선택을 할 권리가 있다.

1번과 2번 규칙을 받아들이지 않으면 당신은 진정한 변화를 일으킬 수 있을 만큼 환자의 식사장애 문제로부터 충분히 자유로워질 수가 없을 것이다. 존 브라운과 메리 브라운 씨는 딸인 테레시의 대식증 증상을 없앨 수가 없었다. 테레시의 치료자가 그들에게 테레시가 먹는 것에 대하여 간섭을 하지 말라고 당부했을 때 존 브라운 씨는 불쾌함을 느꼈었다. "만약에 테레시가 대식증 행동을 하지 않겠다고 결심을 한다면 그렇게 할 수 있을 거예요. 테레시는 의지가 강한 아이거든요."라고 존 브라운 씨는 치료자에게 말했다. 그래서 메리는 테레시의 대식증 행동을 멈추게 하려고 많은 노력을 하였다. 그렇게 해야 존의 화를 가라앉힐 수 있다고 생각했다.

대식증 행동이 테레시의 의지보다 더 강하다는 사실은 가족의 가치관과는 정반대되는 사실이었던 것이다. 존은 가난했던 어린시절의 역경을 이겨내고 현재는 훌륭한 변호사가 되었고 그것이 바로 그 집안의 가치관이 되었다. 그는 낮에는 일을 하면서 밤에는 공부를 하여 당당히 법학 대학에 입학을 할 수가 있었다. 메리는 세 명의 딸을 키우면서 어려운 살림을 꾸려나가기 위해 학교에 나가 교편을 잡으면서 집안을 이끌어 왔다. 브라운 씨 부부는 살아오면서 많은 역경을 이겨왔고 따라서 그들은 테레시의 문제가 의지가 약해서 생겨난 문제라고 생각하고 있었던 것이다. 그들은 그들이 믿고 있는 방식대로 테레시를 돕기로 결심을 했다. 테레시가 그 문제로부터 벗어날 수 있기까지 얼마나 많은 시간이 걸리든지 간에 그들은 테레시의 문제를 그냥 놔둘 수는 없다고 생각을 했다. 그들은 자신들이 노력해 보지 않은 다른 방법들이 있을 것이라는 생각을 항상 하고 있었다. 존은 그들이 계속 노력한다면 분명히 테레시의 대식증 행동을 멈추게 할 수 있을 것이라고 생각했다. 브라운 씨 부부는 이 상황에서 자신들이 무기력하다는 사실을 인정할 수가 없었던 것이다.

테레시는 치료를 중단하고 그녀의 부모들이 시키는 대로 열심히 따라 노력을 했다. 이러한 노력은 수년에 걸쳐 계속되었지만 브라운 씨는 아직도 테레시의 문제에 사로잡혀 있다.

테레시는 이제 혼자서 살고 있다. 그러나 매주 그녀는 부모에게 자신의 식사 행동에 대한 보고를 해야만 한다. 그녀는 부모에게 자신이 "좋은 날"과 "나쁜 날"을 알 수 있게끔 해야만 한다. 테레시의 식사문제는 여전히 부모와의 관계에 있어 핵심적인 문제가 되고 있다. 그러나 그렇게 하는 것이 테레시가 부모로부터 독립해서 성장할 수 있는 기회를 박탈하고 있는 것이다.

또 다른 가정인 존슨 씨의 경우는 매기 존슨 씨가 자기 자신부터 변화하려는 시도를 함으로써 그녀의 딸 사라가 자신 스스로 책임을 지고 자신의 식사문제를 좀더 나은 방향으로 변화시킬 수 있는 여지를 제공해 주었다.

사라의 구토 행위에 대한 고백을 듣고 난후의 매기의 반응은 사라를 주치의에게 데리고 가서 좀더 정확한 진찰을 받기 위해 적당한 치료자를 주선해 줄 수 있도록 도움을 요청한 것이었다. 매기에게는 이런 어려움이 처음은 아니었다. 사라가 한 살 반 정도였을 때 남편은 가족을 버리고 떠나갔으며 이후로 매기는 자신과 딸의 행복을 위해 열심히 살아왔다. 어머니가 알코올 중독자였던 매기는 어린 시절부터 독립적인 삶을 사는 방식을 잘 알고 있었다. 그녀의 적극성과 책임감은 그녀의 삶을 통해 지속되어 온 것이었다. 그녀는 사라의 식사문제를 해결하는 데 자신의 이런 특징을 사용하였다. 사라의 치료자는 매기에게 사라가 먹는 음식은 사라 자신이 결정할 수 있도록 내버려 둘 것을 권유하였다. 이런 이야기는 매기가 훨씬 쉽게 빨리 옳은 결정을 할 수 있도록 도와주었다.

> 저는 제가 옳다고 생각하는 방식으로 해 왔었지만 사라의 의사는 그렇게 하지 말 것을 권고했습니다. 저는 사라가 아직 열여섯 살이어서 저의 도움을 필요로 하고 있다고 생각을 했습니다. 그러나 제가 그 아이를 위해 도와줄 수 있는 것이 아이가 무엇을 먹는가에 대하여 참견을 하고 먹은 것을 토하지 말라고 강요하는 것과는 다른 방식으로 도와주는 것이 필요함을 깨닫는 데 많은 시간과 노력이 필요했습니다. 저는 사라가 폭식을 하지 않을 것이라는 것에 믿음을 가져야 하는 것이 아니라 이러한 문제행동은 사라 자신의 고유한 방식으로 다루어져 나가야 한다는 사실을 믿어야만 했던 것입니다. 저는 제 자신이 사라에게 자신의 문제를 스스로 싸워서 이길 수 있는 충분한 힘을 기를 수 있도록 도와줄 수 있다는 신념을 가져야만 했습니다. 아이가 스스로 해낼 수 있을 것이라는 제 믿음을 아이에게 보여줄 수 있는 유일한 방법은 아이를 그냥 내버려 두는 것이었습니다.

자신의 능력에 대한 매기의 신념은 사라의 능력에 대해 매기가 믿을 수 있게끔 하였다. "물론 저도 걱정이 많이 되었죠. 과연 내가 할 수 있을까? 그러나 저는 가족과 친구들의 도움으로 대식증에 사로잡혀 있는 사라를 혼자 내버려 둘 수가 있게 되었습니다."

식사장애를 가지고 있는 환자가 나아지기 위해서는 음식과 연관된 환자의 문제와 그 외의 다른 문제를 구분해서 생각해야 될 필요가 있다. 환자는 자신의 음식 섭취와 체중에 관한 문제에 대하여 자신 스스로 결정을 내릴 수 있는 사람이 될 필요가 있다. 설령 환자가 조절력을 상실하고 있다고 하여도 당신이 대신 책임을 져서는 안 된다. 당신이 환자를 조절해 주려고 노력하면 할수록 환자는 자신의 문제에 직면할 필요가 없어지게 되는 것이고 그럴수록 그 문제는 더 오랫동안 지속되게 된다.

만약에 치료자나 의사가 환자를 도와주고 있다는 것을 알게 되면 당신이 한 발짝 뒤로 물러서기가 좀더 쉬워질 것이다. 환자가 18세 이하인 식욕부진증 환자인 경우 당신은 환자가 식사를 하는데 어떻게 도와줄 것인가를 배우도록 가족치료에 참가하라는 권고를 받을 것이다. 그러나 그렇게 하더라도 음식과 체중에 대하여 연관된 다른 많은 의문들이 필연적으로 생길 것이다. 당신과 또는 당신의 환자가 치료를 받고 있는 여부에 상관없이 가장 중요한 것은 다음과 같은 사항이다. 즉, 치료자의 잘 짜여진 지시에 의해 하는 경우를 제외하고는 환자의 먹는 것과 체중과 연관된 갈등에서 한 걸음 뒤로 물러서서 그런 환자의 행동을 억지로 변화시키려는 시도를 중단해야 한다. 우리는 이렇게 하라는 것이 환자에게 도움을 주기를 원하고 있는 당신에게 놀라운 사실이라는 것을 잘 알고 있다. 그러나 식사문제에 당신이 깊이 관여하려 하는 것이 오히려 문제를 더욱 악화시킬 뿐이다. 다음 페이지에서 우리는 당신이 시도해 볼 수 있는 새로운 전략을 소개하려고 한다. 앞에서 소개한 두 가지 규칙들은 일상생활 속에서 식사장애 환자를 다루는 데 있어서 어려움(집안일 나누어 하기, 돈과 경제적인 문제, 외출, 및 충고를 주는 일등)에 부딪힐 때마다 항상 염두에 두어야 하는 것이다.

집안일 나누어 하기

식사장애 환자와 집안일을 나누려 할 때 음식이나 이와 연관되어 생기는 집안의 자질구레한 문제를 해결하기 위해서는 모든 가족들의 권리를 존중해 주는 것이 필요하며 문제가 되는 행동을 유발시키거나 부추기는 쪽으로 나가는 해결방식은 바람직하지 못하다.

집안일에 대한 규칙은 당신과 환자와의 관계에 따라 달라질 수 있다. 만약에 환자가 당신의 딸이고 당신이 집안일을 책임지고 있는 사람이라고 하여도 필요한 규칙의 종류와 숫자를 결정하는 데 환자의 나이는 매우 중요하다. 결혼을 한 경우 한쪽이 상대방에게 일방적인 규칙을 강요할 수 없다. 가장 이상적 것은 서로가 편안하게 주고받을 수 있는 규칙을 공유하는 것이다. 같은 방을 사용하고 있는 경우 그 방에 살고 있는 모든 사람들이 함께 비용과 일을 분담하는 것이 규칙이 될 수 있다.

식사장애 환자와 함께 살고 있는 가정에서는 항상 어떤 음식을 얼마만큼 집안에 놔 둘 것인가 하는 문제에 직면을 하게 된다. 그러나 이러한 의문에 대한 정확한 답은 있을 수가 없다.

어떤 사람은 폭식을 할 만한 음식들 즉, 파스타, 빵, 과자 등과 같은 음식을 아예 집안에 놔두지 않으면 환자가 폭식을 하지 못하게 될 것이라고 생각한다. 또 어떤 사람은 그러한 음식을 보관함에 넣어두고 자물쇠로 잠가 두면 안전할 것이라고 생각하기도 한다. 어떤 사람은 없어진 음식을 그냥 채워 놓고 모든 식구들이 마치 아무런 일도 없었던 것처럼 행동하는 것이 폭식을 막는 방법이라고 생각하기도 한다.

규칙 #3: 식사장애 환자에게 맞추어 음식 준비를 하지 않아야 한다.

가정 내의 음식은 가족 모두를 위한 것이어야 한다. 그러므로 폭식을 하는 환자의 폭식을 위한 음식을 당신이 마련해 줄 필요는 없다. 또한 폭식을 하는 환자가 유혹받을 수 있다는 이유로 가족 전체가 좋아하는 음식을 굳이 마련하지 않는다는 것도 좋지 못한 것이다.

모톤 씨 부부가 그들의 16세 된 딸 파트리시아가 대식증 환자라는 사실을 처음으로 알게 되었을 때, 모톤 씨 부인은 더 이상 과자류를 사지 않았으며 집안에 한꺼번에 많은 음식들을 남겨두지 않기 위하여 일주일에 한 번 쇼핑을 나가던 것을 일주일에 세 번씩이나 쇼핑을 하러 나가야만 했다. 이렇게 하는 것은 결국 과자와 같은 간식을 전혀 할 수 없었기 때문에 모톤 씨와 두 아들은 파트리시아에게 화가 나게 되었다. 그러나 이렇게 함에도 불구하고 파트리시아의 폭식행동은 여전히 지속되고 있었다. 모든 가족들이 자신에게 불만을 가지고 있다는 사실 때문에 파트리시아의 기분은 더욱 나빠졌고 따라서 폭식행동도 계속 되었던 것이다.

만약에 당신의 딸, 배우자 또는 친구가 식욕부진증 환자라면 당신은 맛있는 음식이나 환자가 즐겨 먹던 음식을 손에 들고 강제로 먹게 하려고 시도할 수도 있다. 그러나 환자가 원하는 것이 아니라면 굳이 음식을 가지고 환자를 유혹하려고 해서는 안 된다. 그것은 아무런 도움이 되지 않기 때문이다. 모톤 씨 가정의 경우 집에서 항상 건강한 음식을 먹을 수 있도록 하려는 모든 노력이 파트리시아의 폭식을 변화시키지는 못했던 것이다.

식사장애 환자를 중심으로 가족의 식생활을 바꾸지 말아야 한다는 사실은 매우 중요한 것이다. 당신은 집안에 단 음식을 놔두지 않는 것이 식사장애 환자를 도와주는 일이라고 생각할 수도 있다. 그러나 이런 방식은 도움이 되지 못한다. 당신이 그렇게 하는 것은 환자가 자신의 문제에 대한 심각성을 직면하는 것을 방해하고 식사 문제와 연관된 일을 고쳐 나가고자 하는 환자의 동기를 줄여 놓는 결과를 가져올 수 있다. 만약에 집안 식구 모두가 단 음식을 싫어해서 그렇게 한다면 그것은 문제가 되지 않는다. 그러나 이런 결정이 식사장애 환자를 도와주려는 목적으로 시행되어서는 안 된다는 것이다.

어떤 가정에서는 가족구성원 각자의 음식을 따로 보관해 두는 것이 도움이 될 수도 있다. 가족들은 각자가 원하는 음식들을 따로 고르고 이 음식은 공통의 것이 아닌 각자의 음식이 된다. 만약에 식사장애 환자가 다른 가족의 이 음식을 먹었다면 환자는 그 음식을 보충해야 한다. 모톤 씨는 음식을 나누어 두는 이런 방식을 제안받고 다음과 같은 계획을 세웠다.

- 모톤 씨 부인은 일주일에 한 번만 음식을 사러 간다. 공통의 음식은 일정한 장소에 보관하도록 한다.
- 가족 수대로 5개의 음식 보관함을 만들어두고 각자 자신의 보관함에는 각자의 음식을 보관한다.
- 모톤 씨 부인은 매주 각자가 원하는 음식이 무엇인가를 물어봐

그 음식을 준비하도록 한다. 그러나 각자 개인만을 위한 음식을 위한 돈은 5달러 이상이 되어서는 안 된다.

- 모든 사람들은 허락 없이 다른 사람의 음식을 먹어서는 안 된다.

이런 계획의 한 부분으로 파트리시아를 포함한 모든 가족들은 이런 원칙에 동의하였고 만약에 파트리시아가 다른 사람의 음식을 먹은 경우에는 그녀 스스로 그 음식을 보충하거나 그만큼의 음식 값을 자신의 음식 구입비에서 갚아야 하는 것에 동의하였다.

규칙 #4: 가족들은 각자 자신이 먹을 음식을 결정하도록 한다. 어떤 음식을 먹도록 강요받아서도 안 되고 먹을 수 있는 음식을 제한받아서도 안 된다.

환자가 원하지 않는 음식을 억지로 먹도록 강요해서는 안 된다. 또한 환자가 건강하지 못하다거나 비만하다는 이유로 음식을 억지로 먹지 못하게 해서도 안 된다. 집에서 자신이 먹는 것에 대해 전부 결정을 해 준다면 그 사람은 바깥에 나가서 자신이 무엇을 먹을지를 결정하지 못할 것이다.

"조금 맛을 볼래?" 라던가 "한 조각만 먹는데 괜찮지 않겠니?" 등과 같은 질문은 도움이 되지 않을 뿐만 아니라 하지 않아야 한다.

규칙 #5: 식사시간을 싸우는 시간으로 만들지 말아야 한다.

식사시간은 편안한 시간이 되어야 한다. 식사장애 환자도 다른 사람과 똑같이 취급되어야 하고 만약 그렇게 하는 것이 계속되어 왔던 것이라면 식사를 함께 할 수 있도록 해야 한다. 만약에 환자가 식사하는 것을 꺼려한다면 우선은 식사를 하고 싶은 것이 아닌지를 확실히 할 필요가 있다. 그럼에도 당신이 환자에게 함께 식사할 것을 권하고 싶을 때가 있을 수 있다. 이런 경우에는 조용한 목소리로 환자에게 같이 식사를 하자고 권유를 해 보고 그래도 환자가 같이 식사하는 것을 꺼린다면 "그래, 다음에는 우리 같이 식사를 하도록 하자."라고 말을 하는 것이 좋다. 환자가 계속 거절하는데도 자꾸 같이 식사할 것을 요구해서는 안 된다.

만약에 환자가 같이 식사를 하게 되면 음식을 준비한 사람은 누구든 어떤 음식이 준비되었는지 말해 줄 수 있고 자신이 마련한 음식을 권해 볼 수도 있다. 만약에 환자가 먹지 않겠다고 한다면 환자 자신이 자신의 음식을 직접 만들어 먹도록 권해 볼 수 있다(그러나 당신이 대신 음식을 만들어 주어서는 안 된다). 식사 후 후식이 당신 가정에서 흔히 있는 일이라면 굳이 환자 때문에 디저트 먹는 것을 중단할 필요는 없다. 그러나 환자에게 먼저 물어보지 않고 디저트를 주는 것은 피하는 것이 좋다. 만약 환자에게 디저트와 연관된 문제가 있다는 사실을 당신이 알고 있다면 환자에게 미리 디저트를 준비하였고 만약 문제가 된다면 미리 일어나도 된다는 것을 말해 주는 것이 좋다. 결국 이것은 알코올 중독 환자에게 술을 권하지 않는 것과 같은 것이다.

환자에게 먹어야 되는 음식과 먹지 않아야 되는 음식을 지시하지 않아야 한다. 음식을 결정하는 것은 환자 스스로 할 수 있도록 해 주어야 한다.

32세의 폭식증 환자인 제니는 식사시간에 대해서 다음과 같이 말하고 있다.

> 저녁 식사시간에 어머니는 항상 저를 위해서 다이어트 음식을 준비

하십니다. 저는 토마토와 함께 조리된 참치(마요네즈는 넣지 않음) 요리나 양배추와 생선을 함께 넣고 끓인 음식을 주로 먹게 됩니다. 그러면 마치 제가 병원에 입원을 해 있는 것 같은 느낌이 듭니다. 그것이 저를 정말 미치게 만듭니다. 저는 그런 음식을 먹으면서 줄곧 제 방에 숨겨둔 과자를 생각하고 있습니다.

규칙 #6: 음식과 연관된 집안일들을 환자와 의논해서 결정해야 한다.

음식을 사러 가는 것과 음식을 조리하는 일은 집안에서 가장 흔한 음식과 연관된 두 종류의 일이다. 그런데 이러한 일들이 문제가 될 수 있다.

어떤 가정에서는 식사장애 환자가 그런 일들을 전부 맡아서 하거나 돌아가면서 하게 되는 경우도 있을 수 있다. 그러나 환자가 이런 일을 하는 것을 불편해 한다면 음식과 연관되지 않은 다른 일로 바꾸어 주는 것이 좋다.

어떤 어머니는 대식증 환자인 16세의 딸 엘리에게 가족들의 음식을 사오도록 하는 역할을 주었던 이야기를 우리에게 해 주었다. 엘리는 자신이 음식을 조절하고 있는 시기일 때는 주로 저지방, 저염분, 그리고 무과당의 음식들만을 사왔으며 반대로 자신이 폭식을 하는 시기일 때는 많은 양의 빵, 파스타, 그리고 초콜릿을 사오곤 했다.

가족들은 모두 엘리가 하는 집안일을 세탁하는 일로 바꾸어줘야 한다고 말하였다. 결국 엘리는 세탁하는 일로 바꾸게 되면서 매주 겪었던 음식 사는 일에 대한 갈등에서 자유로워질 수가 있게 되었다. 가족들 역시 엘리의 음식과 연관된 문제로 인한 직접적인 영향으로부터 벗어날 수 있게 되었다.

규칙 #7: 식사장애 환자는 언제 어디서나 자신의 행동으로 인해 다른 사람이 피해를 받게 되면 그 행동에 대하여 책임을 질 수 있어야 한다.

화장실의 지저분함

만약에 환자가 화장실에서 구토를 했다면 환자는 다른 사람을 위해서 반드시 화장실을 깨끗하게 청소를 하고 나가야 한다. 이러한 규칙은 어떤 일이 있어도 지켜져야만 한다.

존스 씨 부인은 이런 생각에 전적으로 찬성한다. 그녀의 딸 도티가 아침식사를 하고 난 후 화장실에서 구토를 했을 때 존스 씨 부인은 도티에게 화장실을 깨끗이 청소할 것을 요구했다. 도티는 "그렇게 할게요."라고 대답을 했으며 그날은 학교에 지각을 하게 되었다. 존슨 씨 부인은 자신의 딸의 교육이 방해받는 것을 원하지 않았으며 학교 문제가 우선이라고 생각했다. 존스 씨 부인은 거의 매일 아침 화장실이 지저분해지는 것을 참을 수가 없었으며 결국 자신이 청소를 할 수밖에 없었다.

존스 씨 부인이 우리에게 매일 아침마다 일어나는 그 일에 대해 이야기했을 때 우리는 강력하게 도티가 학교에 가기 전에 반드시 화장실을 깨끗이 청소하도록 해야 한다고 권했다. 설령 학교에 지각하고, 수업에 들어가지 못하고, 그래서 낙제를 하는 일이 생기더라도 자신의 행동에 따르는 결과에 대해서는 반드시 자신이 책임을 질 수 있도록 해야 한다.

당신이 환자의 책임을 대신 해결을 해 주려고 해서는 안 되고 환자의 행동에서 비롯된 결과를 쉽게 넘어가게 해서도 안 된다. 이러한 도움은 오히려 환자로 하여금 자신 스스로 책임을 갖게 하거나 성장하는 것을 방해하는 것이다.

음식 다시 보충해 두기

어떤 사람이 폭식을 했다면 다른 사람들을 위하여 그 사람이 부엌을 깨끗이 청소해야만 한다. 이렇게 하는 것에는 먹은 음식을 다시 보충해 두는 것도 포함이 된다. 만약에 폭식을 한 사람이 다른 사람이 먹어야 할 음식을 다 먹어 버렸거나 집안의 음식을 다 먹어 버린 경우에 다른 사람들이 필요할 때 사용할 수 있도록 반드시 다시 음식을 원래대로 보충을 해 두어야만 한다.

만약에 어떤 사람이 자신은 다른 사람의 음식을 아무런 문제없이 먹을 수 있다는 느낌을 가지고 있다면 이것은 이 사람이 불편하지만 무소불위의 힘을 가지게 된다는 것을 의미한다. 17세 된 어떤 환자는 지지 모임에 와서 자신이 먹은 음식들을 모두 다시 원래대로 보충을 해 두라고 계속 요구를 하는 부모에 대해 마치 살인자로부터 벗어나고 싶은 마음과 같다고 이야기를 하였다. 이것은 분명히 그녀가 칭찬을 받을 수 있는 상황이 아닌데도 불구하고 그녀는 그런 요구를 절대로 받아들일 수 없었던 것이다.

이러한 상황들에 대하여 어떻게 대처를 해나갈 것인가에 대하여 미리 계획을 세워두는 것이 필요하다.

계획을 지켜나가는 것

당신이 지킬 수 없는 규칙은 아무런 가치가 없다. 규칙을 만들면서 그 규칙들이 지켜지지 않았을 때 어떻게 할 것인지에 대해 계획을 세울 필요가 있다. 규칙을 지키지 못했을 때 당신이 어떻게 할 것인가는 당신과 환자와의 관계 및 환자의 나이에 따라 달라질 수 있다. 만약에 당신이 어린 환자의 부모이고 환자는 경제적으로 당신의 도움을 필요로 하는 나이에 있다면 당신이 배우자이거나 친구로서의 입장보다 당신은 좀더 강력하고도 적극적인 개입을 할 수 있을 것이다.

14세의 대식증 환자인 아비갤의 부모인 시몬스 씨 부부는 아비갤이 계속해서 밤마다 모든 음식을 폭식하는 것 때문에 우리를 만나러 왔다. 시몬스씨 부부는 거의 매일 아침 남아 있는 음식이 없는 빈 냉장고의 문을 열어야 하는 것 때문에 무척 곤혹스러워 했다. 시몬스 씨 부부는 더 이상 자신들이 아비갤을 조절할 수 없다는 생각을 갖게 되었으며 어떻게 해야 할지에 대해서도 알 수 없었던 상태였다.

우리는 시몬스 씨 부부가 아비갤에게 용돈을 전부 대 주고, 옷도 부모들이 사주는 것만을 입혔으며, 아비갤이 들어오고 나가는 것까지도 일일이 부모들이 간섭을 했었다는 사실을 지적해 주었다. 아비갤이 아기를 돌보아서 번 돈으로 폭식을 한 음식값을 부모에게 주도록 계획을 짰다. 만약에 아비갤이 그 돈을 갚지 못할 때는 자신의 용돈에서 그만큼 갚아야 했다. 만약에 그 돈이 자신의 용돈보다 더 많을 때는 평상시 자신이 집에서 해야 하는 일 이외에 다른 일을 더 해야 하는 것으로 정하였다. 각각의 일은 일정한 금액에 해당하는 가치를 지니고 있어 그녀는 여러 가지 집안일을 함으로써 자신의 음식빚을 갚을 수가 있도록 하였다.

이렇게 함으로써 식사장애 환자로 하여금 자신이 하고 있는 것에 대해 다시 한 번 자세히 들여다보게 하고 그 행동에 대한 책임을 스스로 질 수 있도록 도와주는 결과를 가져오게 되는 것이다.

소피와 카론은 기숙사에서 같은 방을 사용하고 있는 친구이다. 카론의 폭식증상으로 인해 소피는 많은 피해를 받고 있었다. 그래서 그들은 이 문제에 대해 의논을 해서 카론이 매달 생활비로 50달러를 더 내는 것으로 하였다. 그러나 카론은 그렇게 하기로 약속을 하였음에도 불구하고 50달러를 더 내지 않았다. 소피는 화가 났지만 카론에게 벌을 줄 수는 없었다. 소피가 할 수 있는 일은 카론으로 하여금 그들의 우정에 문제가 생기고 있음을 알게 해 주는 것이었다. 만약에 카론이 소피와 했던 약속을 지키지 않고 둘의 관계에 책임을 지지 않는다면 그들의 우정이 파경에 이르는 결과가 생길 것이다. 소피는 카론에게 이러한 사실을 말했고 카론은 소피와의 우정을 더욱 소중히 여겨 그들이 한 약속을 이행하는 것을 더 이상 질질 끌지 않았다.

이렇게 같은 방을 사용하고 있는 친구 사이에서 일어날 수 있는 또 다른 경우로는 더럽혀진 화장실과 관련된 일인데 식사장애 환자는 일주일에 두 번씩 파출부를 오게 하여 화장실 청소를 시키고 그 비용은 식사장애 환자가 지불한다는 약속을 했다. 환자는 이러한 약속을 지키지 못하면 친구를 잃게 될 것이라는 사실을 알고 있으며 환자는 그렇게 되는 것을 원하지 않는다.

계획을 지켜 나가는 것은 사업상의 계약과 다를 바 없다. 식사장애 환자와 그런 협의를 할 때는 그 내용이 무엇인지 명료하고 간단한 표현을 사용해서 계약을 맺어야 한다. 이 말은 실제로 환자의 행동의 결과가 무엇인지를 글로 적어서 남겨두는 것이 좋다는 것을 포함한다. 다음과 같은 원칙들이 당신이 지속적인 계획을 실천하는 데 도움이 될 수 있을 것이다.

• 환자의 행동이 당신에게 직접적인 영향을 미치고 있는 상황일 때에만 협의 계획을 세워야 한다. 당신의 일상생활에 직접적인

영향을 주지 않는 제거 행동이나 식사 행동을 조절하기 위한 목적으로 이러한 협의 계획을 세우고 사용해서는 안 된다.

• 결과에 따르는 책임은 환자가 지킬 수 있고 현실적인 것이어야 한다.

만약에 당신이 어린 환자의 부모라면 용돈을 주지 않는 것과 같은 벌칙이 유용할 것이다. 만약에 당신의 자녀가 너무 어려서 돈도 필요 없는 경우라면 위의 시몬스 씨의 경우처럼 벌에 해당되는 가치의 집안의 자질구레한 일들을 시키면 된다.

또 다른 방법으로는 현실적으로 가능하다면 자신이 먹은 음식을 다시 보충해 두는 방법이다. 아비갤의 경우에는 이런 방법이 불가능했는데 그녀는 시골에 살고 있고 혼자서 식료품가게까지 가기가 무리였다. 어린아이의 경우에는 자유를 제한하는 방법도 적용할 수 있는데 예를 들어서 금요일 날 저녁에 외출을 제한하는 것이 그것이다. 10대에게는 이런 방법이 금전적인 문제를 제한하는 것보다 더 강력한 구속력을 가질 수도 있다.

• 일관성을 유지해야 한다. 만약 당신이 굴복해서 약속을 지키지 못한다면 앞으로의 모든 약속은 효과를 보기 어려울 것이다. 반드시 당신이 약속을 한 것은 실행하도록 해야 한다. 아이는 당신이 약속을 지킬 것인가를 실험해 볼 것이라는 예측을 해야 한다. 새로운 계획을 시작할 때 환자는 당신이 정말 그 약속대로 이행을 할 것인가를 눈여겨보고 있을 것이다.

서로 합의한 약속을 시행하지 못한 경우에 흔히 하는 변명에는 다음과 같은 것들이 있다. “좋아, 이번에는 그냥 넘어가지만 다음에는 절대 안돼.” 또는 “나는 너한테서 벌금을 받아야 하지만 너는 지금 돈이 없다는 것을 내가 알고 있어.”와 같은 말들이다. 이러한 말들을 스스로 잘 들어 보고 생각해 보면 당신 자신이 굴복하고 있다는 것을 알 수 있게 될 것이다. 당신이 벌칙 주는 것을 피할 때마다 환자로 하여금 자신이 한 행동의 결과와 책임을 회피해도 된다는 것을 알려주고 있는 것과 같은 것이다.

- 당신의 계획을 시행하는 것에 대해 미안해하거나 사과하지 말라. 당신은 일관성 없이 행동하는 사람이어서는 안 된다. 환자에게 벌칙을 주었을 때 환자가 화를 낼 것이라는 것을 미리 예상하고 실제 그러한 반응이 나타날 때는 무시할 수 있어야 한다. 우리는 시몬스 씨 부부에게 아비갤이 소리를 질러대고, 울고, 화를 내더라도 폭식한 대가를 용돈에서 갚도록 하는 약속을 실행에 옮겨야 한다고 알려 주었다. 우리는 시몬스 씨 부부에게 당신의 딸이 당신을 지치게 만들 것이라는 것을 미리 경고해 주었다. 그러나 그렇더라도 부모로서의 위치를 잃지 말고 약속을 지속적으로 지켜 나가면 딸은 궁극적으로는 부모가 무엇을 이야기하고 싶어 하는지를 깨닫게 될 것임을 알려 주었다. 이와 함께 시몬스 씨 부부는 자신들과 딸에게 모두 이득이 되기 위해 자신들의 권위를 어떻게 사용해야 하는지도 배우게 될 것임도 알려 주었다.
- 악의를 갖지 말라. 일단 당신의 계획을 실행에 옮기게 되면 환자는 자신이 한 행동에 대한 대가(이미 서로가 협의한 방식에 따른)를 지불해야 하고 벌칙이 끝나고 나면 그러한 일들은 잊혀져야 한다. 아비갤은 폭식을 했고 시몬스 씨 부부는 용돈에서 폭식의 대가를 지불하는 것으로 벌칙을 주었지만 아비갤이 폭식을 했다는 것에 대해서는 여전히 화가 나 있었다. 우리는

시몬스 씨 부부에게 아비갤의 용돈에서 대가를 지불하는 것만으로도 벌칙으로서는 충분하며 만약 아비갤이 폭식에 대한 대가를 치루었는데도 불구하고 부모의 감정이 변하지 않고 계속 좋지 않은 감정을 갖고 있다는 것을 안다면 계획은 효과가 없어지게 된다는 점을 말해 주었다. 이전에 갖게 된 좋지 않은 감정을 계속 가지고 있어서는 안 된다.

- 환자의 상태가 변하면 계획도 변화시켜야 한다. 환자의 변화에 따라 계획도 변할 수 있는 융통성이 있어야 한다. 예를 들어 가족 각자가 자신이 먹은 음식에 대해 책임을 질 수 있도록 각자의 음식을 두는 장소를 따로 정해 두었다면 당신은 이런 계획을 언제까지 시행할 지에 대해 그 기간을 상의할 수 있다. 이후 일정기간을 관찰하여 자신의 음식이 아닌 것은 먹지 않는 약속이 계속 지켜지고 있다면 각자의 음식을 나누어 보관하는 방법을 중단하여도 될 것이다. 약속을 했을 당시 일정 기간을 정해 두지 않았고 환자의 변화된 모습이 일정기간 유지되고 있는 상황이라면 환자에게 당신이 환자가 노력하고 있다는 것을 알고 있다는 것을 알려주십시오. 환자에게 약속의 내용을 바꾸기를 원하는지, 아니면 그대로 유지하는 것이 좋을지에 대해 직접 물어 보고 결정하는 것이 좋다.

환자의 책임을 대신 해 주려고 해서는 안 된다

때때로 식사장애 환자들은 화장실을 지저분하게 만드는 일이나 음식을 다 먹어 버리는 것과 같은 일 이상으로 심각한 문제를 일으킨다. 폭식이나 제거 행동과 연관된 무책임한 행동의 결과로 직장을 잃게 되고, 친구와 헤어지게 되고, 학업을 지속하는 데 있어 어려운 문제가 생겨 날 수 있다. 그러나 식사장애 환자를 대신하여 그러한 문제들을 해결해 주려고 하거나 덮어 두려고 해서는 안 된다. 그렇게 하면 문제를 점점 더 오래 지속하게 할 뿐이다.

로리는 같은 방을 사용하고 있는 친한 친구인 칼라가 도움을 요청해 왔을 때 그녀를 도와주고 싶어 했다. 칼라는 심하게 구토를 하고 나면 얼굴이 아주 많이 붓고 매우 우울해진다. 칼라는 그런 자신의 모습을 다른 직장 동료들에게 보이고 싶지 않아서 로리에게 직장 상사에게 대신 전화를 해서 자신이 심한 독감에 걸려 직장에 나갈 수 없다고 이야기를 해달라는 부탁을 하였다. 로리는 그런 칼라의 부탁을 들어주었다. 수주일이 지난 후에 칼라는 로리에게 또다시 전화를 해서 심한 위장염이 생겼다고 이야기를 해달라는 부탁을 했다. 로리는 칼라와 함께 살고 있는 전반적인 상황에 대해 당혹스러움을 느끼게 되어 식사장애 환자의 가족과 친구들을 위한 지지 모임에 참석하게 되었다. 로리는 자신이 처한 상황을 다른 사람에게 말하였다. 그리고 로리는 칼라를 편하게 해 주는 부탁을 들어주는 것을 즉시 중단하라는 강력한 충고를 듣게 되었다. 칼라의 행동으로 인한 여러 가지 문제를 대신 해결해 줄수록 칼라의 그러한 행동은 끝없이 계속될 것이라는 것이었다.

"그것은 정말 비싼 교훈이었어요. 저는 칼라를 위해 거짓말을 해 주는 것이 그녀에 대한 우정의 표현이라고 생각했었어요. 그러나 이제는 진정한 우정은 친구의 허물을 무조건 감추어주는 것만이 전부가 아니라는 생각을 해요. 만약에 칼라가 그러한 요청을 저에게 다시 한다면 저는 너를 아끼기 때문에 그러한 방식의 도움은 더 이상 줄 수 없다고 말할 수 있어요."라고 로리는 말했다.

규칙 #8: 환자를 감시하려고 해서는 안 된다

(비록 환자가 요구를 했다고 해도 그렇게 해서는 안 된다. 그러나 가족 치료 중에 있는 아주 어린 환자에 대해서 치료자가 지켜 볼 것을 권유했다거나 자신에게 위해한 행동을 할 위험성이 있는 환자를 감시하는 것 등은 이 원칙에서 예외가 될 수 있다. 이러한 경우들에서는 당신이 치료자의 지도 하에 감시를 하는 행동을 해야 한다).

가족 중에 식사장애 환자가 있게 되면 가족의 생활이 그 환자를 중심으로 맴돌게 되는 현상이 드문 것은 아니다. 환자가 청소년인 경우에 폭식에 대한 유혹을 받지 않도록 하기 위해 저녁에 다른 가족에게 함께 집에 머물러 주기를 요청할 수도 있다. 또 다른 경우에는 당신이 음식에 유혹을 받기 쉬운 사람을 집에 남겨두고 밖에 나가 일을 보는 것을 하지 않으려 할 수도 있다.

일반적으로 당신이 외출을 할 것인가 아니면 집에 있을 것인가에 대한 결정은 당신의 필요에 따라 결정되어야 한다. 이것은 그런 결정이 환자가 먹는 것을 조절하는 데 사용하기 위해서 이루어져서는 안 된다는 것이다.

폭식이나 제거 행동들이 아동이나 청소년인 경우에서는 음식과는 직접 관련 없는 다른 현실적인 문제에 대해 도움을 요청하는 방법으로써 사용되어지기도 한다. 즉, 부모로부터 더 많은 관심을 받기 위한 의사표현의 방법일 수 있다는 것이다. 이런 문제는 가족치료 상황에서 다루어 볼 수 있는 좋은 주제가 될 수 있는데 가족구성원 모두가 부모가 집에 머물러 있는 것이 어떤 의미를 가지고 있는가에 대하여 이야기해 볼 수 있다. 부모가 환자와 함께 시간을 보내겠다는 결정은 환자의 폭식을 조절하겠다는 목적으로 행해져서는 안 되고 오직 환자와 같이 있는 시간을 많이 갖겠다는 순수한 목적으로 행해져야 한다.

만약 당신이 환자의 식사 행동을 제지하려는 목적으로 집에 남아 있게 된다면 당신은 환자를 돕게 되는 것이 아니라 과잉의존심을 유발하여 자립적인 생활을 곤란하게 만들 수 있게 된다. 즉, 이러한 방식은 환자로 하여금 자신을 조절할 수 있는 능력을 키워 나가는 데 있어 방해가 될 뿐이다. 당신이 환자에 대한 감시자로서 역할을 하는 것보다는 환자의 자립심을 지지해 주고 키워나갈 수 있도록 도와주는 역할을 하는 것이 환자에게는 훨씬 더 도움이 되고 바람직한 일이다.

당신에게 이와는 다르지만 환자가 자신의 행동을 지켜 봐달라고 부탁을 할 수 있다. 예를 들어 환자가 자신의 체중을 유지해 나가는 것을 지켜봐 주길 원한다거나 자신이 어떤 음식을 먹었는가에 대하여 당신에게 알리고 싶어 할 수 있다. 그럴 경우에는 그런 요청은 거절해야 한다. 환자에게 당신이 생각하기에는 자신을 크게 변화시킬 수 있는 사람은 자신뿐이라는 것을 말해 주고 필요하다면 치료를 받거나 지지 모임에 참석하는 것이 좋겠다고 이야기해 주어야 한다(이 책의 제6장 "도움을 요청하는 것"을 읽어보라).

집안일을 나누는 데 있어 자주하는 질문과 답

다음은 집안일에 대한 규칙에 관해 흔한 질문들이다.

질문: 저는 지난주에 화장실에서 15세 된 딸이 설사약을 먹은 것을 발견하게 되었어요. 그 애는 지금 식욕부진증으로 치료를 받고 있지만 아직까지도 음식을 먹고 나면 자신의 위를 비우기 위하여 설

사약을 복용하고 있는 거예요. 저는 그 약들을 모두 내버렸어요. 그렇게 한 것이 잘못한 것인가요?

대답: 딸의 개인적인 물건들 즉, 지갑이나 서랍 등을 뒤지는 것은 좋지 않습니다. 그러나 만약에 딸이 설사약이나 그 외에 다이어트 약 또는 이뇨제 등을 다른 사람들이 쉽게 볼 수 있는 화장실 같은 곳에 놔두었다면 당신은 그 약들을 치우고 치웠다고 이야기해 주는 것이 좋습니다. 그런 곳에 약을 둔 것은 도움을 바란다는 뜻일 수도 있습니다. 그렇기 때문에 "나는 네가 아직까지도 약들을 먹고 있다는 것을 알고 있단다. 그래서 나는 네 건강에 대하여 많은 걱정이 되고 네가 그런 약을 먹지 않았으면 한다."라고 말해 주는 것이 좋습니다. 대부분의 식욕부진증 환자들에서 그렇듯이 당신의 딸도 내과적인 검사를 받아 보는 것이 좋을 것 같군요. 의사나 치료자에게 당신의 딸이 설사제를 먹고 있다는 사실을 알리도록 하십시오. 그리고 당신이 의사나 치료자에게 그런 사실을 말했다는 것을 딸에게도 이야기하도록 하십시오(만약에 환자가 치료 중에 있는 경우가 아니라면 앞으로 어떻게 해나가야 할 것인가에 대하여 이 책의 제4장 "더 이상의 비밀은 없다"를 읽어보라).

질문: 제 아내는 식욕부진증으로 입원했었습니다. 그러다가 약 두 달 전에 퇴원하여 집에 있습니다. 그런데 어느 날 저는 아내가 다이어트 음식을 먹고 식사는 조금밖에 하지 않는 것을 알게 되었습니다. 마침내 저는 아내 몰래 치료자에게 전화를 했고 아내는 그 사실을 알고 화를 많이 냈습니다. 그러나 저는 제가 지금 어떤 조치를 취하지 않는다면 아내가 다시 엄청나게 몸무게가 줄어들 것 같아 걱정스럽습니다. 이런 저에게 어떤 충고를 해 주시겠습니까?

대답: 아내에게 아내의 식사 습관에 대해 당신이 느꼈던 변화에 대해 이야기를 하도록 하십시오. 그리고 당신이 아내의 그런 행동을 알았을 때 느꼈던 느낌에 대해서도 이야기를 해 주십시오. 아내가 그 문제에 대해 무엇인가 해야 한다는 것이 중요하다는 것을 이야기해 주고 치료자와 만나 그 문제를 이야기해 볼 것을 권해 보십시오. 아내가 치료자를 만나 그 문제에 대해 말을 하지 않는다면 당신으로서는 그냥 그녀의 식사문제를 방관하고 있을 수는 없다는 것을 설명해 주도록 하십시오. 아내가 자신이 문제를 가지고 있다는 것을 인식할 수 있도록 도와주는 것이 필요합니다. 만약에 아내와 함께 부부치료를 받고 있다면 그런 문제를 치료시간의 주제로 삼아 이야기를 해 볼 수 있을 것입니다.

질문: 저희는 대식증 환자인 딸에게 집 밖에서는 어떠한 행동이든지 자신이 원하는 대로 할 수 있지만 집안에서만은 절대 폭식이나 제거 행동을 해서는 안 된다는 규칙들 만들어 두고 있는데 어떻게 생각하십니까?

대답: 규칙은 지킬 수 있을 때만 만들어야 합니다. 지킬 수 없는 규칙은 당신을 무기력하게 만들 것입니다. 그런 규칙을 많이 만들면 만들수록 상황은 더 악화될 것입니다. 당신의 자녀에게 폭식이나 제거 행동을 하지 못하도록 막는 것은 정말로 불가능한 일입니다. 오히려 폭식을 한 음식을 다시 채워 둔다든지 제거 행동을 하고 난후에는 반드시 청소를 해두어야 한다든지 하는 규칙이 도움이 될 것입니다. 그런 규칙은 충분히 지킬 수 있는 것들이니까요.

질문: 저는 남편과 이혼을 한 상태이고 딸은 대식증 환자로 진단

을 받은 상태입니다. 저희가 함께 치료자를 만나러 갔을 때 치료자는 저희에게 딸이 먹은 음식은 저희가 다시 보충해 두지 말라는 것과 다른 사람의 음식을 먹은 만큼의 대가를 딸한테서 돌려받으라는 충고를 해 주었습니다. 딸은 제집과 남편 집을 오가며 생활을 하고 있는데 딸이 제 집에 있을 때 저는 치료자가 말한 규칙을 지킬 수 있습니다. 그러나 남편 집에 있을 때 남편은 그렇게 할 수가 없습니다. 제가 어떻게 하면 좋을까요?

대답: 부모가 이혼을 하였건 아니건 간에 부모의 화합은 자녀(특히 아동이나 청소년)의 회복에 아주 중요한 요인으로 작용할 수 있습니다. 부모가 자녀에 대해 일치된 입장을 갖는 것은 회복을 위해 꼭 필요한 것입니다. 이혼을 하였건 아니건 간에 모든 부부들은 이러한 점에서 치료자나 집단으로부터 지지를 받을 필요가 있습니다. 궁극적으로는 당신이 이혼한 남편의 태도를 바꾸기 위해서 할 수 있는 일은 거의 없을 것입니다. 이러한 상황에서는 전 남편이 어떻게 하던지 간에 당신만이라도 지킬 수 있는 규칙을 확실하게 만들어 두어야 합니다. 치료자를 다시 만나게 되면 당신이 관찰한 것이 무엇이고 또 그 일로 인해 당신이 느끼는 힘든 점이 무엇인지에 대하여 치료자에게 상세히 이야기하십시오. 그러면 치료자가 당신의 남편이 왜 규칙을 지키는 것을 힘들어하는지에 대해 충분히 탐색을 할 수 있을 것입니다.

질문: 저희 딸은 25세의 대식증 환자입니다. 저희와 함께 살고 있는데 종종 폭식과 제거 행동을 합니다. 그 아이는 집안에 있는 음식들을 모두 다 먹어 버리고 화장실을 엉망으로 만들어 놓습니다. 먹은 음식을 다시 채워 놓고 자신이 더럽혀 놓은 화장실을 청소하게

만들려는 모든 시도가 실패로 돌아갔습니다. 그리고 그 아이는 치료를 받으러 가려고도 하지 않습니다. 저희는 어떻게 해야 하나요?

대답: 딸을 따로 살게 하는 것에 대하여 남편과 함께 의논해 보십시오. 딸이 스물다섯 살이라면 이미 성인이고 충분히 혼자서 살 수 있는 나이입니다. 만약에 당신 딸이 가정의 규칙을 받아들일 것을 거부한다면 딸에게 나가서 살라고 이야기할 수 있습니다. 이렇게 하는 것이 마치 딸을 버리는 것 같이 느껴질 수도 있어 정말 어려운 일인 것은 사실입니다. 그러나 딸의 좋지 않은 행동에 대해 전혀 반응하지 않는 것은 딸에게 자신이 원하는 행동은 아무런 책임감 없이 무엇이든지 다 해도 괜찮다는 것을 가르치는 것과 같은 것입니다. 딸에게 혼자서 살라고 하는 것이 딸의 회복을 돕지 않겠다는 것이 아니라는 것을 말하고 오히려 자신의 행동에 대하여 책임질 줄 아는 독립적인 삶을 살 수 있도록 도와주는 것이라는 것을 말해 주십시오. 만약 딸이 자신의 문제를 해결하기 위해 치료를 받겠다고 한다면 딸과 함께 사는 것을 선택하는 것이 좋습니다. 그러나 지금 딸이 그렇게 하지 못하기 때문에 지금과 같은 방식으로는 딸을 계속 도와주기란 힘든 것입니다. 당신 자신과 남편을 위해서 지지 모임에 참석하거나 부부치료를 받는 것도 도움이 될 수 있을 것입니다.

질문: 저희 집에서는 각자가 좋아하는 음식을 따로 보관해 두고 먹는 것을 시작했습니다. 그러나 15세 된 저희 딸은 먹지도 않을 음식을 계속해서 사옵니다. 만약에 딸이 어떤 음식을 사왔을 때 그 아이가 그 음식에 대해 책임지고 그 음식을 먹지 않고 내버리는 일이 없도록 할 수는 없을까요?

대답: 식사장애가 있는 사람들은 처음에 먹고 싶은 음식을 고를

때 혼란스러움과 갈등을 느끼게 됩니다. 당신의 딸은 어떤 음식이 자신의 입맛에 맞는지, 얼마만큼을 먹어야 하는지 그리고 편안하게 먹을 수 있거나 즐길 수 있는 음식이 무엇인지를 경험을 통해 배워야만 합니다. 딸은 자신이 원하는 음식 이외에도 몇몇 음식은 자신도 먹을 수 있다는 것을 알 필요도 있습니다. 때때로 음식이 먹지도 않고 버려질 수도 있다는 것을 예상해 두는 것이 좋습니다. 이런 경우 딸에게 음식을 살 수 있는 금액의 한계를 정해 두는 방법을 사용할 수도 있습니다.

질문: 아내가 폭식을 하지 않기 위해서 후식을 먹지 않으려 하면서 대신 제 디저트를 한 입만 먹어 보자고 할 때 저는 어떻게 하는 것이 좋을까요?

대답: 그렇게 하시지 못할 특별한 이유가 있는지요? 환자가 어떤 음식을 먹을 것인가 또는 먹지 않을 것인가에 대해 결정하는 것은 당신이 아니라 환자 자신임을 꼭 기억해 두십시오. 만약에 이와 같은 일로 곤혹스러움을 느끼고 있다면 환자에게 환자자신이 단 음식을 먹지 않으려고 노력하고 있다는 사실을 아는데 이렇게 하는 것이 당신을 곤혹하게 만든다고 이야기하십시오. 그리고 그런 상황에서 당신이 어떻게 해 주는 것이 환자에게 가장 도움이 될 수 있는지를 물어 보십시오. 환자가 어떻게 해 주는 것이 편할 것이라고 말을 하기 전까지는 당신의 판단이 더 나을 것이라고 생각하지 않도록 하십시오.

질문: 저는 대식증으로 치료를 받고 있는 여자와 결혼을 했습니다. 그녀가 음식을 사러 가면 자신이 폭식을 할까봐 두려워서 절대 디저

트를 사오지 않습니다. 그러나 그녀는 제가 이런 음식들을 좋아한다는 것을 알고 있고 저희 세 아이들도 그런 음식들을 좋아한다는 사실을 알고 있습니다. 그런데도 그녀가 그런 음식을 사오지 않는 것은 자신만 생각하고 저희들, 특히 세 아이들의 욕구를 무시하고 있는 것은 아닌가요?

대답: 반드시 그렇다고는 할 수가 없습니다. 누구든 아내로서 그리고 어머니로서의 역할들을 평소 때처럼 항상 잘 해낼 수는 없는 것이니까요. 식사장애가 있는 사람에게 디저트를 사오라고 하는 것은 알코올 중독 환자에게 술을 사오라고 하는 것과 같은 것입니다. 그러니 당신이 직접 아이들과 당신이 먹고 싶은 디저트를 사오는 것이 좋을 것으로 생각됩니다. 당신이 좋아하는 음식을 먹고 싶다고 음식에 문제가 있는 사람에게 디저트를 사오게 해서는 안 된다는 것이죠. 음식을 장만 하는 일이 꼭 아내가 해야만 할 일은 아닙니다. 당신이 음식을 장만하는 일을 맡고 아내에게는 다른 집안일을 맡기는 것과 같이 서로 일을 바꾸어 보는 것은 어떨까요.

질문: 저는 대식증이 있는 동료와 같은 방을 사용하고 있는데 가급적이면 그녀의 문제에 대하여 간섭을 하지 않으려고 합니다. 그녀는 지금 치료를 받고 있는 중이거든요. 그런데 그녀가 화장실에 들어가서 구토를 하고 나면 화장실이 지저분해지지만 그녀는 대충 청소를 하지 제대로 치운 적은 한 번도 없습니다. 저는 그녀가 치료받는 것을 방해하고 싶지는 않은데 같이 지내기가 정말 힘이 듭니다. 제가 어떻게 하면 좋을까요? 제가 그녀에게 벌을 줄 수는 없거든요.

대답: 방을 같이 쓰는 사람은 친구와 다를 바 없습니다. 다른 친구들에게 말하는 것처럼 그녀에게도 말하도록 하십시오. 당신은 이런

상황에 대해 불편함을 많이 느끼고 있으며 깨끗한 화장실을 사용하고 싶다고 말하십시오. 그리고 그녀에게 대식증 치료를 받기로 결정한 것은 잘한 일이고 그 점에 대해 칭찬해 주고 싶다는 말을 하십시오. 그렇지만 당신은 집에서 편안히 살고 싶다는 이야기도 함께 하십시오. 당신은 어려움을 이겨내고 그녀를 지지해 주려고 노력을 하고 있지만 지저분한 화장실에 들어가게 되면 그녀에게 화가 나게 될 것이고 그러면 당신은 그녀를 돕기가 어려워 질 것입니다. 그녀와 함께 지킬 수 있는 약속을 하도록 하세요. 그리고 그녀가 그러한 행동들을 고치지 않는다면 당신은 다른 곳으로 이사를 가게 될 것이라는 사실을 말해 주도록 하세요.

질문: 저는 그녀의 이상식사 행동의 조절에 효과가 있을 것으로 생각되는 것을 해 보고자 했습니다. 그래서 여자친구와 저는 서로 그녀가 폭식할 때마다 저에게 이야기할 것을 약속했습니다. 그녀도 다른 사람이 자신의 폭식행동을 알고 있다고 의식을 하게 되면 그런 폭식행동을 자제할 수 있게 되지 않을까 하는 기대를 가지고 저의 약속을 받아들였습니다. 이 방법이 도움이 되는 것처럼 보이는데 이런 약속을 계속 유지해야 할까요?

대답: 저희들의 경험을 비추어 볼 때 오랜 기간 동안 유지될 수 있는 규칙은 아닌 것 같습니다. 처음에는 폭식행동을 고백함으로써 폭식을 좀 덜하게 될 수 있습니다. 그러나 폭식과 제거 행동은 흔히 스스로 자신의 생활 일부를 조절하고 있다는 조절감을 갖기 위해 하는 행동이기 때문에 자신이 아닌 다른 누군가가 자신의 생활을 조절하고 있다는 느낌을 갖게 되면 그런 자신에 대한 조절감이 줄어들게 됩니다. 그렇게 되면 역설적인 말이지만 그런 조절감을 다시 찾을

수 있는 유일한 방법으로서 폭식과 제거 행동을 다시 시작하게 됩니다. 그렇게 되면 당신은 여자친구와 음식조절에 대한 전쟁을 치를 수밖에 없게 될 것입니다. 당신이 그녀를 돕기 위한 방법은 이 방법 외에도 많이 있다고 생각합니다. 저희는 그녀의 고백을 듣는 약속을 그만 두라고 권하고 싶습니다. 대신 이렇게 말하세요. "미안한 말이지만 너의 식사 행동은 네가 어떻게 하느냐의 문제인 것 같아. 나는 너를 돕고 싶고 네가 폭식을 하지 않기를 간절히 바라고 있지만 내가 그 행동을 멈추게 할 수는 없는 것 같아. 그러나 네가 만약 폭식을 하고 싶어지면 나에게 전화해서 고백하는 대신에 네가 무엇 때문에 폭식을 하게 되는지에 대해서나 아니면 우리가 함께 즐길 수 있는 다른 방법은 없는지에 대해서 이야기를 나눌 수는 있을 것 같아." 그리고 당신은 그녀가 자신의 폭식행동에 대해서 이야기해 볼 수 있도록 지지 모임에 참석하거나 치료자를 만나 볼 것을 권할 수도 있을 것입니다.

돈과 경제적인 문제들

만약에 당신이 식사장애 환자에게 들어가는 비용을 전적으로 부담해야 하거나 공동으로 부담해야 하는 입장에 있다면 돈에 대해서 걱정을 하지 않을 수가 없을 것이다.

어떤 남편은 우리에게 아내와 외식을 하러 나가는 일에 대해서 불평을 늘어놓았다. 그는 식사를 하고 나서 화장실에 가서 구토를 하는 아내를 보면 차라리 음식값을 그냥 화장실 변기에 내버리고 싶다는 생각이 들 때가 많다고 불평을 했다. 그렇게 돈을 낭비하는 것이 그를 화나게 했지만 그는 그 상황을 어떻게 바꾸어야 할지는 모르고 있었다.

아들의 식사문제에 대해 좌절감을 느끼고 있는 어떤 아버지는 15세 된 아들의 용돈을 삭감해야 하는 것은 아닌지에 대해 문의를 해왔다. 돈을 주면 결국 그 돈으로 음식을 사먹는 데 모두 사용해 버리는 것을 보고, 점점 더 과식의 깊은 수렁으로 빠져들고 있는 아들을 바라보면서 아버지는 자신이 무기력해짐을 느끼고 있었다.

어떤 부모들은 변해 가는 체중에 따라 다양한 크기의 옷을 사주는 것이 좋은지에 대해 문의할 때가 있다. 한스 씨 부인은 가족치료시간에 이전에는 17세 된 딸 린다와 함께 쇼핑하기를 즐겼다고 이야기했다. 이전에 그들은 점심식사를 함께 하고 나서 오후에는 여기저기 가게들을 다니면서 웃고 떠들고 했었다고 이야기했다. 한스 씨 부인은 린다에게 옷 사주는 것을 좋아했고 린다도 이렇게 함께 시간을 갖는 것을 고맙게 생각했었다. 그러나 최근에 와서 한스 씨 부인은 이전의 이런 즐거운 시간들을 다시 갖거나 가지려고 하는 것에 대해서 주저하게 되었다. 왜냐하면 린다의 몸무게가 너무나 심하게 자주 변화해서 옷을 사고 난 지 한두 달도 지나지 않아 옷이 작게 되거나 크게 되는 경우가 많이 생겨서 옷을 사는 것이 낭비라는 생각이 들었기 때문이었다. 뿐만 아니라 자신이 새로운 옷을 사주는 것이 린다의 체중에 대한 강박관념을 더욱 부추기고 있는 것은 아닌가 하는 우려도 된다고 하였다. 따라서 린다와 한스 씨 부인이 함께 쇼핑을 가는 일이 없어졌다. 그러나 그 일에 대하여 아무도 언급을 하지 않았는데 왜냐하면 서로가 옷 사는 일을 생각만 해도 긴장이 되었기 때문이다.

돈은 식사장애 환자가 있는 곳에서는 특히 관계상의 문제를 가져올 수 있다. 돈은 식사장애 환자의 행동에 직접 영향을 미치도록 조절할 수 있는 부분이 될 수 있다. 따라서 잘못되면 관계상 쉽게 악용되거나 남용될 가능성이 있는 부분이기도 하다. 또 많은 경우에 환자를 도우려는 시도가 돈의 위력을 남용하는 경우로 변하게 될 수도 있다.

규칙 #9: 다른 사람의 행동을 조절하려는 목적으로 돈을 이용해서는 안 된다.

만약 당신의 자식이나 배우자 혹은 아는 사람이 식사장애 문제를 가지고 있다면 용돈문제나 생활비 혹은 공통으로 분담하는 돈을 어떻게 하는 것이 적절한 것인지 문제가 될 수 있을 것이다. 아이의 경우에 용돈은 그 아이의 연령과 집안일을 돕는 정도에 근거하여 그 액수를 결정해야지 결코 그 아이가 식사장애가 있다는 사실만으로 액수를 결정해서는 안 된다. 아이가 다니는 학교의 다른 학부형에게 다른 아이들은 용돈을 얼마나 주는지를 물어보는 것도 도움이 될 수 있을 것이다.

과체중의 아들을 둔 아버지의 경우에도 그 아들에게 주는 용돈의 액수는 아들의 연령에 의해 결정되어야 한다. 만약에 아들이 용돈을 음식 사먹는 데 사용을 한다면 그것은 그 아들이 선택할 수 있는 권리인 것이다. 그러나 아들이 납득할 만한 이유 없이 용돈 이외에 다른 돈을 더 요구하는 것에 대해서는 굴복하지 말고 일관된 모습을 보여주어야 한다. 만약에 아들이 친구와 함께 영화를 보러가기 위해 돈을 더 달라고 하더라도 아버지는 더 이상 돈을 줄 수 없으며 용돈의 한도 내에서 즐길 수 있는 방법을 찾아보라고 가르쳐야 한다. 아들에게 자신의 행동에 대해 책임을 지도록 가르쳐 주기 위해서 아버지는 일관된 모습을 보여주어야만 한다.

앞서의 한스 씨 부인의 경우, 그녀는 딸 린다에게 옷의 크기에 상관하지 않고 옷 선물을 하는 것으로 린다와 관계를 계속 맺어 나가야 할지를 결정해야만 한다. 그러나 만약 옷을 선물하는 것이 둘 사이에 뜨거운 감자와 같은 문제가 되었다면 서로 솔직하게 터놓고 그 문제에 대해 이야기하는 것이 중요하다.

우리는 많은 가정에서 특히 여자아이들에게 몇 kg의 체중을 줄이면 돈을 얼마 정도 더 준다는 식으로 아이들을 조절하고 있다는 것을 잘 알고 있다. 그러나 이런 방법을 사용해서는 안 된다. 이런 방법의 효과는 지속되기도 어렵고 장기적으로 볼 때 결국은 환자에게 실패감만 키워 줄 뿐이다. 여기에 더해 이런 방법은 환자의 심각한 식사문제를 마치 단순히 동기나 의지가 부족해서 나타나는 문제라고 취급하게 만든다. 이것은 변화를 추구하는 환자의 내적 결심을 억압하고 돈으로 유혹하는 것에 불과한 것이다.

종종 식사장애 아이에서 치료에 대한 동기를 북돋우기 위한 목적으로 돈이 사용될 수 있는 경우도 있다. 제5장에서 살펴본 바와 같이 이런 경우에는 돈이 오직 동기를 북돋우기 위한 목적으로 사용되어야지 결코 환자의 행동을 조절하기 위한 수단으로 사용하여서는 안 된다. 이렇게 돈을 이용하여 환자의 동기를 유발시키고자 할 때는 반드시 전문가의 자문을 받아야만 한다.

만약에 당신의 배우자가 식사장애 환자라면 경제적인 문제에 대하여 함께 협상을 할 필요가 있을 것이며 서로 동의하는 방향으로 경제적인 문제를 다루어 나가야 할 것이다. 대식증이 있는 아내와 외식을 하러 나갔을 때 얼마만큼의 음식을 사먹을 것인가 하는 문제는 집안의 경제적인 상황을 고려하여 남편과 아내가 서로 의논한 다음 서로가 받아들일 수 있는 수준에서 결정되어야 할 것이며 결코 아내의 식사장애에 근거를 두고 결정되어서는 안 될 것이다.

친구나 같은 방을 사용하고 있는 사람들 사이에서도 돈과 관련된 여러 가지 문제가 생길 수 있다. 안드레아는 같은 방을 사용하고 있는 대식증 환자인 친구 린에게 작년에 체중 감량 프로그램에 참가하는 비용으로 500달러를 빌려 주었다. 안드레아가 그만큼의 돈을 빌려 줄 수 있는 형편은 아니었지만 친구가 심각한 문제에 빠져 있어 자신의 도움이 필요할 것이라는 생각을 가지고 있었기 때문에 돈을 빌려 주었다. 그러나 린은 체중 감량 프로그램에서 실패를 하게 되었고 안드레아는 그 사실에 대해 화가 많이 났다. 그래서 안드레아는 린에게 다음 달까지 체중을 10kg를 줄이지 못하면 빌려준 돈을 모두 돌려 달라고 말하였다.

불행히도 친구의 음식이나 체중 문제 때문에 경제적인 어려운 문제에 빠져 있는 사람을 보는 것이 드문 일은 아니다. 안드레아에게 우리는 앞으로 린에게 돈을 빌려 줄까 말까를 결정할 때는 다른 친구에게 돈을 빌려 줄 때와 같은 원칙을 적용하라고 조언을 주었고 미리 돌려받을 수 있는 방법과 돈을 관리할 수 있는 방법을 계획할 것을 권고해 주었다.

우리는 린과 안드레아에게 빚을 갚을 수 있는 방법을 제안하였는데 그것은 린의 체중 감소 유무에 상관없이 앞으로 18개월 동안에 매달 일정 금액을 갚아 나가는 것이었다.

일반적으로 돈의 문제와 환자의 식사 행동을 조절하거나, 감시하거나, 고쳐나가는 문제는 별개의 것으로 생각하고 결정해야 한다.

돈과 경제적인 문제에 관한 질의응답

질문: 제 딸은 대식증 환자입니다. 그 아이는 자신의 용돈을 모두 음식을 사먹는 데 사용해 버립니다. 제 딸이 더 많은 용돈을 달라고 요청을 했을 때 저는 더 이상의 돈은 주지 않았습니다. 저는 딸에게 제가 준 용돈은 그것이 전부이고 어디다 어떻게 사용을 할지는 네가 결정하는 것이라고 이야기를 했습니다. 그러자 제 딸은 남편에게 가서 돈을 달라고 하였고 그러면 남편은 항상 돈을 줍니다. 저는 어떻게 해야 하나요?

대답: 당신과 남편이 한 팀이 되어 일관성 있게 하는 것이 중요합니다. 서로가 지지를 해 주지 않으면 효과적인 규칙을 만들어 지켜 나가기가 쉽지 않을 것입니다. 남편과 함께 딸에게 돈을 더 주는 것의 의미를 이야기해 보도록 하세요. 그리고 딸의 건강은 남편에게도 중요한 문제일 텐데 남편이 용돈을 따로 주는 것은 지금 알게 모르게 딸의 폭식행동을 돕고 있는 것이라는 것을 알려 주도록 하세요. 남편도 그렇게 되기를 원하고 있지 않을 것이며 그러기 때문에 바로 딸에게 용돈 이외의 돈을 더 주지 않는 것이 중요하다는 것을 이야기하십시오.

질문: 17세 된 딸은 제 아내의 돈, 동생의 돈, 그리고 제 돈까지도 훔쳐 가고 있습니다. 돈이 없어지면 그 아이가 훔쳐갔다는 것을 알지만 우리는 어떻게 해야 할지를 잘 모르겠어요. 저희는 없어진 돈에 대해서 딸에게 물어보지만 딸은 완강히 부인하고 있습니다. 그렇지만 돈은 계속 없어지고 있습니다. 저희가 어떻게 해야 할까요?

대답: 돈을 훔친다는 것은 심각한 문제입니다. 가족치료자를 만나

서 당신이 어떻게 해야 하는 것이 좋은지를 의논해 보십시오. 일정 기간 동안은 말보다 쉽지 않겠지만. 당신이 외출할 때 안방 문을 잠그고 다녀야 하고 돈이나 귀중품을 잘 간수해야 합니다. 딸이 돈을 훔치고 거짓말을 한다는 것이 당신을 매우 화나게 한다는 것을 딸에게 이야기해 주십시오. 그리고 딸이 그런 행동을 멈출 때까지 당신 스스로 당신의 돈이나 귀중품을 잘 간수할 것이라는 것도 이야기해 주십시오. 당신이 가지고 있는 돈이 얼마인가에 대하여 항상 염두에 두도록 하세요. 그렇지 않으면 5달러나 10달러 정도가 없어지는 것을 알아차리지 못하기 쉬우니까요. 만약 돈이 없어졌다면 그때마다 딸에게 물어보아야 합니다. 그리고 딸에게 너를 돕고 싶고 외출할 때마다 안방 문을 잠그고 다니는 것과 같은 행동을 하고 싶지 않지만, 네가 돈을 훔쳐간다는 것을 알고 있기 때문에 그렇게 할 수 없다는 것을 이야기해 주십시오.

질문: 저희 딸이 16세가 되었을 때 저희는 딸에게 신용카드를 만들어 주었습니다. 저희는 딸에게 신용카드를 사용할 때는 반드시 저희에게 먼저 물어보고 사용을 하라고 일러두었습니다. 그런데 처음에 몇 달 동안은 그 약속을 잘 지켰었는데 최근에 와서는 저희한테 말도 없이 그 신용카드로 옷을 구입하곤 했습니다. 그런데 다른 영수증은 전혀 없고 옷 구입 영수증만 있는 것을 보아 저희는 아이가 그 옷을 팔아서 자신이 먹을 음식을 사는 것이라 추측을 하게 되었습니다. 최근에 와서야 우리는 그 아이가 대식증에 걸려 있다는 사실을 알게 되었습니다. 저희가 어떻게 하는 것이 좋을까요?

대답: 허락 없이 신용카드로 옷을 사는 행동과 대식증 행동 사이에 연관이 있는 것으로 보입니다. 만약에 옷을 사고 그 옷을 팔아서

다시 음식을 산다면 그것은 돈을 훔치는 것과 같은 것이라고 볼 수도 있습니다. 비록 따님이 직접 돈을 훔친 것은 아니지만 신용카드를 사용할 수 있는 권한을 남용하고 있는 것이지죠. 따님에게 신용카드를 사용하기 전에 부모와 의논을 하기로 한 약속이 여전히 유효하다는 것에 대해서 분명히 말을 해 두도록 하십시오. 그리고 다음번에 만약 부모의 동의 없이 신용카드를 사용하게 되면 신용카드를 사용하지 못하도록 압수할 것이라는 것도 분명히 말해 둘 필요가 있습니다. 만약에 계속 따님을 믿지 못 하겠거나 아니면 따님이 약속을 지키지 못할 때는 가족치료자를 만나서 의논을 해 보는 것이 좋을 것 같습니다.

질문: 저희 딸은 26세이고 현재 혼자 아파트에서 살고 있습니다. 딸은 적지 않은 월급을 받고 있는데도 불구하고 항상 저희에게 돈을 달라고 요구합니다. 저희는 돈을 어디에 썼는지 전혀 알 수가 없었습니다. 그 아이가 옷을 사거나 휴가를 가는 데 그 돈을 쓴 것도 아니고 아파트 임대료도 그렇게 비싸지 않거든요. 그런데 어느 날 저희는 우연히 딸아이가 대식증에 걸려 있으며 그래서 음식을 사기 위해 많은 돈을 사용하고 있다는 사실을 알게 되었습니다. 딸은 지금도 저희에게 돈을 요구하고 있습니다. 저희가 어떻게 하는 것이 좋을까요?

대답: 일단 따님이 충분히 혼자서 생활을 할 수 있을 정도로 월급을 많이 받고 있다는 사실을 알고 있음을 말해주고 그런 점에 대해 자랑스럽게 여긴다는 것도 말해 주도록 하십시오. 또한 당신은 따님의 대식증에 대해서 걱정을 하고 있으며 그래서 돈을 더 준다는 것은 폭식을 더욱 조장하는 결과가 되기 때문에 돈을 더 줄 수는 없다

고 말하도록 하십시오. 그리고 치료받을 것을 권유하십시오. 만약 따님이 그런 권유를 받아들이지 않는다면 무엇이든지 따님에게 도움이 된다면 돕고 싶지만 음식을 사주는 것이 너를 도와주는 것이라고는 생각하지 않는다는 것을 이야기하도록 하십시오.

질문: 16세 된 딸이 음식 가게에서 음식을 훔쳐 먹다가 잡혔어요. 변호사 비용을 우리가 부담해야 하나요?

대답: 변호사 비용을 그냥 대 주는 것은 따님에게 자신의 행동에 대한 책임을 지도록 가르치는 데 도움이 되지 않습니다. 그 비용을 일단 따님에게 빌려주는 것으로 하고 다음에 다시 돌려받을 수 있도록 약속을 하십시오. 그러면 따님은 그 돈을 갚기 위하여 일자리를 구해서 일을 하게 될 것입니다. 음식을 훔치는 일은 좀더 심각한 문제의 징후일 수 있습니다. 이런 일은 따님이 가지고 있을 수 있는 다른 문제에 대해 이야기를 하거나 당신이 따님을 어떻게 도와 줄 수 있는지를 물어 볼 수 있는 계기가 될 수도 있습니다.

질문: 제 아내는 대식증 환자이고 많은 돈을 음식을 사는 데 사용하고 있습니다. 아내는 전혀 돈을 벌지는 않습니다. 이런 증상이 나타나기 전에는 제 월급을 아내에게 맡겼고 그 돈으로 아내는 두 아이를 키우면서 가정 살림을 꾸려 왔었습니다. 그러나 지금은 아내가 돈을 낭비하고 있다고 느낍니다. 아내가 자기 마음대로 돈을 사용하는 것을 막기 위해서 제가 할 수 있는 것은 무엇일까요?

대답: 당신이 무엇을 걱정하고 있는지에 대해 아내에게 말하도록 하십시오. 음식 때문에 너무 많은 돈을 허비하도록 놔둘 수 없으며 결국 그것은 가족 전체에게 피해가 된다는 것을 이야기하십시오. 지

금 당장은 아내가 스스로 돈을 관리할 수 없는 상태처럼 보이므로 당신이 직접 돈을 관리하는 것이 좋을 것으로 생각됩니다. 네 명의 가족에게 들어가는 필요한 식료품비가 어느 정도가 적절한지를 의논하여 결정하도록 하십시오. 만약 지금 당장은 아내가 음식 사러 가는 것이 문제가 된다면 당신이 직접 음식을 사러 가야 할 것입니다. 아내에게는 개인적으로 사용할 수 있는 일정 금액의 돈만 주도록 하고 그 돈의 사용에 대해서는 당신이 관여하지 마십시오. 만약에 그 돈으로 음식을 사먹는다 해도 상관하지 않는 것이 좋습니다.

질문: 같은 아파트에서 생활을 하고 있는 제 친구는 집안의 음식들을 모두 다 먹어버립니다. 그래서 저희는 각자의 음식을 따로 보관해 두기로 했고 다른 사람의 음식은 절대 먹지 않을 것을 서로 약속했습니다. 그러나 그 친구는 약속을 지키지 못하고 제 음식까지 다 먹어 버렸습니다. 실제로 이 문제 때문에 저는 경제적으로도 많이 부담이 됩니다. 제가 어떻게 하는 것이 좋을까요?

대답: 친구의 폭식 행동을 더 이상 참을 수 없다고 말하고 그런 행동으로 인해 당신 생활에 많은 지장을 받고 있다는 것을 말하도록 하십시오. 더 이상 음식을 대 줄 수 없으며 없어진 음식에 대해서는 친구가 변상할 수 있도록 요구하십시오. 만약에 친구가 이러한 조치에 동의하지 않거나 전체적으로 비협조적이라면 더 이상 생활을 같이 할 수 없다고 말하는 것이 좋을 것 같습니다.

질문: 저와 같은 방을 사용하고 있는 친구는 저에게 돈을 빌려가서 아직 갚지 않고 있습니다. 이는 새롭게 나타난 행동입니다. 친구는 대식증 환자이고 저는 돌려받을 수 없는 돈을 더 이상 빌려줄 수

없습니다. 저는 어떻게 해야 합니까?

대답: 그 친구에게 돌려받을 수 없는 돈은 더 이상 빌려 줄 수 없다고 말하세요. 그리고 이미 빌려간 돈을 다시 돌려주었으면 좋겠다는 이야기도 하도록 하십시오. 만약에 그 친구가 실제 돈이 없다면 그 친구와 함께 돈을 돌려받을 수 있는 적절한 방법을 의논해 보도록 하십시오.

질문: 아내와 저는 따로 일을 하고 있고 아내는 자신의 수입이 따로 있습니다. 아내는 대식증 환자이고 자신이 버는 것을 대부분 음식을 사는 데 사용하고 있습니다. 저희가 살림을 하기 위해서는 아내의 수입이 필요합니다. 따라서 폭식은 저희 생활에 경제적으로 많은 어려움을 주고 있습니다. 제가 어떻게 하는 것이 좋을까요?

대답: 아내의 폭식이 당신에게 경제적으로 어떤 영향을 주고 있는가에 대하여 아내에게 이야기 하십시오. 집안 살림을 꾸려나가기 위해서는 얼마정도의 돈이 필요한가와 각자가 어느 정도씩을 부담해야 할 필요가 있는지에 대해 의논하도록 하십시오. 각자 어느 정도씩 내기로 결정했으면 그 돈을 공통 통장에 넣어 두도록 하십시오. 그리고 그 돈은 당신이 관리하는 것이 좋겠습니다. 그러나 따로 통장을 만들어서 아내가 일정한 금액은 집안 살림을 위해 냈지만 일정한 금액은 자신이 자유롭게 쓸 수 있도록 할 필요가 있습니다. 이렇게 하면 비록 아내가 그 돈을 음식을 사먹는 데 사용하게 되더라도 집안 전체에 미치는 영향은 적을 것입니다.

외식, 여가 및 음식

점심이나 저녁 식사 혹은 음료수나 커피를 마시러 외출을 하는 것은 자연스러운 일이며 다른 사람과 함께 시간을 보내는 즐거운 방법이다. 그러나 이런 사회적으로 용인된 활동들도 식사장애가 있는 환자와 함께 갖게 된다면 쉽게 긴장스러운 상황으로 변하기 쉽고 양쪽 다 불편감을 느끼게 되기 쉽다.

케시는 처음에 대식증 환자인 그녀의 친구에게 외식을 하러 나가자고 이야기하는 것이 두려웠었다고 이야기했다. 그들은 모두 약간의 두려움을 느끼고 있었던 것이다. "갑자기 저는 그 친구에게 영화를 보러가자고 했어요. 영화관에서는 서로 말을 나눌 수가 없잖아요." 케시의 친구는 마치 살얼음 위를 걷고 있는 것 같았다. 이것은 흔한 일인데 당신은 상태를 더 악화시키기를 원하지 않을 것이다.

제니스의 경우는 또 다른 경우인데 이 경우는 케시의 경우와는 아주 반대의 경우이다. "친구가 함께 식사를 하자고 권하면 저는 굉장히 불안해져요. 같이 식사를 못하겠다고 하면 친구를 거절하는 것 같아 두렵지만 여러 사람들 앞에서 식사를 하는 것은 저에게는 상상도 못할 일이거든요. 저는 일주일을 내내 저녁식사에 매달려 보내고 있거든요. 어떻게 해야 하지? 무엇을 먹어야 하지?, 토할까 말까? 하는 생각이 일주일 내내 저를 붙잡고 있는 상황이랍니다."

규칙 #10: 환자의 요구를 미리 짐작하지 말고 직접 물어보아야 한다.

환자가 왜 지금 불편해하고 있는지를 당신은 알 수도 없고 또한 짐작해서도 안 된다. 예를 들어서 옷을 사러 가는 일과 같은 일은 체중에 대하여 많은 신경을 쓰고 있는 환자에게는 무엇을 먹는 것과 마찬가지로 불안을 일으키는 일이 될 수 있다. 가장 확실한 방법은 직접 물어 보는 일이다. 그리고 기꺼이 타협을 하도록 하라. 환자와 함께 할 수 있는 것들 중에는 음식이나 체중과 연관되지 않는 일들이 많이 있다. 미술 전시회를 보러 간다든지, 강좌에 함께 참석을 한다든지 아니면 산책을 같이 하는 것 등과 같은 일이 그런 일이다.

개인적인 감정을 개입시키지 않도록 노력하라. 어떤 사람이 음식을 먹지 않는 일이 당신을 마음 편치 않게 만드는 일은 아니다. 당신이 그 일 때문에 마음이 편치 않게 느낀다면 그것은 음식 문제가 당신의 관계상의 문제를 더 악화시키고 있다는 것을 의미하는 것이다(제8장을 보라). 환자가 식당에서 편안하게 앉아 있을 수 없는 것을 당신은 이해하고 인정해 주어야만 한다. 이것은 알코올 중독환자가 술집에 앉아서 술을 마시지 않고 편안히 앉아 있을 수 없는 것과 같은 것이다. 환자 자신이 조절이 된다고 느끼게 되면 다시 외식을 하고 싶어 할 것이다.

규칙 #11: 외식하는 자리에서 싸우지 말아야 한다.

만약에 당신은 외식하는 것을 좋아하는데 당신의 부인은 외식하는 것을 불편해 한다면 이것은 아주 복잡한 문제가 될 수 있다. 이럴 때는 부인과 함께 터놓고 이야기를 할 필요가 있다. 당신 부인이 식사를 하지 않고 그냥 식당에 앉아 있을 수 있겠는가? 당신 부인이 다른 식당보다는 안전하게 느낄 수 있는 특정한 식당이 있는가?

당신은 식사를 하는 데 함께 같이 식당에 간 사람이 식사를 하지 않으면 불편해질 것이다. 그러나 당신이 편안해지기 위해 상대방에게 음식을 먹으라고 강요를 해서는 안 된다. 대신에 다음에는 함께 할 수 있는 일들을 생각하여 다른 계획을 세워 보는 것이 좋을 것이다.

때로는 당신의 사업상의 이유로 부부가 동반해서 다른 사람들과 식사를 함께 해야 하는 경우도 있을 수 있을 것이다. 그럴 때 당신의 아내가 기꺼이 함께 식사하는 것을 응해 준다면 아내의 노력과 협조에 고맙다고 표현하는 것이 좋다. 아내에게는 당신이 원하는 대로 먹는 것이 매우 많은 양일 수 있다는 것을 알아야 한다. 만약 아내의 식사양상이 많이 문제가 되고 있다면 함께 식사를 하러 가자고 부탁하지 말아야 한다.

만약 당신이 환자의 부모이고 당신의 자녀가 먹는 것을 거부하고 있다면 아마도 외식을 하러 나갈 때 자녀를 데리고 가고 싶지 않을 것이다. 함께 나갈 경우 당신의 마음이 불편해질 것 같이 느껴진다면 자녀를 그냥 집에 남겨 두고 가는 것이 더 나을 수 있다.

외식과 여가를 즐기는 것에 관한 질문과 응답

질문: 사람들과 어울릴 때 아내는 절대 다른 사람 앞에서는 음식을 먹지 않습니다. 그러나 다른 사람들이 모두 돌아가고 나면 남아 있는 음식들을 모두 먹어버립니다. 아내는 다른 사람들이 있으면 너무 신경이 쓰여서 음식을 제대로 먹을 수가 없다고 말합니다. 저는 아내가 다른 사람들과 함께 편안하게 식사를 즐길 수 있었으면 하고 바랍니다. 제가 어떻게 하는 것이 좋을까요?

대답: 아내에게 지금 다른 사람들과 어울려 식사를 하는 것이 많이 힘든지에 대해 물어보도록 하십시오. 집에서 어울리는 것이 더 힘든지 혹은 식당에서 먹는 것이 더 힘든지 알아보도록 하십시오.

만약 이 두 상황 모두가 힘들다고 이야기하면 당신은 다른 사람들과 함께 식사하는 것을 다음 기회로 미루도록 하고 아내가 좀더 편안해 할 수 있는 계획에 대해 아내와 의논을 해 보도록 하십시오. 아내에게 당신에게 사회생활은 중요하지만 지금은 식사를 하지 않고도 다른 사람들과 어울릴 수 있는 활동 즉, 함께 연주회를 간다든지, 운동을 한다든지 아니면 영화를 보러가는 것과 같은 다른 활동도 할 수 있다고 말해 주십시오. 그래도 아내가 친구들과 함께 식사를 하고 싶다는 뜻을 밝히면 집에서 하는 것이 나을지 아니면 식당에 가서 식사를 하는 것이 더 편안할지에 대해 물어보도록 하십시오.

질문: 제 아내는 식욕부진증에 걸려 있지만 현재 위험한 체중은 아닙니다. 아내는 식당에 가서 식사를 하는 것을 싫어하지만 저는 사업상의 목적으로 그렇게 해야 되는 경우가 있습니다. 아내가 그렇게 할 것으로 동의하기는 하지만 아내는 남들의 눈에 띌 정도로 이상한 식습관을 가지고 있기 때문에 저는 제 사업상 동료들이 이것을 보고 어떻게 생각할지 걱정이 많이 됩니다. 제가 어떻게 하는 것이 좋을까요?

대답: 당신이 결정을 내려야 할 때가 온 것 같군요. 당신이 아내의 식습관을 바꾸거나 음식에 대한 생각을 바꾸라고 요구할 수는 없습니다(만약 그녀가 바꿀 수 있었다면 당신의 요청이 없이도 그렇게 했을 것입니다). 당신은 아내가 원하는 대로 함께 식사를 하러 갈 것인지 아니면 혼자 갈 것인지를 결정해야 합니다.

질문: 제 아내는 대식증 환자이고 현재 치료를 받고 있지만 아직 가족들과 함께 식사하는 것을 꺼리고 있습니다. 제 부모님이나 아내

의 부모님께서는 아내에게 무슨 안 좋은 일이라도 있느냐고 저에게 묻곤 하십니다. 그럴 때마다 저는 어떤 변명이나 구실을 들어서 함께 식사를 할 수 없는 이유를 설명하곤 했습니다. 그러나 이제는 더 이상 그런 변명을 할 수가 없어졌습니다. 제가 어떻게 하는 것이 좋을까요?

대답: 아내가 항상 가족모임에 함께 간다는 것을 기대하지 마십시오. 그런 모임 중에 당신이 아내가 꼭 함께 갔으면 하는 모임이 어떤 모임인지를 아내에게 알려 주시고 어떤 모임에 아내가 갈 수 있는지를 상의하도록 하십시오. 아내 없이 혼자서 식사를 하러 가야만 하는 경우가 많을 수도 있을 것입니다. 가족 중에 자신이 대식증에 걸려 있다는 사실을 알려도 좋을 만한 사람이 있는지를 물어보고 만약 있다면 그 사람이 누구인지도 물어보도록 하세요. 만약에 아내가 그 사람에게 자신의 대식증을 말하고 싶어 한다면 당신이 아니라 아내가 직접 말을 할 수 있도록 기회를 마련해 주고 그 사람과 함께 의논을 해 볼 수 있도록 도와주십시오. 그리고 아내가 왜 가족들과 함께 식사를 하지 않으려고 하는지에 대해서 다른 가족들이 물어보면 무어라고 대답을 할지에 대해서도 아내와 함께 의논을 해 두도록 하십시오.

질문: 제 15세 된 딸은 식욕부진증 환자입니다. 딸과 함께 어머니 집을 방문하거나 가족들이 모여 식사를 하는 자리에 가게 되면 항상 어머니는 딸이 많이 먹지 않는 것에 대하여 걱정을 하시고 저에게 그 이유를 물어보곤 하십니다. 그래서 저는 제 딸에게 저를 곤란하게 만들지 않도록 잘 먹으라고 간청도 해 보았습니다. 그러나 딸은 여전히 음식들을 잘 먹지 않고 그래서 어머니와 저 사이를 더 어렵

게 만들고 있습니다. 제가 어떻게 하는 것이 좋을까요?

대답: 당신은 어머니가 당신과 딸 사이의 문제에 어느 정도 관여할 것을 허용할지를 결정할 필요가 있습니다. 당신은 어머니에게 딸의 식욕부진증에 대하여 말하고 싶을 수도 있습니다. 그러나 한편으로는 그렇게 어머니에게 말하는 것이 어머니께서 지금 상황에 얼마나 도움을 줄 수 있는가에 따라 문제를 더욱 악화시킬 수도 있습니다. 그러나 당신과 당신 어머니와의 관계 개선을 위해 딸에게 도움을 청해서는 안 됩니다. 왜냐하면 그것은 실제로는 당신과 당신 어머니 사이의 문제이기 때문입니다. 당신은 어머니와의 관계를 조절해야 할 필요가 있고 어머니의 개입의 한계를 정할 필요가 있습니다. 당신은 어머니에게 명료하고 간단하게 어머니가 당신 딸의 식사행동에 대하여 더 이상 물어보지 않았으면 좋겠다고 말씀드릴 수 있습니다.

충고와 의견을 제시하는 것

식사장애와 가까운 관계에 있는 사람들은 우리에게 식사장애 환자에게 어떻게 충고를 하고 어떻게 의견을 제시하는 것이 좋은가에 대하여 자주 묻는다. 예를 들어 환자가 "내가 어떻게 보여요?", "내가 어떻게 해야만 하나요?", "내가 뚱뚱해 보이죠?" 라고 물었을 때 어떻게 반응을 해 주어야 하는가에 대해 궁금해 한다.

규칙 #12: 충고나 의견을 제시하려고 해서는 안 된다.

식사장애가 있는 환자들은 종종 주변 사람들로부터 칭찬받기를 원한다. 그것은 자신이 좋아 보인다는 말을 듣거나 자신의 식습관, 체중, 또는 옷 입는 것에 대하여 당신의 충고를 받아 자신에게 안심시켜주고 확신시켜 주고 싶어 하기 때문이다.

이런 욕구는 그들의 불안이나 불안정감을 반영하는 징후이다. 당신의 칭찬이나 격려는 일시적으로는 안도감을 제공해 줄 수는 있다. 그러나 길게 보아서 이러한 칭찬이나 격려는 오히려 환자에게 자신에 대한 가치감이나 자신만의 판단력을 기를 수 있는 능력을 방해할 수 있다.

환자를 지지적으로 대해 주라. 환자를 돕고 싶다는 말을 해주고 성격이나 능력보다는 체중이나 외모를 자신을 평가하는 데 너무 지나치게 강조하는 것은 좋지 않다는 점을 말해 주어야 한다.

규칙 #13: 당신이 치료자 역할을 하려고 해서는 안 된다.

당신이 혹시 치료자나 전문가의 역할을 흉내 내고 있지는 않는가에 대하여 관심을 두고 자신을 살펴보라. 그렇게 함으로써 객관적인 입장에서 환자에게 이야기해야 한다는 압박을 줄일 수 있다. 당신은 혹시 문제를 해결하기 위해 "올바른" 사실을 말해야 한다는 생각, "올바른" 질문을 해야 한다는 생각 및 식사 문제에 대해 끝없는 호소를 들어야 한다는 생각 때문에 많은 부담을 느끼고 있지는 않는가? 만약 그렇다면 이런 의무감에서 한 걸음 뒤로 물러나서 환자에게 이런 방식으로는 더 이상 도울 수 없겠다고 말하는 것이 좋다. 이렇게 함으로써 환자는 도움을 다른 곳에서 찾으려는 시도를 하게 될 것이다. 환자가 치료를 받고 있는 것과 상관없이 이렇게 함으로써 당신은 어쩔 수 없이 느낄 수밖에 없는 감정의 부담을 좀더 덜고 환자와의 관계에서 오는 스트레스를 좀더 완화시킬 수 있을 것이다. 당신은 환자에게 당신이 원하는 모든 도움을 전부 다 줄 수는 없다. 당신이 이런 상황에서 객관적으로 그리고 충분하게 거리를 유지할 수 있는 길은 없다. 우리는 그렇게 뒤로 물러선다는 것이 매우 힘든 일이라는 것을 잘 알고 있다. 당신은 뒤로 물러선다는 것이 당신이 보살피고 있는 환자를 포기한다는 것을 의미하는 것은 아닌가하는 느낌을 가질 수도 있다. 그러나 그런 것이 아니라는 확신을 자신에게 주어야 한다. 환자가 자신의 음식과 (또는) 체중에 대한 문제를 말할 때 그런 집착은 환자 자신에 대하여 좋지 않은 감정을 느끼고 있음을 나타내는 것이라는 것을 상기시켜 주어야 한다. 환자에게 이런 감정을 해결하고 자신에 대해 보다 긍정적인 생각을 가질 수 있는 방법들에 대해 당신이 할 수 있는 만큼 말해 주고 이런 일들을 돕는 데 당신이 가장 적합한 사람은 아니라는 사실도 말해 주어야 한다.

규칙 #14: 환자의 체중이나 외모에 대한 언급을 하지 않도록 해야 한다.

식사장애가 있는 환자에게 날씬해 보인다든지, 또는 건강해 보인다든지 하는 말은 결코 환자에게는 칭찬으로 들리지 않는다. 그런 표현들은 환자에게 자신의 외모나 체중이 다른 사람에 의해서 관찰되고 있고 평가되고 있다는 사실로 받아들여지게 된다. 그리고 환자들은 이런 칭찬을 듣는 순간 자신들이 과거에 어떤 모습이었기에 지금 이런 칭찬을 받는 것일까 하는 생각과 앞으로 어떻게 보여야 하는가 하는 생각에 심한 불안을 느끼게 된다. 즉, 당신은 아무 생각 없이 그런 칭찬을 하거나 혹은 환자를 지지해 주기 위하여 그런 말을 하지만 그 효과는 당신이 예상하는 것과는 다른 결과를 낳게 될 수 있다.

27세의 폭식증 환자인 바바라는 다음과 같이 말하고 있다.

저는 이 것이 분명히 제가 너무 지나치게 민감해서 그런 것이라는 것을 알고 있지만 제 직장 상사는 제가 멋있어 보일 때마다 멋있어 보인다는 말을 했습니다. 어느 날 그 직장상사가 저에게 매우 날씬해 보인다는 말을 했을 때 그 소리는 저를 매우 화나게 했습니다. 왜냐하면 그 말은 곧 저에게는 그 분이 이전에는 저를 매우 뚱뚱하게 생각하고 있었구나 하는 말로 들렸고 그분이 항상 저를 주시하고 있었구나 하는 생각 때문에 불쾌했습니다. 저는 이미 항상 제 체중에 대하여 걱정을 하고 있으니 제발 그분이 이런 말들은 하지 말아 주었으면 합니다. 제가 만약 그분이 좋아할 만큼 날씬하지 않으면 그 분은 마음속으로 저를 비난하고 있을 것 같다는 생각이 들거든요. 저는 마치 현미경으로 관찰당하는 것 같이 느껴집니다.

충고나 의견제시에 대한 질문과 대답

질문: 제 딸은 종종 저에게 "제가 뚱뚱해요?" 또는 "제가 체중을 줄여야만 한다고 생각하지 않나요?" 등의 질문을 합니다. 딸은 정말로 과체중이어서 저는 딸에게 체중을 좀 줄여야겠다고 말을 해 왔습니다. 그러나 아무런 변화가 없어 저는 실망을 많이 했습니다. 제가 어떻게 하는 것이 좋을까요?

대답: 당신 딸이 하는 그런 질문들에 대하여 꼭 대답을 해야 한다는 강박관념을 갖지 않는 것이 좋겠습니다. 딸의 외모나 체중에 대하여 당신이 많은 관심을 가지고 있더라도 딸에게 그렇게 말하는 것이 그녀가 바라는 대답은 아닙니다. 그녀의 체중변화에 대해 당신이 어떻게 느끼고 생각할지를 알고 있는 딸에게 그렇게 이야기하는 것

은 이미 딸이 걱정하고 있던 문제에 대한 불안과 걱정만 증가시킬 뿐입니다. 딸의 체중이 얼마여야 하는가는 그녀 자신이 결정한다는 것이 중요합니다. 당신은 딸에게 그녀가 어떻게 느끼고 있느냐가 중요하며 당신에게 가장 중요한 것은 체중자체 보다는 딸이 자신의 체중에 대해 어떻게 느끼고 있는가라는 것을 이야기해 주도록 하세요. 딸은 그녀 스스로가 자신이 어떤 외모를 갖고 싶은 것인지를 정할 수 있어야 하고 그런 모습을 갖기 위해서는 자신이 어떤 노력을 해야만 하는가에 대하여 결정할 수 있어야 합니다. 정신치료가 이런 결정을 하는 데 도움이 될 수 있을 것입니다.

질문: 제 딸은 대식증 환자입니다. 남편과 저는 저희들의 외모에 대해서도 많이 의식하고 있습니다. 그렇기 때문에 딸의 체중이 증가할 때 저희는 많이 힘들었습니다. 그러나 저희는 딸이 구토를 통해 체중을 조절하려고 하는 것은 정말 원하지 않아요. 저희가 어떻게 하는 것이 좋을까요?

대답: 딸이 얼마나 체중이 많이 나가는가에 대하여 언급을 하지 않도록 하십시오. 당신은 당신도 모르게 딸에게 많은 압력을 주고 있을 수 있습니다. 가족들의 체중과 외모에 대해 당신이 얼마나 많은 말들을 하고 있는지 주의 깊게 살펴보도록 하세요. 당신에게 있어 외모가 멋있게 보인다는 것은 얼마나 중요합니까? 때로는 당신 가정의 가치관이 당신으로 하여금 체중과 외모에 관한 관심을 다른 곳으로 돌리기를 어렵게 만들 수도 있습니다. 만약에 이렇다면 외모를 중요시하는 당신 자신의 관점을 먼저 고칠 필요가 있습니다. 그런 점이 자녀에게 해를 주고 있는 것입니다. 이런 변화는 흔히 치료를 통해 가장 효과적으로 이루어집니다.

질문: 남편은 계속 먹습니다. 어린 시절 그는 매우 비만했었지만 저희가 결혼하기 전에 체중을 많이 줄인 상태였습니다. 그러나 지금은 다시 체중이 지속적으로 증가하고 있습니다. 남편은 제가 아직도 자신에게 매력을 느끼고 있는가를 물어 오곤 합니다. 그러면 저는 아니라고 말하는 것이 마치 그에게 체중을 줄여야만 한다고 이야기하는 것 같아 그렇다고 대답을 해버립니다. 그러나 사실은 그렇지 않거든요. 제가 사실대로 말을 해야만 하는 것입니까?

대답: 예. 당신은 당신의 남편에게서 느끼는 그대로 말해야 합니다. 만약에 남편이 그런 질문을 한다면 당신은 "저는 당신을 사랑하고 있지만 그러나 당신이 날씬했을 때가 더 좋았던 것 같아요."라고 말을 할 수 있을 것입니다. 이렇게 말하는 것은 사실 어렵고도 잔인한 일 일수도 있지만 당신의 감정을 숨기는 것은 더욱 좋지 않은 것입니다. 그런 말을 사랑스러운 어투로 부드럽게 해 주도록 하십시오. 이런 충고는 성적 관계를 갖는 부부관계에서 육체적인 매력이 둘 사이의 관계에 중요한 부분을 차지하고 있기 때문에 이런 답은 필요합니다. 그러나 주의해야 할 것은 부모와 자식 간의 관계나 또는 친구 관계에서는 이런 충고를 해서는 안 됩니다.

질문: 저희 딸은 과체중이지만 지금도 계속 많이 먹으면서 저에게 자신이 체중 관리 프로그램에 참여를 해야 하는 것이 아닌가에 대해 물어보곤 합니다. 그리고 저와 함께 그런 곳에 가자고 합니다. 함께 가면 훨씬 가기가 쉬울 것 같다는 것이죠. 제가 어떻게 하는 것이 좋을까요?

대답: 만약에 딸이 그런 곳에 가기를 원하고 있다면 그렇게 할 수 있도록 해 주세요. 만약에 혼자서 그런 곳에 가는 것을 부끄러워한

다면 처음에만 같이 가 주도록 하세요. 그리고 딸이 그곳에 다니는 것이 혼자서도 가능해지면 혼자서 가도록 하십시오. 만약에 당신도 당신의 체중조절을 위하여 그러한 프로그램에 참여를 하기로 했다면 딸과는 다른 시간대에 가는 것이 좋습니다. 함께 그 프로그램에 가게 되면 딸이 하고 있는 음식과의 전쟁에 당신마저도 빠져들 수 있게 되기 때문입니다. 또한 자칫하면 딸과 누가 더 체중을 많이 줄이나 또는 누구의 식사 습관이 더 올바른가와 같은 문제에 대해 경쟁을 하게 될지도 모릅니다. 함께 시간을 보낼 수 있는 다른 방법이나 길을 찾아보도록 하시는 것이 좋겠습니다.

질문: 제 딸은 자신이 너무 뚱뚱해서 이성교제를 할 수 없다고 생각을 해서 남자가 데이트를 신청하면 항상 거절을 합니다. 저는 딸에게 외모에 문제가 없다고 이야기를 해 주지만 그런 말을 믿으려고 하지 않습니다. 제가 어떻게 하는 것이 좋을까요?

대답: 딸의 불안감이나 두려움의 정도는 그냥 단순한 위로의 말 한마디 정도로 해결될 수 있을 것 같지가 않습니다. 당신이 딸을 데이트할 수 있도록 만들 수 있는 방법은 아무것도 없습니다. 딸에게 치료를 받아 볼 것을 권하거나 청소년 지지 모임에 참여를 하도록 권해서 딸이 자신에 대하여 그렇게 나쁜 느낌을 갖지 않을 수 있도록 도와주는 것이 좋을 것 같습니다.

질문: 저와 같은 기숙사를 사용하고 있는 친구는 대식증 환자인데 그 친구는 자신이 살이 쪘다고 생각하는 날에는 데이트 약속이 있어도 절대로 외출하려고 하지 않습니다. 그러면서 이럴 때는 자신이 무분별하게 생활을 하고 있는 것 같이 보이지 않느냐고 묻곤 합니

다. 제가 어떻게 하는 것이 좋을까요?

대답: 친구에게 평소에는 그렇지 않지만 그런 행동을 할 때는 그렇게 보인다고 말해 주십시오. 당신이 그 친구에게 이런 말들을 해 주는 것은 그 친구로 하여금 그런 상황을 잘 극복할 수 있도록 도와주기 위함입니다. 데이트를 해야만 하는 가에 대한 그 친구의 갈등과 두려움은 상당할 것임에 틀림없습니다. 친구에게 지지 모임에 나가 도움을 받아 보거나 이 문제에 대해 전문가와 상담을 해 보도록 권하시는 것이 좋을 것 같습니다.

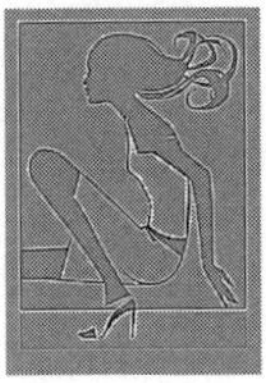

제 8 장
그대로 놔두는 것이 어려울 경우:
왜 당신이 지나치게 간섭을 하고 있는지 알아야 한다

이 책을 읽고 제7장에서 제시한 지침들을 적용해 본 사람들은 각자 식사장애로부터 벗어나기 위해 서로 다른 경험들을 하게 될 것이다. 당신은 최선의 노력과 시도를 다 해 보지만 우리가 쉽게 예상할 수 있는 변화에서부터 발견하기조차 힘든 변화에 이르기까지 여러 가지 형태의 다양한 변화들을 경험하게 될 것이다. 이런 모든 경우에서 변화는 일정한 시간에 걸쳐 일어나는 일련의 과정인 것이다.

만약 당신이 변화를 가져 보려고 많은 노력을 했음에도 불구하고 원래의 문제에서 벗어나지 못하고 있더라도 이것이 실패나 당신의 나약함을 의미하는 것은 아니다. 당신이 그런 노력을 했다는 사실만으로도 어느 정도는 당신의 목표에 다가가고 있다는 것을 의미한다. 아마도 식사장애 환자에 대한 걱정이 모든 것에 앞서 있을 것이다. 그리고 아마도 당신은 당신이 자라면서 보고 배워 온 당신 부모나 형제들과의 관계 형성 방식을 지금 당신의 자녀에게 그대로 적용하고 있을 것이다. 환자의 식사 행동에 대해 당신이 얼마나 간섭을 하고 있는가를 아는 것이 곧 당신이 환자에 대해 앞으로 얼마만큼 간섭하지 않도록 노력할 필요가 있는가를 결정해 줄 것이다.

지니 스톤 씨는 딸 니키의 대식증으로 인한 폭식에 대해서 가급적이면 간섭을 덜 하기 위해 많은 노력을 해왔다. 15세의 니키는 이 문제로 인해 치료를 받았고 이상식사 행동으로 인한 어려움을 해결하기 위해 노력 중이었다. 남편과 함께 지지 모임에 참석을 했었던 스톤 씨 부인은 자신들이 니키를 위해 할 수 있는 최선의 것들을 하고 싶어 했었다. 그러나 그녀는 그렇게 하는 것이 쉽지 않다는 것을 느끼고 있었다.

> 저는 니키에게 무엇을 먹었는지 그리고 구토를 했는지에 대하여 묻지 않으려고 노력했지만 니키가 화장실에서 나오는 것을 보면 즉시 화장실로 달려가 니키가 구토를 했는지 아닌지를 확인하곤 했습니다. 그리고 저는 언제부터인가 밤이 되면 침대에 누워 혹시나 니키가 부엌으로 들어가는 소리를 내지 않나 귀기울이고 있는 자신을 발견하게 됐습니다. 나중에는 사탕껍질과 같은 폭식의 흔적을 찾기 위해 니키 방에 있는 휴지통까지 뒤지게 되더군요.
>
> 저는 그런 행동을 하지 않으려고 노력 했지만 뜻대로 되지 않더군요. 저는 그 아이의 식사 행동의 원인을 찾아야만 했습니다. 제 잘못이 무엇인지 알아야만 했습니다. 그 아이는 제 딸입니다. 저는 제가 그 아이에게 날씬해질 것을 강요하지는 않았는지 혹은 집안에 지나치게 음식을 너무 많이 놔둔 것은 아닌지에 대하여 항상 불안해하고 있었습니다. 니키가 어렸을 때 저는 남편과 많이 싸웠었는데 그것 때문에 니키가 많이 불안해했을 것이라고 생각합니다. 어쨌든 저는 이런 문제가 제 아이의 문제에 어떤 형태건 영향을 주었다는 생각을 떨쳐 버릴 수가 없습니다. 그런 제가 어떻게 팔짱만 끼고 뒤로 물러나 앉아 있을 수가 있으며 그 아이를 위해서 좋다는 것은 안할 수가 있겠습니까?

스톤 씨 부인은 자신이 니키의 행동에 책임이 있다고 느꼈다. 식사 문제에 자신이 많이 관여하지 않는 것은 자신의 딸을 버리는 것과 같은 것이라는 그녀의 믿음과 죄책감이 그녀로 하여금 계속 간섭을 하게 만들어서 두 사람에게 좋지 않은 결과만 가져다주었던 것이다. 이런 간섭은 니키로 하여금 자신의 행동에 대해서 책임감을 갖는 것을 막고 있었던 것이다. 이와 함께 스톤 씨 부인 자신은 니키의 문제에 같이 휩싸여서 자기 자신의 인생과 결혼생활을 위해서 편안하게 힘을 쏟아 부을 수가 없었던 것이다.

지나친 간섭의 징후들

종종 스톤 씨 부인의 경우처럼 당신의 계속되는 지나친 간섭을 쉽게 알아차릴 수 있을 때가 있다. 그러나 어떤 경우에는 거의 알아차릴 수 없을 정도로 은밀하게 나타나기도 한다. 다음에 소개하고 있는 내용이 지나친 간섭을 알아차릴 수 있는 징후들이다.

- 제7장에서 논의한 규칙들을 실천하기가 어려워지는 경우
- 당신이 원하지 않는데도 불구하고 환자인 딸, 배우자 또는 친구의 체중이나 이상식사 행동에 따라 당신의 그날 기분이 좌우되고 그것이 당신에게 "좋은 날" 또는 "나쁜 날"을 결정짓는 요인이 되고 있는 경우
- 식사장애 환자의 행동에 대해 집착하고 있는 경우
- 그러한 집착이 당신이 해야만 하는 다른 일에 대해 소홀하게 만드는 경우

• 탐정이 하는 것처럼 은밀하게 환자의 식사 행동들, 즉 폭식, 제거 행동 그리고 운동 등과 같은 행동에 대해 탐색을 하고 있는 경우

변명들

당신은 자신의 상황은 다른 사람들과는 다른 경우이며 식사장애에 매달려 있을 수밖에 없는 정당한 이유를 가지고 있다고 항변하고 싶을 것이다. 간섭을 정당화할 수 있는 어떤 두려움이나 생각들 또는 합리적인 이유들이 항상 있다. 스톤 씨 부인의 경우에는 항상 자신을 비난하고 자신이 니키의 행동을 나아지게 만들어야만 한다는 생각이 니키에게 집착을 하게 만드는 원동력이 되고 있었던 것이다. 폭식증 환자인 남편과 결혼한 폴라는 남편의 먹는 것에 대한 간섭을 멈출 수가 없었다. 왜냐하면 폭식증 환자인 남편이 스스로 먹는 것을 조절할 수 있는 능력이 있다고 믿지 않았기 때문이었다. 그녀는 자신이 남편의 먹는 것을 간섭하지 않으면 남편은 엄청나게 많이 먹을 것이고 그러면 곧 비만해져 남편의 건강을 해치게 될 것이라고 확신을 하고 있었던 것이다. "남편이 죽는다는 것은 남의 일이 아니에요. 그렇지 않아요?"라고 그녀는 묻는다. "남편이 죽으면 저는 어떻게 살지요?" 이런 것들이 결국 남편의 식사 행동에 대해 끊임없이 간섭해야만 한다는 이유를 합리화시키고 있는 것이다.

어떤 사람들은 식사장애 환자의 행동들이 자신들을 못살게 굴려는 목적으로 행해지고 있기 때문에 계속 간섭을 할 수밖에 없다고 말한다. "만약 환자가 저를 눈곱만큼이라도 생각하고 있다면 환자는 그런 행동을 그만두어야 한다."라는 말을 우리는 자주 듣는다.

예를 들어서 존은 그의 아내인 비키가 폭식행동을 멈추는 것이 남편인 자신에게는 어떤 의미를 갖는지를 이야기 하였다. 그는 만약에 아내가 그를 사랑하고 있다면 그렇게 과식을 계속 하지는 않을 것이라고 생각하고 있다. 그는 아내가 자신에게 어떻게 하고 있는가를 알기를 바라기 때문에 아내와 음식을 가지고 다투는 것을 중단하지 않고 있다.

환자에게 간섭을 계속하고 있는 사람들은 그들 나름대로의 정당한 이유를 가지고 있지만 그 이유 뒤에는 그들 자신이 살아가면서 느끼는 좀더 의미 있는 갈등이나 모순이 숨어 있다. 스톤 씨 부인의 경우에는 자신이 어머니로서 책임을 다하지 못했다는 것에 대해 많은 아픔을 느끼고 있었던 것이다. 이런 갈등은 그녀의 원래 가정에서 근원된 어떤 생각들과 연관이 있는 것은 아닐까? 폴라는 왜 그렇게 자신의 남편을 무능하다고 생각하고 있는 것일까? 정말 그녀의 남편은 무능한 사람일까? 아니면 그런 생각은 그녀가 이제까지 경험해 온 남자와의 관계형성 방식에서 기인된 것은 아닐까? 존은 비키의 자신에 대한 사랑의 정도를 비키가 무엇을 먹는가 혹은 먹지 않는가를 기준으로 평가하고 있다. 왜 존이 그런 방식으로 비키의 사랑을 판단하게 되었을까? 혹시 존이 자라난 가정환경에서부터 비롯된 것은 아닐까?

당신의 간섭에 대한 변명들은 표면적으로 좋은 것처럼 보일지는 몰라도 그런 변명들은 환자의 식사장애를 더욱 지속하게 할 뿐이고 당신이 숨겨야만 할 관계상의 문제나 당신 인생에서의 문제를 지속시킬 뿐이다.

그러한 변명들은 강한 힘을 가지고 있는데 왜냐하면 당신의 필요에 따라 만들어진 것이며 그것이 식사장애에 어떤 영향을 주고 있는지를 모르고 있기 때문이다. 식사장애가 특정한 문제를 가지고 있는 사람에게 그 문제를 일견 해결해 주는 것 같은 기능적인 역할을 하듯이 그런 변명들도 당신을 위해 어떤 역할을 하고 있는 것이다. 그러나 그런 변명으로 인해 당신이 지불해야만 하는 대가는 적지 않다. 그것은 당신과 딸, 배우자, 혹은 친구와의 관계를 오직 음식과 먹는 것에 관한 문제로만 국한시키고 있는 것이다.

당신 혼자서 억지로 이해하려고 노력하지 않는다

당신을 음식문제에 대하여 지나치게 매달리도록 만드는 잠재된 감정적인 문제는 다양하고 복합적인 것일 것이다. 알코올 중독환자 치료를 담당해 왔던 사람들은 오래전부터 알코올 중독환자의 가족과 친구들이 겪는 이런 감정상의 문제들을 잘 다루어 나갈 수 있도록 도와줄 필요가 있다는 사실을 알고 있었다. 금주동맹은 이런 목적을 위해 만들어졌다. 마찬가지로 이런 지지에 대한 필요성의 인식은 식사장애를 치료하는 전문가들 사이에서도 점차 늘어나고 있다. 때로는 전문가나 지지 모임의 도움을 구하는 것이 지나친 간섭을 하게 만드는 당신의 복합적인 심리적 요인을 탐색하고 해결하는 데 있어 유일한 방법이 되기도 한다.

당신의 간섭: 그 의미는 무엇인가

왜 사람들이 다른 사람의 문제에 대해 그렇게 간섭을 하게 되는지에 대한 이유는 헤아릴 수 없이 많다. 우리가 식사장애 환자와 관계가 있는 많은 사람들을 만나 함께 이야기를 나누어 보면서 그들이 식사장애 환자에 대한 간섭을 그만둘 수 없게끔 만드는 공통적인 요인들이 있다는 것을 알게 되었다. 다음에서 이런 요인들에 대해 논의를 하고 아울러 우리가 경험했던 몇 경우를 살펴보고자 한다.

가족 규칙의 영향

제3장에서 논의했었던 바와 같이 오랫동안 지속되어 온 가족의 규칙을 바꾼다는 것은 매우 힘든 일이다. 따라서 가족의 규칙이 환자의 성장을 힘들게 할 수도 있으며 당신이 환자에게 간섭을 하지 않고 당신 자신의 생활에 관심을 돌리도록 만드는 것을 방해할 수도 있다.

스톤 씨 부인의 경우, 이런 가족 규칙이 딸과의 관계에서 그녀의 행동을 잘못 유도하고 있었던 것이다. 그녀의 가정에서 잘못된 누군가를 그냥 놔둔다는 것은 그를 포기한다는 것을 의미하는 것이었으며 부모로서의 역할을 다하지 못하고 있다는 것을 의미하는 것이기도 했던 것이다.

로니와 릴리의 상황은 구시대적인 가족 규칙이 현재의 관계에 어떤 영향을 주고 있는가를 잘 알 수 있게 해 주는 또 하나의 예이다. 로니와 릴리는 대학 기숙사에서 같은 방을 사용하고 있는 친구이다. 로니는 릴리와 1년 동안 같은 방을 사용하면서 릴리의 체중이 52kg에서 38kg까지 감소하는 것을 보았다. 이런 릴리에게 보였던 로니의 반응은 로니가 집에 있을 때 자기의 아버지에게 보였던 반응과 유사했다.

로니의 집에서는 로니가 아버지의 감정을 맞추어 주어야 했다. 아버지가 기분이 좋지 않은 상태에서 집으로 돌아오시면 아버지의 기분을 바꾸어 주는 일은 어머니의 몫이 아니라 로니의 몫이었다. 그녀는 아버지에게 오늘 하루를 어떻게 보냈는지 물어보고 어떤 문제이건 간에 아버지의 기분에 공감을 해 주었다.

로니는 자신도 모르게 릴리에게도 같은 역할을 하고 있었다. 그녀는 때로 수업시간을 빼 먹고 릴리와 함께 시간을 보내주었다. 그녀는 릴리가 음식을 먹을 수 있게만 된다면 다른 것은 중요하지 않다고 생각했다. 그녀는 릴리가 좋아하는 음식인 "구디스(주: 과자의 일종)"를 사와 방 이곳저곳에 놔두기도 했다. 릴리가 자신이 어떻게 보이느냐고 물어보면 로니는 릴리의 자존심을 세워주기 위하여 좋아 보인다는 식으로 대답을 하였다. 그녀는 릴리가 지나치게 운동량을 올리는 것에 대해서는 언급조차 하지 않았다.

친구를 도우려는 로니의 시도는 겉으로 보기에는 좋아 보이지만 실제로는 릴리가 들키지 않고 체중을 더 낮게 뺄 수 있도록 도와주고 있었던 것이다. 릴리가 더 말라도 로니는 마른 것에 대해 더 묻거나 다른 요구를 하지 않았고 그런 결과 릴리는 점점 나빠져 갈 뿐이었다. 로니는 그러한 릴리를 보면서 점점 분노감이 커져갔고 릴리는 점점 자신의 옆에 달라붙는 로니를 귀찮아하게 되었다.

어느 날 오후 로니는 대학교 보건과에서 주최하는 식사장애에 관한 특강에 참석을 하게 되었다. 그 결과 그녀는 현재의 릴리와의 상황이 집에서 자신이 아버지에게 했던 그런 상황과는 다른 것이라는 사실을 알게 되었다. 그녀의 시도가 집에서 아버지를 기쁘게 해 주었을지는 모르지만 지금은 그런 시도가 오히려 릴리가 자신의 심각한 병에 직면하는 것을 막고 있다는 것을 알게 된 것이다. 그래서 그녀는 자신의 힘으로 릴리를 변화시킬 수 있다는 지금까지의 생각들을 모두 접고 도움을 받기 위해 함께 보건과를 찾아가 보자는 이야기를 릴리에게 해야겠다고 생각을 하게 되었다.

이와 같이 이전의 가족 규칙에 기인해서 누군가 자기 스스로 책임을 지는 것을 방해하는 행동과 진정으로 도움이 되는 행동을 구분하는 것은 매우 중요한 일이다.

연막이 필요한 이유

식사장애는 때때로 당신의 삶에 있어서 존재하는 어떤 어려움들을 가려주는 연막과 같은 기능을 하기도 한다.

대식증 환자의 어머니인 39세의 마리 제임스 씨는 이런 점에 대해 자신이 경험했던 것을 지지 모임에서 다음과 같이 설명하고 있다.

> 남편인 마크와 저는 지난주에 딸인 돌리의 치료자를 만나러 갔었습니다. 치료자는 제가 돌리의 식습관에 대해 너무 간섭을 하고 있다면서 걱정을 하였습니다. 치료자는 제가 만약에 돌리에 대한 걱정이 없다면 무엇이 걱정거리일까를 물었습니다. 오랜 침묵이 흐른 뒤 저는 남편 마크의 눈치를 살피면서 남편의 술 마시는 것에 대해 걱정하게 될 것이라고 답변을 했습니다. 치료자가 알아듣지 못할 정도로 낮은 목소리로 말을 해서 다시 말을 할 수 밖에 없었습니다. 저는 한 번에 한 가지 일만을 처리할 수밖에 없다고 느끼고 있었습니다. 그러나 진짜로는 마크의 술 마시는 문제를 직면하고 싶지가 않았던 것이지요. 저는 제가 알코올 중독자와 함께 살고 있다는 사실을 받아들일 수 없었던 것입니다.

마리는 자신이 딸의 문제에 대해서 관여하고 있는 동안은 마크의 문제를 직면할 적절한 때가 아니라고 말하였다. 그러나 그녀의 지지 모임에 참석을 한 사람들과 치료자는 그녀의 그런 생각에 동의하지 않았다. 마리는 알코올 중독 환자 보호자 지지 모임에 참여할 것을 권유받았고 마크는 알코올 금주 동맹 모임에 참여할 것을 권유받았다. 그들의 치료자는 그들에게 술 마시는 문제를 더 이상 덮어두어서는 안 된다고 이야기하였고 그들을 부부치료 전문가에게 의뢰하였다.

물질 남용은 식사장애 환자의 가정에서 흔히 발견되는 문제이고 종종 식사 문제 뒤에는 다른 가족의 약물, 알코올, 또는 다른 음식의 남용과 같은 문제들이 잠재해 있는 경우가 있다. 이런 문제들을 간과해서는 안 된다. 이런 경우 이런 문제들이 언급되고 난 뒤에 식사장애 치료를 시작해야 한다. 만약에 당신이 당신의(또는 다른 가족의) 약물, 알코올, 음식 남용 등에 대해 걱정하고(비밀리에 그럴 수도 있다) 있는 경우라면 다른 사람의 식사장애에 대하여 지나치게 매달리는 것은 당신이 부딪혀야 하는 그런 문제를 피하려는 회피의 노력일 수도 있다. 약물 남용이나 알코올 중독과 관련해서 의문이 있을 때는 언제나 금주동맹 혹은 약물중독 동맹에 참여하여 지지 모임에 대한 정보나 다른 정보를 얻어야 하고 아니면 전문가를 만나보아야 한다.

그러나 물질남용만이 식사장애의 뒷그늘에 가려져 있는 문제는 아니다.

20세의 베티 조는 기숙사에서 같은 방을 사용하고 있는 친구인 데비의 식사장애가 자신에게 어떻게 연막처럼 작용하고 있었는가에 대해 다음과 같이 말을 하고 있다.

> 데비의 식욕부진증 증세가 나타날 때는 제 생활과 연관된 모든 일들

을 잊게 되더군요. 저는 끊임없이 데비에 대해서 걱정을 하고 항상 그녀의 기분이 어떤지를 살폈었지요. 지금은 우습게 들리지만 그때가 제 인생에서 가장 조용한 시기였습니다. 제 자신의 문제에 대한 고민을 잊어버리는 데는 다른 사람의 문제에 대해 걱정을 해 주는 것이 가장 좋더군요. 이런 일이 있기 전에는 다른 문제로 매우 힘들었지만 그 일을 해결하기 위해 아무것도 할 수 없었습니다. 제가 대학에 들어갈 무렵 부모님이 이혼을 했고 그 이후에 부모님은 각자 저에게 전화를 해서 상대방을 비난하는 말을 하곤 했습니다. 저는 부모님들이 그렇게 하지 않도록 하려면 어떻게 해야 할지를 모르겠더군요. 그러나 데비의 문제가 생기기 시작하면서 저는 그런 제 문제에 대한 고민을 잊을 수가 있었습니다. 제가 부모님께 데비 이야기를 하면 부모님께서는 데비를 걱정하면서 대화의 주제가 데비의 식욕부진증 쪽으로 옮아가게 되었고 이 결과 더 이상 부모님이 서로 비방하는 이야기를 듣지 않을 수가 있게 되더군요. 그러나 일단 데비가 치료를 시작하게 되면서 상황은 다시 변하기 시작했어요. 데비는 제가 그녀에 대해 너무 많이 걱정하는 것을 원치 않았어요. 그녀는 할머니, 할아버지에게 자신의 이야기를 하지 말라고 부탁했어요. 그래서 이후로 저는 부모님에게 전화가 오면 화제가 다시 이전에 제가 두려워하던 문제로 돌아가게 되었지요. 어느 날 밤에 저는 기숙사 상담자와 그 문제에 대해서 의논을 하게 되었습니다. 상담자는 저에게 부모님에게서 전화가 오면 함께 대화를 나누는 것은 좋지만 부모님 서로가 상대방을 비난하는 이야기는 하고 싶지 않다는 것을 부모님께 말씀드리라고 충고를 해 주더군요. 그리고 난 후에도 계속 그런 비난의 이야기를 한다면 "저는 그런 이야기를 더 이상 듣고 싶지 않아요. 이만 전화를 끊을 게요." 라고 말을 하고 전화를 끊어 버리라고 했습니다. 이후 몇 번 그런 전화를 받고 난 뒤 부모님들이 상대방에 대한 비난하기 시작하면 전화를 끊을 수가 있게 되더군요. 그리고 몇 번 그렇게 전화를 끊고 난후에는 더 이상 전화로 상대방을 비난하는 이야기를 하지 않으시더군요. 서로 비난하는 것 때문에 제가 부모님들에게 얼마나 화가 나 있었는가를 알 수 있었고 그 문제에서 제가 벗어날 수 있었던 것에 대해 퍽 다행스럽게 생각하고 있어요. 결국 제가 데비에 대해 걱정하면서 저는 제 감정을 덮어둘 수가 있었던 것이고 제 문제를 회피할 수 있었던 것입니다.

공허감을 채우려는 욕구

식사장애에 대하여 지나치게 초점을 맞추는 것이 당신의 삶에 있어서 어떤 공허감을 채우고자 하는 시도일 수도 있다. 그러나 실제로는 그럼에도 불구하고 당신은 그 공허함이 무엇인지를 잘 모르고 있을 수도 있다.

공허감은 항상 존재하는 것일 수도 있고 당신 자신이나 당신의 다른 관계에서의 소외감을 다른 사람에게 집중함으로써 생기는 결과일 수도 있다.

톰은 13세의 딸 몰리가 신경성 식욕부진증에 걸렸을 때 40세였다. 38세인 그의 아내 케시와 그는 몰리의 문제 때문에 5년 동안 고민 속에 살아 왔었다. 그들은 많은 의사들을 만나 보았으며 몰리는 수차례 병원에 입 퇴원을 반복했었고 그로 인해 그들은 몰리의 부적절한 식습관과 감정적 싸움을 계속하면서 고통의 5년을 보냈다. 그뿐만 아니라 그들은 항상 몰리가 죽을 것만 같은 공포에 떨면서 살아 왔다. 그러나 이제는 그러한 고통에서 벗어나고 있었다. 몰리는 치료를 잘 받고 있으며 체중도 정상을 유지하고 있기 때문이었다. 이제는 처음으로 집을 떠나 다른 주에 있는 대학교에 다닐 수도 있게 되었다. 톰과 케시는 딸로부터 사랑이 담긴 편지를 받았다. 학교생활을 잘하고 남자 친구와 교제도 하고 있다는 내용이었다. 그러나 톰은 여전히 마음이 편치 않음을 느끼고 있었다.

> 하루는 아침에 일어나서 제가 죽음의 공포에 떨고 있다는 사실을 깨닫게 되었어요. 케시와 저는 몰리의 문제에 대하여 깊게 관여를 하고 있었고 저희는 지난 5년 동안 그 아이에 대한 걱정 이외에는 아무것도 한 일이 없었지요. 케시와 제가 서로가 얼마나 다른가에 대해 생각하기 시작한 거지요. 그녀는 지나치게 조용하고 수줍어했지만 저는 활동적이고 의욕이 넘치고 항상 무엇엔가에 빠져 있었죠. 저는 최근 들어 저희가 거의 함께 시간을 보낸 적이 없다는 생각을 했습니다. 저희는 항상 방을 따로 사용하고 있었죠. 몰리에 관한 이야기나 항상 학교에서 시간을 보내는 그 아이 오빠에 대해 이야기를 나누는 저녁 시간 30분을 제외하고는 서로 대화를 거의하지 않았습니다. 저희가 마지막으로 잠자리를 같이 했던 것이 언제인지조차도 잘 기억이 나지 않을 정도였습니다. 저는 아이들을 잃을까봐 공포에 떨고 있는 제 자신을 발견하게 되었습니다. 집안은 이제 조용합니다. 저는 저의 남은 인생을 이런 결혼생활 속에서 저희를 필요로 하는 손자가 태어나기만을 기다리면서 보낼 생각을 하니 끔찍스럽습니다.

그날 아침 톰이 숨이 막힐 것 같았던 이유는 몰리의 문제로 자신과 케시가 자신들의 결혼문제는 무시하고 있었기 때문이었다. 무엇인가 잘못되어 있었지만 톰도 케시도 이런 사실을 직면하고 싶지 않았던 것이다. 자식들이 집에 있는 한, 특히 몰리가 병을 가지고 있는 한 그 문제에 집중하느라 톰은 자신의 결혼생활이 문제가 있다는 것을 느낄 겨를이 없던 것이었다. 그러나 몰리가 건강을 되찾고 톰과 케시만이 집에 남아 있는 지금에 와서야 톰은 자신의 삶에 있어서 중요한 문제를 오랫동안 지속된 몰리의 병을 핑계로 피하고 있었다는 것을 깨닫게 된 것이었다.

톰과 케시는 몰리의 치료자에게 가정문제 상담자를 추천해 줄 것을 부탁했고 치료를 시작하였다. 치료자의 도움으로 그들은 함께 새로운 결혼관계를 다시 만들기 위해 시작하고 있는 것이다.

키니 씨와 18세 된 대식증 환자인 딸과의 상황 역시 공허감을 식사장애 환자에 대한 관심으로 채워버린 또 다른 전형적인 예라고 할 수 있다. 지지 모임에서 키니는 딸 루씨의 식사문제와 체중에 관한 문제에서 벗어날 것을 강력히 권유받았다. 그녀는 이 문제로 많은 고통을 받아 오고 있었다. 지지 모임에서는 그녀에게 친구들과 즐거운 시간을 더 많이 갖고 딸로부터 벗어나 자기 자신만의 취미 생활을 해 볼 것을 권유받았다. 이러고 나니 금방 드러난 사실은 그녀에게는 친구가 없고 텔레비전을 보거나 딸아이를 돌보는 것 이외에는 특별한 흥밋거리를 가지고 있지 못하다는 것이었다. 딸 루씨와의 관계가 유일한 대인관계일 정도로 키니 씨는 고립된 생활을 해오고 있었던 것이다. 그래서 지지 모임의 강력한 권유와 궁극적으로는 루씨와 그녀 자신을 위해 대인관계에 대한 공포를 극복할 수 있도록 개인 정신치료를 받기로 했던 것이다.

변화를 위한 움직임

식사장애 환자와 건강한 관계를 만들어 나가기 위해서는 당신이 식사장애로부터 한 걸음 뒤로 물러설 수 있어야 한다. 만약에 음식과 연관된 문제로부터 조금씩 벗어날 수 있게 되면 이때는 자신의 노력을 어디에 투자해야 할지는 어떤 일에 더 집중을 해야 할지를 결정해야 할 시간이다.

이 문제에 관해 당신이 완전히 객관적인 시각을 갖게 되리라는 것을 기대하지는 말라. 식사장애는 정말 괴로운 것이고 따라서 대부분의 사람들이 무엇인가가 이런 어려움을 빨리 끝내주기를 기대한다. 그러나 자신도 모르게 그 문제에 함께 휩쓸리게 된다. 치료자나 지지 모임은 당신이 왜 그렇게 그 문제에 사로잡혀 있는가에 대한 진짜 이유를 알게 해 주는 데 도움을 줄 것이다.

식사장애에 대한 당신의 지나친 관심을 멈출 수 있을 때에만 당신은 환자와 좀더 건강한 관계를 다시 유지해 나갈 수 있을 것이며 이제까지 잘못 다뤄져 왔거나 간과되어 왔던 문제들을 다시 살펴볼 수 있게 될 것이다.

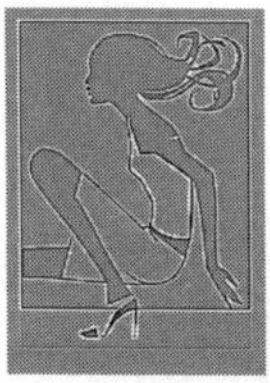

제 9 장

좀더 건강한 관계 만들어 가기:

식사장애와 관계를 맺을 것이 아니라 그 사람과 관계를 맺어야 한다

당신이 식사장애에서 조금씩 벗어나기 시작하면서부터 당신은 당신과 환자의 관계에 대해 좀더 명확한 시각을 가질 수 있게 될 것이다. 지금까지의 관계를 모두 청산해야 할 때가 된 것이다. 이제까지의 관계 속에서 보여주었던 좌절과 불평등을 해결하여 관계의 힘을 보다 강하게 만들 수 있도록 관계를 재건해야 한다.

부모, 배우자, 그리고 친구들이 음식과 연관된 문제에서 벗어나게 되면 우리는 종종 그들과 환자 사이의 관계 중 변할 필요가 있는 부분을 발견하게 된다. 이러한 변화는 서로의 의사소통, 책임 및 권리의 인정, 그리고 각자가 즐길 수 있는 삶을 사는 것과 같은 노력을 통해 이루어진다. 당신이 누군가의 식사 행동을 변화시키기 위해 할 수 있는 일은 아무것도 없지만 환자의 새로운 성장을 돕거나 존중해 주기 위해 그리고 서로의 관계를 즐겁게 만들기 위해서는 할 수 있는 일들은 많이 있다.

의사소통 호전시키기

어떤 관계이든 관계형성에 있어서 가장 중요한 부분은 서로가 편안하고 정직하게 이야기할 수 있어야 한다는 것이다. 이렇게 하기 위해서는 노력이 필요하다. 의사소통을 원활히 하는 데 있어 양측이 다 쉽지 않은 부분은 서로가 편견 없이 이야기를 들어 주고 다른 사람의 감정이나 불만을 받아들일 수 있도록 자신을 열어 놓아야 한다는 것이다.

의사소통을 원만히 잘 해나가기 위해서는 연습이 필요하다. 특히 당신 가족 규칙이 불만이 있어도 그것을 참고 표현하지 않는 것이 좋은 것이며 좋은 게 좋은 것이다라는 식의 가치를 강조하고 있는 경우에는 더욱 그렇다.

케더린과 필 마틴은 그들의 16세의 대식증으로 고통을 받고 있는 딸 케리의 문제로 어려움을 느끼고 있었다. 케더린은 자신들의 어려움에 대하여 다음과 같이 말하였다.

> 저희 집에는 "좋은 이야기가 아니라면 하지를 말라." 고 하는 규칙이 있습니다. 켈리가 14세가 되던 해에 모든 일에 대하여 저희에게 불만을 가지기 시작했습니다. 항상 그 아이는 소리를 질러댔죠. 이러한 그 아이의 행동은 저희를 화나게 했지만 저희는 어떻게 대응을 해야 할지를 몰라서 그냥 무시하고 지냈습니다. 그러나 켈리의 그런 행동은 점점 더 심해져서 그 아이는 화가 나면 저희의 이름을 막 부른다든지, 문을 세게 닫는다든지, 접시를 깨뜨리는 등의 행동들을 하게 되었습니다. 저희는 그 아이의 식사장애 때문에 그런 행동들에 대해서는 주의를 기울이지 않았습니다. 저희는 문제가 더 나빠지는 것을 원치 않았었거든요. 필과

저는 결국 이러한 상황을 저희가 조절할 수 없다는 결정을 내리고 치료자를 만나러 갔습니다. 치료자는 저희가 부모로서의 권리를 다시 되찾을 수 있도록 해야 한다고 하면서 다른 한편으로는 켈리도 자신의 감정을 표현할 수 있는 권리가 있다는 사실도 지적을 하였습니다. 그러나 문을 세게 닫는 행동이라든지 또는 심한 말을 거침없이 하는 것 등은 결코 자신의 감정을 표현 방법으로 인정해서는 안 된다고 말했습니다. 켈리는 그런 행동을 하지 않고도 자신의 의사나 감정을 표현할 수 있는 방법들을 배울 필요가 있다는 것이었습니다. 반면에 저희도 켈리의 불평을 잘 경청할 수 있는 방법을 배워야만 했습니다. 치료자는 일주일에 한번씩 저희 모두가 모여서 이야기를 나눌 수 있도록 가족회의를 할 것을 권유하였습니다. 만약에 누군가가 가족들의 규칙이나 다른 사람의 행동에 대하여 마음에 들지 않는 것이 있어 고치길 원한다면 가족회의에서 다루라고 권유했습니다. 저희는 가족회의 시간에 켈리에게 화가 나면 그것에 대해 말할 수 있지만 저희의 이름을 부르는 일이나 접시를 깨뜨리는 일 등은 하지 말라고 했습니다. 켈리는 자신의 불만을 많이 늘어놓았는데 그중에는 정당한 불만도 있었고 그렇지 않은 불만도 있었습니다. 필과 저는 쉽지 않았지만 켈리의 그러한 불만을 전부 그리고 진지하게 들어주었죠. 저희는 받아들일 수 있는 불만은 받아들였고 그러면서 켈리는 점점 더 합리적으로 변해 가더군요. 저는 켈리를 압력밥솥과 같다고 생각을 했는데 왜냐하면 억누를수록 더 폭발을 하려고 했거든요.

올해 34세의 매튜는 32세 된 폭식장애 환자인 아내 모니카와 의사소통을 하는 데 있어 어려움을 느끼고 있었다.

그녀는 화가 나면 울다가 음식을 마구 먹어요. 그녀는 절대로 화를 내지 않고 자신이 힘든 것에 대해 저에게 이야기하지도 않습니다. 저는 마치 추측게임을 하고 있는 것 같이 느껴집니다. 저는 마치 살얼음 위를 걷고 있는 것 같습니다.

이 부부가 서로 의사소통을 하는 데 있어 어려움을 겪는 데는 여러 가지 이유가 있겠지만 모니카의 식사 습관을 바꾸기 위해 한 것은 아무것도 없었다. 매튜 씨가 모니카에게 무엇 때문에 그렇게 화가 났느냐고 물어 보기는 하지만 그때는 이미 매튜 씨 역시 모니카의 비난적인 태도 때문에 기분이 상해 있는 상태였다. 모니카는 남편에게 자신이 너무 많은 짐이 되고 있지는 않는가에 대하여 항상 두려워하고 있었다. 그녀는 자신이 너무 많은 불평을 늘어놓으면 남편이 자신을 떠나버리지는 않을까 두려워하고 있었던 것이다.

치료를 시작하면서 치료자는 일주일에 두 번 약 30분 정도, 아이들이 모두 잠든 시간에 서로 이야기를 나눌 수 있는 시간을 가지도록 권유하였다. 모니카가 약 10분 정도 말을 하고 그 다음에는 남편이 말을 하도록 하였다. 모니카가 말하는 동안에는 아무런 간섭을 받지 않고 자신의 불평을 모두 말할 수가 있었다. 이때 매튜 씨는 간섭 없이 모니카의 이야기를 잘 들어 주도록 했다. 모니카가 이야기를 마치고 난 후에 약 10분 동안 모니카의 이야기를 듣고 난 후의 느낌에 대해서 매튜 씨가 말을 하도록 하였다. 만약 모니카가 말할 동안 매튜 씨가 화가 나더라도 이야기하지 않고 이때 이야기를 하도록 하였다. 나머지 10분은 서로가 자신의 입장을 고려해 문제를 해결해 나갈 수 있는 방법을 모색하고 협의하는 시간으로 하였다. 만약에 잘 협의가 되지 않고 다시 흥분하게 되면 그 문제에 대해서는 사흘 후에 지금과 같은 방법으로 다시 이야기를 나누어 볼 수 있도록 하였다. 이러한 대화의 방식은 모니카와 매튜 씨 모두에게 만족스러운 결과를 가져다주었다고 느낄 때까지 반복적으로 시행되었다. 그리고 난 다음에는 이번에는 매튜 씨가 이야기를 하고 이에 대해 모니카가 반응을 보이도록 역할을 바꾸었다. 의사소통이 점점 나아지면서 자기가 이야기할 수 있는 시간제한도 점차 늘어날 수 있게 되었다.

"그것은 마치 눈을 뜨는 것 같은 경험이었습니다. 저는 모니카가 그렇게 많은 일들에 대하여 불만을 가지고 있는 줄은 정말 몰랐었고 제가 그렇게 방어적이었나에 대해서도 잘 몰랐었습니다. 저는 아내의 이야기를 잘 들어주는 사람이라고 생각을 했었는데 사실은 그렇지 않았던 것 같아요. 저는 모니카가 마음의 문을 열 수 없는 것만이 문제라고 생각을 했었는데 사실은 다른 문제가 있었던 거지요. 제가 귀 기울여 들어주는 것이 힘들었던 겁니다. 아내는 식사장애를 가지고 있지만 그것이 저를 화나게 했던 것이 아니고 저에게 문제가 되었던 것은 저희가 함께 더 많은 이야기를 할 수가 없었다는 것이었어요." 라고 매튜 씨는 말하였다.

의사소통의 방법을 배운다는 것은 자신의 의사를 잘 표현하는 것과 다른 사람의 의사를 잘 들어주는 방법을 배우는 것을 포함한다. 당신의 감정이 다른 사람의 이야기를 들어주는 능력을 방해하지 않도록 조심하라. 그리고 꼭 기억해야 할 것은 식사장애에 대해 초점을 두는 것은 말하는 것과 듣는 것 모두를 막는 결과만 초래하게 될 것이라는 사실이다.

지침

의사소통을 증진시키기 위해서는 마음에 지녀야 할 몇 가지 일반적인 지침이 있다.

- 다른 사람이 하는 말의 의도나, 생각 또는 감정을 미리 짐작하지 말 것
- 다른 사람을 공격하거나 비난하는 말을 하지 말 것
- "당신은 항상 그래."라든지 "당신은 결코 할 수 없어."라는 말은 하지 말 것
- 그 사람과의 관계에서 당신이 화가 나는 모든 문제에 대해 한꺼번에 다 말하려 하지 말라. 한 가지 문제만을 선택하여 말하도록 할 것
- 죄책감을 유발시키지 말라. 예를 들어서 "당신이 그렇게 할 때는 나는 정말 죽고 싶어져요."라는 말은 하지 말 것
- "나"라는 표현을 사용하여 말할 것(제4장을 참조하면 더 많은 내용을 이해하게 될 것이다)
- 내용에 균형을 맞출 것 즉, 당신이 불쾌하게 생각하는 것뿐만 아니라 당신이 좋게 생각하는 것에 대해서도 말을 하도록 할 것. 칭찬에 인색하지 말되 진지하게 해야 한다.
- 필요하다면 공개적인 의사소통을 열어 놓기 위해 가족회의와 같은 자리도 만들도록 하고 그 회의에서는 가족 중 누구라도 분노반응이나 보복에 대한 두려움 없이 자유롭게 자신의 의사를 표현할 수 있도록 규칙을 만들도록 한다.
- 방어적이지 않은 열린 마음으로 대화에 임할 것
- 다른 사람의 불만을 진지하게 경청할 수 있도록 해야 하며 서로 만족할 수 있도록 노력할 것

책임감을 가져라

부부관계, 친한 사이, 또는 가족관계 등 어떤 관계이더라도 책임감을 나누어 가져야 한다. 때로는 모든 일들이 순조롭게 잘 풀려나가고 공평하다고 느낄 때도 있지만 그렇지 못할 때도 있을 것이다.

제3장에서 논의한 바와 같이 식사장애의 아동이 있는 가정에서는 집안일에 대한 책임을 나누어 갖는 데 불균형적인 경우가 많다. 많은 경우에서 부모들이 어느 한 방향으로 기울어져 있는 경우가 많다. 즉, 아이에게 너무 지나치게 책임을 떠맡기거나 아니면 자신들의 능력을 넘어서게 책임을 지려 하는 경향이 있다. 이런 두 가지 상황이 동시에 있는 경우에는 상황이 더 어려워진다. 예를 들어 10대의 대식증 아이가 늦게까지 학교에 남아서 공부를 해야 하는데 한편으로는 부모는 절대로 늦게 들어올 수 없다고 못을 박는 경우가 예가 될 수 있다.

식사장애 아이의 책임감에 대한 평가를 할 때는 그 아이의 연령과 능력을 고려하여 현실적으로 평가를 하여야 한다. 식사장애만을 가지고 아이를 보면 안 된다. 그 아이가 가지고 있는 식사장애를 어떤 결함으로 본다면 그 아이는 자신감을 잃어 자신의 인생을 살아 나가는 데 있어 자신감 없는 삶을 살아가게 될 것이다. 누군가의 성장을 돕는다는 것은 그 아이 자신의 삶에 있어 어떤 결정에 대한 권리와 책임감을 키워주는 것이다(즉, 어떤 옷을 입을 것인가, 어떤 친구를 사귈 것인가, 그리고 어떤 활동에 참여를 할 것인가 등을 결정하는 데 있어).

로저 콘 씨와 그의 아내 패티는 가족치료를 시작하기 전에 16세 된 딸 신시아에 대하여 이런 문제들로 고민을 하고 있었다. 신시아는 대식증과 식욕부진증 증상을 반복적으로 보이고 있었다. 로저 씨는 이런 상황에 대해 다음과 같이 이야기하고 있다.

> 저희는 그 아이를 도저히 열여섯 살이라고 볼 수가 없었습니다. 그 아이는 항상 나이보다 어리게 보였고 또 어린 행동을 했습니다. 거의 모든 일을 저희에게 부탁했고 저희도 기꺼이 그 아이 일을 도와주었습니다. 그러나 저희는 그 아이가 4살 때 했었던 일들을 16살이 된 지금에도 그대로 하고 있는 것 같습니다. 그 아이에게 스스로 할 수 있도록 노력해 보라고 이야기하는 것은 저희가 그 아이에게 좋은 부모가 아니라는 것과 같은 소리로 느껴졌습니다. 신시아는 자기방 청소도 하지 않았으며 저희가 대신 했습니다. 매일 아침 저희는 신시아가 자고 일어난 자리를 정리했었고 그 아이가 벗어 던져 놓고 간 옷들을 주어서 대신 정리를 해야 했습니다.
>
> 저희가 치료를 받기 시작했을 때 저희는 이런 일들에 대한 재평가를 받아야만 했습니다. 치료자는 저희가 신시아의 성장을 도울 수 있도록 노력을 해야 한다고 말했습니다. 저희가 첫 번째 만들어야 할 규칙은 신시아의 방은 자신이 청소를 할 수 있도록 한다는 것이었습니다. 자신의 방을 깨끗하게 유지하는 것과 지저분하게 유지하는 것은 자기 자신에게 달려 있는 것이라는 것을 알게 해 주는 것이었습니다. 또 만약에 자신이 세탁해야 할 옷이 있다면 그 옷은 반드시 세탁바구니 안에 두어야만 세탁을 해 주게 하였습니다. 저희는 지저분한 그 아이의 방을 보고 싶지 않았기 때문에 그 아이가 집에 없을 때는 그 아이의 방문을 닫아 두었습니다. 신시아는 때때로 자신의 방문을 열어 놓아둠으로써 저희에게 항의를 표시하기도 했습니다. 아내와 저는 매우 깔끔한 편이어서 그런 지저분한 방을 보면 그대로 놔두기가 힘들었거든요. 저희는 집안의 다른 곳들은 더럽히지 말라고 이야기를 하였습니다. 다른 부분들은 공

통으로 사용하는 곳들이어서 신시아도 어쩔 수가 없었습니다. 처음으로 저희는 신시아에게 용돈을 주었습니다. 이전에는 그 아이가 돈을 요구할 때마다 돈을 쓰는 용도에 따라 그때그때 돈을 주거나 아니면 주지 않거나 했었습니다. 그러나 이제 저희는 그 아이에게 일주일에 20달러만 주고 그 돈의 범위에서는 자신이 원하는 대로 사용하라고 하고 있습니다. 또 그 아이에게 용돈을 받는 대가로 일주일에 한 번은 거실 청소를 해야 하고 매일 저녁 설거지를 돕도록 하였습니다. 저희는 신시아가 이런 규칙을 잘 지켜 나갈 수 있도록 신시아의 행동을 규제할 수 있는 규칙도 만들었습니다. 만약에 그 아이가 집안의 주어진 일을 하지 않는다면 저희는 두 번까지 그 아이에게 경고를 하고 만약 그 후에도 그 일을 하지 않는다면 그때는 용돈에서 일거리 하나당 1달러씩 제하기로 하였습니다. 대신에 저희는 소리를 지른다거나 야단을 친다거나 하지 않았습니다. 단지 그녀의 용돈에서 1달러씩을 제할 뿐이었습니다. 저희가 이렇게 세 달을 보낸 지금은 규칙들은 더욱 분명해졌고, 신시아는 더욱 책임감이 많은 아이가 되었습니다. 저희는 신시아와 다투는 일이 적어졌고 그 대신 그녀의 인생에 관한 다른 이야기들 즉, 학교일 또는 남자 친구에 관한 일들에 대하여 이야기하는 시간이 더 많아졌습니다. 아내와 저는 신시아와 같이 많은 문제(굶기, 폭식 등)를 가지고 있는 아이도 책임감을 가질 수 있다는 사실에 더욱 놀랐습니다. 이런 새로운 관점에서 저희 딸을 다시 볼 수 있게 되어서 정말 기쁩니다.

신시아에게 좀더 책임감을 부여함으로써 콘 씨 부부는 신시아가 자기 스스로 자신의 일을 할 수 있는 아이라고 부모가 보고 있다는 사실을 알려 주었고 이러한 메시지의 전달은 신시아로 하여금 자신이 유능한 아이임을 알게 해 주는 효과를 주게 된 것이다. 그리고 또한 그들은 신시아를 자신들과는 좋아하는 것이나 가치관, 그리고 욕구 등이 다른 또 다른 독립적인 인간으로서 존중해 주었던 것이다.

아마도 식사장애가 있는 환자와의 결혼관계나 친구관계에서 책임을 정확하게 나눌 수는 없을 것이다. 이런 경우에는 서로 의논하고 협상하여 책임의 균형이 재조정되어야 한다.

30세의 마크는 올해 28세의 아내 저스틴과의 결혼생활에 있어 책임을 나누는 것에 대하여 다음과 같이 말하고 있다.

> 저희 부부관계에 있어서 제가 주도권을 잡고 있었습니다. 그리고 저는 기꺼이 모든 일들에 대해 책임을 떠맡았고 아내는 자신이 보살핌을 받고 있다는 느낌 때문에 제가 하는 대로 따라왔습니다. 그녀가 자신을 불행하게 느끼고 있을 것이라는 것은 결코 상상조차 할 수 없는 일이었습니다. 저스틴이 식욕부진증에 걸리기 전까지는 모든 일이 순조롭게 진행되었습니다. 그러나 저스틴이 먹는 것을 중단하기 시작했을 때 저는 미칠 것만 같았습니다. 그것은 제가 저희의 결혼생활을 조절해 나갈 수가 없다는 것을 처음으로 느낀 때였습니다. 아내가 음식을 먹게 할 수 있는 방법은 아무것도 없었습니다. 아내가 지지 모임에 참석하게 되면서 저희 부부문제에 대하여 많은 결정을 할 것을 격려 받았습니다. 아내는 저에게 저희 부부생활에 있어 서로가 평등한 권리를 갖기 위해서는 서로 협상을 해야 한다고 말을 하였고 이제는 이전처럼 저 혼자서 모든 일을 결정하는 경우는 없습니다. 저는 아직까지 저스틴이 혼자서 결정을 할 수 있는 능력이 있는지에 대해서는 확신이 없지만 저희 둘을 위해 그렇게 하도록 합니다. 만약 그녀가 자신이 무엇을 먹어야 할지조차 결정할 수 없다면 어떻게 그녀가 저에게 어떻게 하자는 의견을 말할 수 있겠습니까?

마크와 저스틴의 결혼생활은 다른 사람을 돌보아 주고자 하는 마크의 욕구와 보살핌을 받고자 하는 저스틴의 욕구를 기본으로 하여 유지되어 왔던 것이다. 아이러니컬하게 저스틴의 식욕부진증 증상은 자신의 방식대로 일을 처리해 보고자 하는 그녀의 시도에서 비롯되었던 것이었지만 오히려 마크에게는 그녀의 식욕부진증이 그녀가 아직도 무능력하고 그래서 자신이 보살펴 주어야 한다는 의미로 받아들여졌었던 것이다. 그러나 마크가 저스틴과 함께 가족 지지 모임에 참석하게 되면서 그 지지 모임에 참석한 다른 사람들로부터 저스틴을 너무 약한 사람으로 간주하지 말라는 충고를 받게 되었다. 비록 저스틴이 식욕부진증 환자라고 할지라도 자신의 일에 대해서는 책임을 질 수 있는 능력을 배우는 것은 중요한 것이었다.

이제 마틴과 저스틴은 평등에 근거한 부부생활에 대하여 재협상을 해야만 한다. 만약에 그들이 이러한 협상에 성공을 하게 된다면 둘 모두는 이전보다 훨씬 더 즐겁고 기쁜 생활을 할 수 있는 기회를 갖게 될 것이다. 어떤 관계이건 간에 그 관계에 변화를 가져오게 하기 위해서는 당신은 결정이 어떻게 내려지는지 또 어떻게 책임을 공유하고 있는지에 대해 평가하고 그 균형을 맞추어야 한다. 만약에 양쪽 모두가 이런 노력을 하지 않는다면 결혼 생활은 파경을 맞거나 지속적으로 문제가 있는 채로 남게 될 것이다.

지침

당신의 관계에 있어 책임감의 균형을 증진시키는 데 필요한 몇 가지 지침을 여기에 소개하려 한다.

- 당신이 만약 부모라면 가족들의 책임에 관한 규칙들을 다시 살펴보아야 한다. 아이나 청소년인 자녀에게는 그 연령에 맞는

규칙이 적용되어야 한다. 만약에 그렇지 않은 것 같다면 어떤 책임을 주는 것이 적절한 것인가를 알아보기 위해 주위의 같은 연령의 다른 아이를 둔 다른 부모나 친구, 선생님 또는 지지 모임에 참석하는 사람들에게 자문을 구해 보는 것이 좋을 것이다.

- 부모와 자녀 간에 합의를 할 수 없다면 궁극적으로는 부모가 규칙을 만들어야 한다. 그러나 이 경우라도 자녀의 의견을 듣는 것은 중요하다. 의문이 있을 때는 당신 아이가 가지는 기대가 어느 정도가 적절한 것인지를 알기 위해 다른 부모나 전문가와 상의해 보는 것이 필요하다.
- 어른의 경우는 서로가 만족할 수 있는 공정하고 적절한 책임 한계를 정하는 것이 좋다. 그리고 각자의 책임 한계를 분명히 하여 이런 한계는 추측이나 적당한 이해로 넘어설 수 없다는 것을 분명히 해 두어야 한다.
- 만약에 서로가 동의하지 않는 부분이 있다면 가족회의나 함께 토론해 볼 수 있는 시간을 가져 조정해 볼 수 있다. 이런 모임을 가질 때는 앞에서 기술한 바 있는 의사소통 지침을 적용시켜 보자.
- 어른들 사이에서 책임에 대한 불일치가 있을 때는 공정한 책임이 서로 합의될 수 있을 때까지 공개적으로 논의를 하여야 한다. 만약 합의가 이루어지지 않을 때는 지지 모임이나 전문가의 조언이 도움이 될 수 있을 것이다.

상대방의 권리를 존중하기

책임과 연관된 불균형은 필연적으로 그 사람의 권리를 침해하게 되는 결과를 낳게 된다. 이런 권리에는 나이에 적합한 자유를 누리는 권리에서부터 사생활, 그리고 아동의 경우에는 보호받을 수 있는 권리 등에 이르기 까지 다양한 권리가 포함된다.

제3장에서 논의한 바와 같이 식사 문제에 대해 지나치게 초점을 맞추게 되면 이러한 권리들을 침해하게 될 가능성이 높아진다.

성장에 관한 권리

식사장애를 가지고 있는 아이들에서 흔히 접하게 되는 문제는 그 아이가 성장을 했을 때에도 그 나이에 맞는 적절한 자유를 부여받지 못하고 있다는 것이다. 앞의 예에서도 살펴본 바와 같이 신시아는 16세의 나이에도 불구하고 그 나이에 맞는 어떤 책임감을 부여받지 못했었고 자유도 없었다. 이것은 결코 신시아가 그때까지 치료를 받지 않았다는 이유만으로는 설명될 수 없는 것이다. 그녀의 아버지는 신시아가 남자친구를 만나러 나가는 것에 대해 매우 민감한 반응을 보였고 심지어는 저녁에 여자친구를 만나러 나가는 것에 대해서도 그런 반응을 보였다. 결과적으로 신시아는 주말 저녁 10시까지는 반드시 집에 와 있어야만 했다. 아버지의 기준에서 보면 저녁 10시가 적절하다고 생각될지는 모르겠지만 신시아는 자신이 다들 늦게 집에 들어갈 수 있는 친구들 사이에서 어린아이처럼 느껴졌던 것이다.

콘 씨 가정 문제를 다루는 데 있어 책임감에 대한 고려도 필요하지만 가족구성원의 권리나 자유에 대한 고려 또한 필요하다. 주말 저녁에 10시까지 귀가를 해야만 한다는 규정은 콘 씨 가정이 살고 있는 지역의 다른 청소년들에 비하면 비현실적인 규정이다. 콘 씨는 16세의 자녀를 두고 있는 다른 부모들을 만나 그들은 몇 시까지 자녀가 집에 귀가를 하도록 하고 있는가에 대하여 알아볼 필요가 있다. 오히려 주말에는 자정까지 집에 돌아올 수 있도록 허용해 주는 대신 시간을 어떻게 보냈는지에 대하여 신시아가 부모에게 말하도록 타협하는 것이 좋을 것이다.

만약에 신시아가 약속한 귀가 시간을 지키지 않거나 아니면 전화를 하지 않고 15분 이상 늦게 귀가를 한다면 다음 주말에는 외출을 허용하지 않을 것이라는 것을 분명히 해 두어야 한다. 이런 결정은 타협의 대상이 아니다. 신시아가 이에 대해서 불평을 하더라도 협의 내용에 대해서는 확고하게 실행을 해야만 한다. 신시아가 주말에 어떠한 중요한 일이 있다고 하더라도 신시아는 자신의 행동에 대한 결과에 대해 책임을 져야만 한다.

콘 씨는 결코 신시아의 권리를 신시아의 식사 행동과 연관시켜서 평가하려 해서는 안 된다. 신시아는 16세이다. 그녀가 무엇을 어떻게 먹던지 간에 그 나이 또래의 다른 청소년들이 즐길 수 있는 자유를 경험할 필요가 있다. 그녀에 대한 신뢰는 주어진 자유를 어떻게 잘 활용을 하고 있는가에 의해 판단되어야 하며 결코 식사장애에서 얼마나 회복되었는가로 평가되어서는 안 된다.

보살핌을 받을 수 있는 권리

아이가 스스로 성장하고 독립적인 성인이 될 수 있도록 놓아 주어야 하기도 하지만 다른 한편으로는 이 아이가 미숙하게 성장하지 않도록 보호해 주어야 하는 의무도 있다. 아이나 청소년은 그들의 부모에게 의존해서 요청하지 않아도 부모로부터 편안함과 안정감 및 권위 등을 얻을 수 있는 권리도 있다.

레이안의 경우 그녀와 어머니는 매우 친밀하게 지내고 있다. 그녀의 어머니인 수잔은 그녀의 외동딸을 잘 키우기 위한 일념으로 많은 노력을 하고 있으며 잘 보살펴 주고 있다. 레이안의 부모는 레이안이 3세 때 이혼하였으며 그 이후로는 아버지를 본 적이 없다. 레이안은 이제 14세이다. 수잔은 남편 없이 혼자서 살면서 딸을 위한 일이라면 최선을 다해 노력을 해 왔다고 느끼고 있다. 레이안은 건강한 아이로 성장을 하였고 학교 성적도 좋았으며 어머니가 좋다고 인정하는 친구들과도 잘 어울리면서 지내왔다. 그러나 레인안의 대식증 증상은 무엇인가가 잘못되고 있음을 간접적으로 시사해 주는 것이었다. 레이안이 치료를 받기 시작하면서 수잔은 딸을 위해서 해 줄 수 있는 것이 무엇인가를 알아보기 위해 부모들의 지지 모임에 참여하였다. 수잔은 그 모임에 참여한 결과를 다음과 같이 말하고 있다.

레이안과 저는 밀접한 관계입니다. 레이안은 자신의 마음속에 있는 것은 무엇이든지 저에게 다 말하였고 저도 마음이 좋지 않을 때는 레이안에게 모든 것을 말할 수가 있었습니다. 저는 항상 이런 관계가 좋은 것이라고 생각했었지만 저는 제가 레이안에게 부모라기보다는 친구에 불과했었다는 사실을 이 모임에 와서야 비로소 알게 되었습니다. 제가 레이안에게 얼마나 의존적이었던가에 대해서도 이 모임에 와서 알게 되었습니다. 저는 결코 이런 것이 나쁜 일이라고는 생각하지 않았지만

> 그런 관계가 레이안에게는 부담을 주는 것이라는 사실을 이제야 알게 되었습니다. 모임에 왔던 사람들은 레이안에게 해서는 안 될 말을 했다는 것을 지적해 주었습니다. 예를 들어서 제가 남자나 성관계에 대해서는 어떻게 생각을 하고 있는지, 제가 얼마나 외로운지, 그리고 레이안의 아버지가 저에게 얼마나 잘못했었는지와 같은 말들은 하지 않는 것이 좋았다는 것이죠. 이런 것들은 어른들의 문제이고 10대의 청소년들에게는 부담이 될 수 있는 이야기라는 것이죠. 확실한 것은 레이안이 제 유일한 친구가 되어버렸다는 것과 제가 레이안에게 친구처럼 의존적인 한 레이안은 부담스러워할 수밖에 없다는 것입니다.

수잔은 이후에도 딸을 벗어나 다른 지지망을 구축할 수 있는 길의 하나로 집단 모임에 계속 참여를 하도록 권유를 받았다. 집단 모임은 수잔이 딸에게 일상적으로 했던 말들, 즉 남자와 성에 관한 이야기, 외로움 등과 같은 말들을 하지 않을 수 있도록 도와주었다. 수잔은 딸에게 그런 말을 하는 대신에 집단 모임의 동료에게 그런 이야기를 하였고 그러면서 자신의 짐도 가벼워지는 것을 느꼈다. 수잔은 딸과의 그런 밀접한 관계를 유지하면서도 결국 14세의 딸에게 의존한다는 것은 어른으로서는 불안정할 수밖에 없는 것이기 때문에 가끔은 불안감을 느끼고 있었다. 지지 모임을 통한 새로운 발견과 그리고 안정감에 대한 새로운 경험은 수잔으로 하여금 딸과 다른 방법으로도 좋은 관계를 가질 수 있다는 것을 알 수 있게 만든 계기가 되었다. 수잔은 이젠 더 이상 레이안에게 과도한 기대를 하지 않는다. 그리고 수잔은 레이안이 좀더 안정감을 찾아가는 것을 느꼈는데 레이안이 자신에게 자기의 친구, 학교, 그리고 옷 입는 것 등에 대하여 이야기들을 더 많이 하는 것을 통해 이런 변화를 느낄 수 있었다. 그러면서 처음으로 수잔은 자신이 14세 된 딸의 친구가 아니라 어머니라는 사실을 느끼게 되었다.

수잔은 딸의 식사 행동을 변화시켜 보려고 노력을 하는 대신 대식증적 행동에 어떻게 반응해야 하는가에 관해 도움을 구했기 때문에 딸과의 관계를 개선하는 문제에 우선적으로 노력을 할 수 있었고 결과적으로 이런 노력이 위의 변화를 가져오게 할 수도 있었고 도움을 받을 수도 있었던 것이다.

레이안과 같은 청소년들은 자신에게 주어진 상황이나 일 등에 쉽게 빠져들기 때문에 이들이 내적으로 어느 정도의 박탈감을 느끼고 있는지를 간과해 버리기 쉽다. 그들은 부모에게 매우 필요하고 중요해서 한쪽으로는 지나친 관계를 갖는 반면 다른 한쪽으로는 아무도 인식하지 못하는 무관심 때문에 고통을 받기도 한다. 이런 10대들에게는 얼마나 부모의 관심과 편안함이 필요한지가 간과되기 쉽다. 이런 경우에는 청소년 또는 아동으로서 그들의 권리 또한 쉽게 간과되기 마련이다.

또 다른 예가 있는데 헨리 필립스 씨는 대식증 환자인 올해 13세의 딸 수제트와 그의 아내 코니와의 관계를 다음과 같이 설명하고 있다.

> 코니와 저는 모두 전문가로 일하고 있습니다. 저는 극작가이고 코니는 내과 의사입니다. 저희는 오랜 시간동안 자신의 일들을 해 오고 있고 저희는 저희 일을 좋아하고 있습니다. 코니는 회진 때문에 아침 일찍 출근을 해서 병원 일로 저녁 7시까지 일을 합니다. 저희가 함께 모여서 저녁식사를 하게 되는 시간은 저녁 9시나 10시쯤이 되어야 하기 때문에 수제트는 학교가 끝난 다음 오래 기다려야 했습니다. 저는 집에 있으면 주로 글을 씁니다. 저희는 집안일은 항상 파출부의 도움을 받아 해 왔습

니다. 제 큰 아들인 열일곱 살 된 제레미 역시 별다른 문제없이 성장해서 학교생활도 잘하고 친구도 많이 사귀고 여자 친구들한테 인기도 좋습니다. 수제트에게 대식증 증상이 나타나기 전까지 저희 집안은 아무 문제없이 잘 지내고 있었습니다. 그러나 수제트의 대식증은 이런 저희의 안녕을 망가뜨렸습니다. 저희는 수제트가 당장 치료를 받으러 가야 한다고 확신했습니다. 수제트의 치료자는 저희 모두를 함께 만나길 원했었지만 저희 네 가족은 그럴 시간을 내지 못했습니다. 저는 그때 상황을 잊을 수가 없습니다. 코니는 전화로 치료자와 이야기를 하고 있었고 저희는 저희 스케줄을 보고 있었습니다. 수제트가 전화 가까이에 앉아 있어 저희 대화를 들을 수가 있었습니다. 치료자는 만날 수 있는 시간을 몇 개 제시했지만 그때마다 코니와 저는 "아뇨, 그 시간은 안 되겠는데요." 라고 대답을 했습니다. 이렇게 몇 분이 지나면서 저는 수제트가 울고 있는 것을 보았습니다.

무슨 일이 일어나고 있는지를 직감한 치료자는 "당신의 딸은 지금 심각한 문제에 빠져 있습니다. 당신은 어떤 일보다도 이 문제를 최우선으로 생각하여야 하고 그렇지 않으면 당신 딸의 상태는 더욱 악화 될 것입니다. 제가 당신들을 만날 수 있는 시간을 제시할 테니 어떤 시간이 가장 좋을 것인가를 결정해서 오늘 밤 안으로 저에게 연락을 주십시오." 라고 말했습니다. 코니가 전화를 끊고 난 후에 수제트는 소리를 질렀습니다. "남들을 위해서는 시간이 있으면서 나를 위해서는 조금의 시간도 내주질 않는군요." 저희는 저희 생활을 조금 더 나은 방향으로 개선을 해야 함을 느꼈고 그렇지 않으면 수제트가 더 많은 고통을 받게 될 것이라는 사실을 깨닫게 되었습니다.

필립스 씨 가족의 경우 코니와 헨리 씨는 자신들의 독립성에 많은 가치를 두고 있었고 그래서 그들의 자녀에게도 그런 가치를 요구하고 있었던 것이다. 그들은 부모로서의 책임을 다 하려고 노력하고 있다고 생각했기 때문에 수제트의 치료를 위해 시간을 조절할 때 자신들은 자신들이 할 수 있는 최선을 다해 상황을 조절하고 있다고 생각하고 있었던 것이다. 그러나 치료는 단지 그것만으로 끝나는 것은 아니다. 수제트와 그들의 관계에 있어 필요한 다른 점은 관심, 바로 관심이었다. 수제트는 그들을 부모로서 필요로 하고 있었던 것이다.

필립스 씨 가족과의 가족치료 시에는 이 문제가 치료의 초점이 되었다. 코니와 헨리는 가족들과 보내는 시간을 더욱 많이 가질 수 있도록 자신들의 스케줄을 조절하도록 하였다. 저녁식사는 될 수 있으면 함께 하도록 권유했다. 수제트에게는 부모들로부터 안정감과 친밀감을 느끼는 것이 필요하였던 것이다.

사생활을 침해받지 않을 권리

필립스 씨 가족의 경우 부모들이 독립적인 생활을 하고 자신들의 사생활을 지키려는 욕구가 수제트의 보살핌을 받고자 하는 욕구를 방해 했던 것이다. 물론 이와 반대로 다른 불균형이 이루어지지 않도록 하는 것도 상당히 중요한 것이다. 어떤 가정이나 어떤 관계에 있어서도 누구나 자신의 사생활을 보호받을 수 있는 권리는 있는 것이다.

어떤 가정에서는 혼자서 시간을 보내는 것이 자연스러운 것이고 개인의 요구에 따라 있을 수 있는 것이 아니라 다른 가족을 모욕하는 것으로 받아들여지기도 하고 무슨 좋지 않은 일이 있는 것으로 간주되기도 한다. 만약에 당신의 가정에서 사랑을 가족들이 함께 보내는 시간이 얼마나 되는 가나 얼마나 개입을 하고 있는가로 측정하고 있다면 아마도 당신은 혼자만을 위한 개인적인 사생활을 갖기가 힘들 것이며 또한 다른 사람의 그런 모습을 받아들이기도 힘들 것이다.

"저는 밤에 침실 문을 잠가 두기로 한 결정을 처음 했었던 때를 기억합니다." 40대의 나이에 학교장을 맞고 있는 마린 씨는 다음과 같이 말하고 있다.

> 저희는 딸들이 어린아이일 때부터 오랫동안 밤중에 침실의 문을 잠가 두지 않고 지내왔고 어찌하다 보니 이런 것이 지속되었습니다. 이제 저희 딸들이 14세와 16세가 되었습니다. 큰 딸인 린다는 침실의 문을 잠가서는 안 된다는 원칙에 대하여 항의를 했었지만 저희는 그 원칙을 바꾸기가 어려웠습니다. 왜냐하면 문을 열어두는 것이 저희에게는 더 안전하게 느껴졌었기 때문입니다. 그러나 지지 모임에서는 그런 것에 대한 의견을 달리 하였고 린다는 자신의 사생활을 보호받을 권리가 있다고 말했습니다. 수년간 식욕부진증을 앓아오는 동안 린다는 적극적으로 자신이 많이 컸다는 것을 알리려 노력을 하였고 지지 집단은 저희가 이런 사실을 인정해 주고 도와주어야 한다고 말했습니다. 처음에 저는 린다가 방문을 잠그는 것이 불안했습니다. 그 아이가 너무 말라 있어서 밤 동안에 어떤 일이라도 일어나면 어떻게 하나? 만약에 일어나다가 넘어져도 그 소리를 들을 수 없는 것은 아닐까? 하는 등등의 생각으로 불안했습니다. 의사는 저의 이런 생각이 근거가 없다고 이야기를 해 주었지만 저는 여전히 걱정스러웠습니다. 지지 모임에서는 저에게 딸을 그 아이의 나이에 맞게끔 대해 주어야지 제 불안의 정도에 따라 대해서는 안 된다고 주장했습니다. 저희는 그렇게 노력하기로 결정했습니다. 첫날밤에 저는 집안의 고요함을 느끼면서 침대에 누워 있었습니다. 이상하게도 아이들이 저에게서 이제는 멀어져 갔다는 생각이 들더군요. 남편이 조용히 잠자는 숨소리 또한 저를 더욱 혼자라는 생각을 갖게 만들더군요. 저는 굳게 닫혀진 문들이 저를 미치게 할 것만 같다는 생각도

들었습니다. 그들 나름대로의 삶을 살도록 놓아 주는 일이 저에게는 이렇게 힘든 일이구나 하는 것을 처음으로 느꼈습니다.

각자의 방문을 닫아두고 생활을 하는 것과 같은 아주 단순한 일이 개인적인 사생활을 보호해 준다는 차원에서는 아주 중요한 일이 될 수 있다.

마린 씨는 자신이 변해야 한다는 것을 기꺼이 받아들여 문을 닫기로 하였고 자신의 문제를 솔직하게 받아들였던 것이다. 마린 씨의 이런 자기성찰은 그녀로 하여금 린다의 독립적인 사생활을 갖고 싶어 하는 욕구를 존중해 주도록 변화를 가져다주었다.

식사장애를 가지고 있는 환자만이 그런 사생활을 갖고 싶어 하는 유일한 사람이 아니다. 부모를 포함한 모든 사람들이 그런 권리를 가지고 있다.

42세의 증권 중개인인 페기 씨는 그녀의 18세 된 딸에 대해서 다음과 같이 말하고 있다.

제가 자신에 대해 조금이라도 무관심한 것 같으면 제인은 전화를 하곤 했습니다. 어떤 때는 하루에도 10번 이상 저에게 전화를 하기도 했습니다. 제가 그 전화를 받지 않으면 저는 죄책감을 느끼지만 전화를 통해 그 아이의 목소리를 듣기만 해도 긴장이 되고 화가 끓어오르는 것을 견디기 힘들었습니다. 그 전화는 저를 화나게 만들어서 전화를 끊고 난 후에도 일에 집중을 할 수가 없었습니다. 결국은 직장 상사가 저에게 두 가지 일을 동시에 할 수 없을 것 같다고 이야기를 하더군요. 그렇게 자주 딸의 전화를 받아 주면서 제일을 할 수 없지 않느냐는 것이었지요. 저는 이 문제를 고용촉진 프로그램 상담자에게 상의하기로 마음먹었습니다. 의논 끝에 저희는 제인의 전화를 다음과 같은 방식으로 조절해나가기로 했습니다. 우선은 일을 하지 않는 시간에만 전화를 받기로 약속을 했습니다. 그래서 제인에게 제가 일이 한가한 시간대를 알려주었고 그 시간에만 전화를 하도록 약속을 하였습니다. 그리고 만약 할 말이 있다면 매일 아침 7시30분에 함께 아침식사를 하면서 말을 할 수 있는 시간을 가질 수 있다고 이야기해 주었습니다. 제인이 먹고 안 먹고는 제가 어떻게 할 수 없지만 저는 제인과 함께 앉아 있는 시간을 갖기를 원했습니다. 함께 이야기를 나눌 때는 그 아이가 힘들어하는 것은 무엇이던지 말 을 할 수 있게 해 주었습니다. 그리고 난 뒤에는 그 아이는 하루 중에 12시부터 12시 15분까지 점심시간 동안에 한차례와 일과가 모두 마치는 시간에 한 번 더 전화를 할 수 있도록 되었습니다. 저녁에 퇴근하면 저는 주로 집에 있어 만약에 제인이 집에 있다면 언제든지 이야기를 나눌 수 있도록 했습니다. 만약에 제인이 정해진 시간 이외에 전화를 하면 저는 다음 약속된 시간에 이야기를 하라고 이야기하고 전화를 끊었습니다. 얼마나 자주 전화를 하든지 상관없이 그렇게 하였습니다. 이 방법이 제가 그 아이에게 휘둘리지 않으면서도 그 아이가 필요할 때 적절하게 도와줄 수 있는 방법이었습니다. 저는 이 방법을 꼭 지키려고 노력을 했습니다. 처음 이틀간에는 정말 힘들었습니다. 제인은 아침식사 시간까지 일어나지 못했고 약속된 시간에 전화를 하지 않았습니다. 대신 다른 시간에 전화를 했습니다. 그러나 저는 계속 약속대로 할 것으로 주장했고 이렇게 이틀이 지나면서 제인은 서서히 정해진 스케줄대로 전화를 하기 시작했습니다. 이제 3주가 흘렀고 그동안 제인은 가끔은 정해진 시간이 아닐 때 전화를 하기도 했지만 저는 정해진 대로 했고 그렇게 해도 이제는 죄책감을 느끼거나 화가 나지 않습니다. 이제는 전화를 한 번도 하지 않는 날도 있습니다. 이제는 저희가 계획했던 대로 잘되어가고 있고 따라서 제인에 대해 화가 나지도 않습니다. 이제 저희는 함께 저희들의 시간을 즐겁게 보낼 수가 있게 되었습니다. 제인은 저에게 쇼핑을 간다거나 또는 영화를 함께 보러 가자는 등 함께 할 수 있는 일들을 많이 갖자고 제안을 하고 있습니다. 저 또한 죄책감 없이 제일을 해나갈 수가 있게 되었고 이제는 서로에게 많은 상처를 주지 않을 수 있게 되었습니다.

관계에 있어서 사생활 보호를 필요로 하는 것은 한 사람에게만 국한되는 것은 아니다. 예를 들어서 부모들은 부부로서 자녀들로부터 그들 자신의 사적 생활을 보호받을 필요가 있는 것이다. 이런 것이 보호되지 않으면 부모와 자녀들이 함께 힘들어질 수 있다.

이런 문제는 카신 씨 가족이 수년 동안에 걸쳐 겪어온 문제였다. 린과 에릭 카신 씨는 모두 43세인데 15세 된 대식증 환자인 딸 앨리사의 치료 과정 중 한 부분으로 자신들도 부부치료를 함께 받고 있었다. 카신 씨 가족이 치료에 들어갔을 때 앨리사는 하루에도 너 댓 번씩 폭식과 구토를 반복하거나 아니면 며칠씩 아무것도 먹지 않고 지내는 등 증상이 심했었다.

린과 에릭의 관계 중 놀라운 사실은 자녀들과는 별도로 자신들만을 위한 시간을 거의 갖지 않고 있었다는 것이었다. 토건업자인 에릭 씨는 늦게 까지 일을 하다가 집으로 돌아오는 날이 많았고 집에 있을 때도 부부는 거의 모든 시간을 앨리사와 보내고 있었다.

린과 에릭의 치료자는 그들이 앨리사와 시간을 보내지 않으면 많은 죄책감을 느끼고 있음을 지적하였다. 딸이 고통을 받고 있는데 어떻게 자신들만 즐거운 시간을 가질 수 있겠는가 하는 생각을 가지고 있었던 것이다. 그러나 치료자는 린과 에릭에게 자신의 생활을 배제하고 딸의 문제에만 초점을 맞추는 것이 전혀 도움이 되지 않는다는 사실을 상기시켜 주었다. 린과 에릭이 가진 자신들이 좋고 친밀하고 보살펴 주는 부모가 되어야 한다는 자신들 만의 규칙이 오히려 앨리사의 성장을 방해하고 있으며 그들의 부부생활을 즐기지 못하게 하고 있던 것이다. 그래서 치료자는 린과 에릭에게 주말에는 그들만의 시간을 갖도록 노력하라고 일러 주었다.

처음에 에릭 카신 씨는 이러한 제안에 대해 기뻐했으며 그들만의 시간을 가질 수 있도록 일종의 "허락"을 내려 준 것에 대해 감사하게 생각했다. 그래서 할머니에게 앨리사와 다른 두 아이를 맡기고 주말에는 그들만의 낭만적인 시간을 갖기 위한 여행계획을 세웠다.

주말이 되어 그들이 막 여행을 떠나려고 할 때 앨리사는 그들이 여행가는 것을 원하지 않는다며 울부짖었다. 그리고 만약에 할머니한테 자신을 맡겨두고 부모들이 여행을 간다면 주말동안 아무것도 먹지 않을 것이라고 위협했다. 그녀는 자신이 부모 생활의 중심이 되어 있는 것에 익숙해져 왔던 것이다.

다행히도 에릭과 린의 치료자는 이런 상황이 벌어질 수도 있음을 미리 예상하였다. 앨리사는 부모로부터 떨어지는 것에 익숙해져 있지 않았고 결과적으로 부모들과 떨어져서 혼자 남는 것에 대해 강한 두려움을 느끼고 있었던 것이다. 과거에 한 번도 부모들과 떨어져 본 적이 없어 앨리사는 자신 혼자서는 살 수 없다고 믿고 있었던 것이다.

에릭과 린은 미리 치료 시에 마련했던 이러한 상황이 벌어졌을 때 그들이 대처할 수 있는 행동 지침에 따라 행동을 하기로 했다.

첫째, 앨리사에게 그들 둘 다 예정대로 여행을 떠날 것이라고 말했다.

둘째, 앨리사가 화를 내고 아무것도 먹지 않겠다고 말을 하는 것에 대해서는 정말 유감스럽다는 말을 했다. 그리고 만약에 월요일날 그들이 집에 돌아왔을 때 정말 앨리사가 아무것도 먹지 않고 있다면 이것은 앨리사가 신체적으로 위험한 상태에 있다는 것을 의미하기 때문에 치료자를 만나 입원치료를 해야 할 필요가 있는지를 평가받게 할 것이라는 사실을 말해 주었다.

그리고 그들은 할머니에게 평소대로 앨리사에게 음식을 마련해서 차려 주시라고 부탁을 드렸다. 그러나 만약에 앨리사가 그 음식을 먹지 않으려하면 억지로 먹으라고 권유를 해서는 안 되며 또한 그 문제로 앨리사와 다투지 말라고 말씀을 드렸다. 에릭과 린이 여행에서 돌아오면 그 문제를 해결하겠다는 것이었다.

마지막으로 에릭과 린은 하루에 한 번만 집에 전화를 하여 일이 어떻게 되어 가고 있는지에 대해 물을 것이라는 것도 말하였다.

에릭은 그날 주말에 대하여 다음과 같이 말하고 있다.

> 집을 나서기가 정말 어려웠습니다. 앨리사는 울고 제 어머니 역시 앨리사만큼이나 흥분되어 있었습니다. 다른 애 둘은 아무 일도 없는 것처럼 행동하려고 노력하는 빛이 역력했습니다. 그러나 저희는 결심을 했습니다. 저희는 앨리사가 태어난 이후 단 한 번도 앨리사 곁을 떠나 본 적이 없었고 그래서 이제는 저희가 떠나보려고 했던 것입니다. 저희는 아름다운 시골 여관에 머물면서 이른 봄날의 따스한 기운을 만끽할 수가 있었습니다. 여행 동안 줄곧 앨리사에 대한 걱정이 지속되었지만 그러나 그 문제에 관해서는 말을 하지 않기로 결심을 했었습니다. 저희는 목적지에 도착해서 집에 전화를 하기 전에 저녁을 먼저 먹기로 했습니다. 저희는 달콤한 와인 한 병을 곁들여 저녁식사를 했습니다. 그리고 집에 전화를 했을 때 앨리사는 아무것도 먹지 않고 있었고 저희와 전화 통화조차도 하지 않으려고 했습니다. 저희는 토요일 날 밤늦게 잠이 들었고 그 다음날 거나한 아침식사를 마치고 멀리 걸어 쇼핑을 하러 갔습니다. 그리고 다시 숙소로 돌아와서 방해받을 것이라는 걱정 없이 사랑을 나누었습니다. 정말 황홀한 기분이었습니다. 그날 저녁 저희가 집에

전화를 했을 때 엘리사는 저녁식사를 했지만 여전히 저희 전화는 받지 않으려 했습니다. 놀라웠던 사실은 앨리사가 금요일 날 아무것도 먹지 않았다는 사실을 저희가 알고 있었지만 토요일 날 저희들만의 시간을 충분히 즐기고 만족할 수 있었다는 사실입니다. 저희 둘 중 어느 누구도 저희들만의 주말시간을 망치고 싶지가 않았던 것입니다.

에릭과 린의 경우 엘리사에 대한 걱정으로 인해 그들의 결혼생활은 완전히 무시되어져 왔었고 서로가 느낄 수 있는 기쁨을 누리지 못하고 생활을 해 왔던 것이다.

지침

당신의 관계에 있어 당신이 모든 사람들의 권리를 존중해 줄 수 있는 데 도움이 될 수 있는 몇 가지 지침을 제시하고자 한다.

- 만약에 당신이 자녀에 대해 기본적인 규칙을 정하는 부모라면 그 규칙은 자녀의 나이에 적절하게끔 정해져야 한다. 주위에 살고 있는 다른 부모들에게 그들은 아이들의 귀가시간을 몇 시로 정해 두고 있는지를 물어보아 당신이 정한 귀가 시간이 타당한지를 검토해 보고 어느 정도까지 허용해 주는 것이 바람직한지와 다른 영역의 권리와 자유는 어느 정도까지 허용이 되는지를 고려해 보아야 한다.
- 어린 자녀의 나이를 무시하고 너무 친구처럼 대해서는 안 된다. 자녀에게 당신의 결혼생활에 관한 문제나 성적인 문제 등에 대하여 말하지 말아야 한다. 만약 당신이 그렇게 하고 있다면 당

장 중단해야 한다. 이런 문제들에 대하여 이야기할 것이 있다면 당신의 친구들과 이야기를 나눠 보는 것이 훨씬 도움이 될 것이다.

- 아이들은 부모의 시간에 대해 다른 욕구를 가지고 있다. 만약 당신의 자녀가 당신과 함께 하는 시간이 적다고 불평하면 그들의 이야기를 주의 깊게 들어보라. 아이가 맞을 수도 있다. 지금이 아이들 인생에 있어 당신과 함께 하는 시간을 필요로 하는 때일 수도 있기 때문이다. 만약 그렇다면 아이와 함께 할 시간을 보낼 수 있도록 시간을 내도록 하라.
- 가족 각자는 자신들만의 생활을 향유할 수 있으며 자신만의 방에서 지낼 수 있다는 것을 인정해 주어야 한다.
- 다른 사람의 전화나 방문에 대한 원칙을 명확하게 세우고 당신과 통화나 대화가 가능한 시간을 명확하게 알려 주도록 하라. 예를 들어 당신이 일을 하고 있는 시간에는 전화를 하지 말도록 제한할 수 있고 그 대신 점심식사 시간이나 저녁에 퇴근하여 집에 있을 때는 함께 이야기를 나누거나 전화를 해도 좋다는 것을 분명히 해 두는 것이 좋다.
- 부부는 친구, 자녀 또는 다른 가족의 방해를 받지 않고 그들만의 시간을 가질 필요가 있다. 만약에 당신과 당신 배우자가 자신들만의 시간을 충분히 갖고 있지 못하다면 함께 저녁식사를 하러 나간다거나 외출하는 것과 같은 일들을 미리 계획해 볼 수 있다. 만약에 그렇게 하는 것에 문제가 있다면 동료집단이나 전문가에게 도움을 청하면 당신 상황에 적합한 계획을 세우는 데 도움을 받을 수 있을 것이다.

식사장애 환자와 관계 강화시키기: 즐거운 시간 갖기

마지막으로 당부할 말은 웃음을 잃지 말라는 것이다.

어떤 사람과의 관계를 더욱 돈독히 할 수 있는 가장 효과적인 방법은 서로 즐거운 시간을 함께 나누는 것이다. 가족이나 어떤 대인관계에 있어서 위기 상황에 처했을 때 특히 그 사람이 식사장애 환자라면 이렇게 서로 즐거운 시간을 함께 공유하는 것이 제일 먼저 해야 할 일이다. 식사장애와 연관된 문제들은 당신과 환자와의 관계에 있어 한 측면에 불과하다. 함께 즐거움을 나누고 감정이나 생각 그리고 기쁨 등을 함께 공유할 수 있는 길은 아직도 많이 있다. 그런 방법을 잊지 말고 계속 유지해 나가는 것이 중요하다.

"남편과 제가 결혼을 하기 전에는 지금과는 많이 달랐어요." 33세의 조제트는 폭식증 환자인 38세의 남편 케빈에 대해서 다음과 같이 말하고 있다.

모든 사람들이 케빈과 함께 있는 시간을 좋아했습니다. 특히 저는 더욱 그랬었구요. 그러나 저희가 결혼을 하게 되면서 그런 것이 사라져 버렸습니다. 그는 항상 음식에 대한 생각을 하고 폭식을 자주 했기 때문에 저는 매우 화가 났습니다. 저는 실제로 그가 얼마나 쓸데없는 음식들을 많이 먹는지 항상 걱정이 되었고 이 문제로 항상 싸우기 시작을 했습니다. 저희 문제가 더 악화되어 마침내 부부치료사를 만나러 가게 되었습니다. 치료자는 저에게 이전에 케빈을 사랑할 때의 모습과 일들을 기억해 보라고 이야기했습니다. 그는 대단히 유머가 많았고 동물원, 놀이공원, 경마장등과 같이 재미있는 곳에 놀러 가는 것을 좋아했었습니다. 치료자는 저희에게 그런 일들을 다시 해 보도록 권유했고 케빈에게는 평상시 자신이 하고 싶었던 재미있고 색다른 일들을 시도해 볼 것을 권유했습니다. 저에게는 케빈에게 먹는 것에 대하여 간섭을 하는 대신에 저희가 계획한 것을 즐기도록 요구하였습니다. 음식에 대해 간섭하지 않는다는 것이 그렇게 쉬운 일은 아니었습니다. 저는 제가 항상 얼마나 걱정을 하고 있는지를 알게 되었습니다. 지난 달 제가 얼마나 케빈과 함께 즐기지를 못하고 있는가를 알게 해 준 일이 있었습니다. 놀이 공원에 제 조카와 저희가 함께 갔었는데 케빈이 어린 조카와 정말 재미있게 노는 거예요. 그는 정말 편안해 보였고 웃음으로 가득했었어요. 그런데 저는 케빈이 핫도그나 솜사탕을 너무 많이 먹지는 않을지에 대하여 노심초사하고 있었던 거예요. 이일로 인해 케빈이 먹는 것에 대하여 제가 얼마나 많이 참견을 하고 있는지를 확실히 알게 되었지요. 케빈을 포함한 모든 사람들이 여기서는 즐겁게 웃으면서 놀고 있는데 저는 그렇지 못했던 것이죠. 제가 하고 있었던 것은 걱정뿐이었어요. 그래서 그 이후로는 제가 케빈에 대해서 걱정이 시작될 때 마다 그때 놀이동산의 그 날을 생각하지요. 그러면 걱정을 중단할 수 있습니다. 지난 주말 케빈은 저에게 최근에는 자기를 비난하지 않아서 너무 고맙다는 말을 했어요. 최근에는 그 사람이 너무 가깝게 느껴져 저도 놀란답니다. 이런 감정은 전혀 돌아오지 않을 것이라 생각했었거든요.

크리스 스몰은 13세에 식욕부진증이 시작된 환자인데 가족 모두가 서로 따로 지내고 있는 것처럼 보였다. 3년 후, 그녀의 어머니 메기는 그때를 다음과 같이 회상하고 있다.

3년 동안 모든 일들이 끔찍스럽기만 했습니다. 저희 가족들의 생활은 오로지 크리스를 중심으로 반복적으로 돌아갔고 특히 그 아이가 입원을 해야만 할 때 가장 힘들었습니다. 저희 가족들의 대화는 오로지 어떻게 하면 크리스가 음식을 먹도록 할 것인가에만 초점이 맞추어져 있었습니다. 이렇게 몇 년 동안을 저희가족들은 어둡게 생활을 해 왔으며 저는 그 문제 이외에는 다른 어떤 것도 기억이 나질 않을 정도입니다. 흥미로운 사실은 6개월 전 크리스가 퇴원하고 나서 정상적인 식사를 시작했는데도 저희 생활은 크게 바뀐 것이 없다는 것이었습니다. 가족이 모이면 대부분의 시간을 여전히 크리스의 식사장애와 그 경과에 대해서 이야기를 나누고 있는 거예요. 한 달 후 크리스는 학교 연극 반에서 개최하는 뮤지컬 그리스에 참가를 하게 되었습니다. 크리스는 저희에게 대사를 외우는 데 상대역을 해 달라는 도움을 요청했고 그래서 저희 가족들은 저녁에 시간을 내서 도와주었습니다. 14세 된 동생 쟈드까지도 도와주었습니다. 그 아이의 연극 연습을 보고 있던 어느 날 밤 저는 저희 가족 모두가 웃고 있다는 사실을 알게 되었습니다. 저는 그런 가족의 웃음소리를 잊고 있었던 것입니다. 또한 크리스가 그런 재주가 있다는 것도 잊고 지내왔었던 것 입니다. 그 아이가 식욕부진증에 걸려 있는 동안 그 아이는 제가 생명을 구하기 위해 노력해야만 하는 굶고 있는 딸이 전부였던 것입니다. 이후에도 저희는 교회의 성금 모금을 위한 뮤지컬에 참여를 하는 크리스를 열심히 도와주었고 덕분에 저희는 즐거운 시간을 함께 나눌 수가 있었습니다.

환자와의 관계에서 즐거운 시간을 갖기 위해서 해야 하는 기본적인 지침은 오직 하나가 존재한다. 그것은

- 식사장애가 있든 없든 서로가 즐겁게 지낼 수 있다는 것이다.

서로가 즐겁게 지낸다는 것은 서로 즐겁게 지낼 수 있는 재미있는 활동이나 일을 해 본다는 것이다. 이렇게 하기 위해서는 특히 식사장애가 생기기 전에 즐겁게 지냈던 일들을 혼자나 가족 혹은 친구들

과 함께 보낼 수 있도록 시간을 따로 내야 한다. 물론 즐거움을 나눌 수 있는 분위기를 만들거나 이를 위한 시간이나 계획 등은 당신의 노력으로 이루어질 수 있지만 즐거움 자체는 당신이 억지로 만들어 낼 수 있는 것은 아니다. 이것은 사람들 사이에 어떤 장애물도 존재하지 않을 때 일어나는 자연스러운 과정이다. 식사장애에 초점을 맞추는 것이 장애물이 될 수 있다. 만약 현재 당신의 관계에 그런 문제가 있다면 그것을 없애기 위해 노력해야 한다.

회복으로 가는 길: 환자와 보호자 모두에게

식사장애를 가지고 있는 환자가 회복되기까지는 먼 길을 가야만 한다. 음식과 체중에 관한 문제를 어떻게 이겨 나갈까 하는 문제는 환자가 회복을 위해서 해결해야 하는 문제 중 일부에 불과하다. 당신이 어떻게 하는 가는 당신과 환자 모두에게 커다란 변화를 가져다 줄 수 있다. 만약에 당신이 너무 식사장애에만 빠져 있다면 그럴수록 문제는 더욱 장기화될 수 있다. 또한 그런 당신의 태도는 환자와의 관계를 더욱 악화시킬 수 있다.

그러나 당신이 환자와의 관계를 더욱 풍요롭고 깊은 관계로 만들 수 있는 환경을 만들고 식사장애 증상을 계속 지속시킬 필요를 최소화할 수 있게끔 도와줄 수 있는 방법에는 여러 가지 방법이 있다. 우리는 이 책에서 환자를 도우려는 당신의 노력에 보탬이 될 수 있는 방법들을 소개하였다. 전문가나 지지 모임 등도 당신에게 많은 도움을 줄 수 있을 것이다. 혼자서 이 문제들을 해결하려고 하지 마라. 또한 인내심을 가져야 한다. 그리고 당신과 당신이 돌보고 있는 환자와의 관계를 개선시키고 서로가 편하게 즐길 수 있는 방법들을 익히도록 해야 한다.

이런 과정이 결코 쉬운 것은 아니다. 그러나 만약에 당신이 꾸준히 노력한다면 앞으로의 미래는 밝을 것이다.

우리는 당신의 행운을 빈다.

부 록

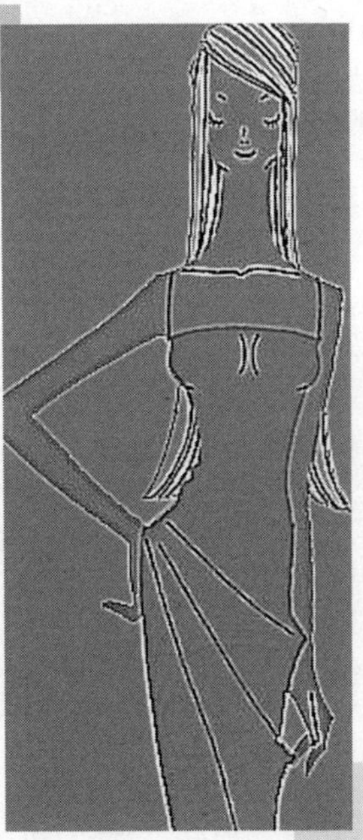

한국의 경우
미국의 경우

한국에서 식사장애 및 이와 연관된 장애의 진료나 문의가 가능한 곳

나눔신경정신과의원

• 서울대입구점
서울특별시 관악구 봉천 7동 857-1 대성빌딩 3층 우) 151-835
Tel: 02) 877-7105 FAX: 02) 877-7106
Home page: www.diet-clinic.com/www.nanumclinic.com

• 방배점-외래
서울특별시 서초구 방배동 909-9 유경빌딩 5층 우) 137-842
Tel: 02) 588-2555 FAX: 02) 588-2443
Home page: www.diet-clinic.com/www.nanumclinic.com

• 방배점-센터
서울특별시 서초구 방배동
Tel: 02) 588-2775 FAX: 02) 588-2443
Home page: www.diet-clinic.com/www.nanumclinic.com

• 왕십리점
서울특별시 성동구 하왕십리 2동 966-2 우인빌딩 2층 우) 133-020
Tel: 02) 2292-2555 FAX: 02) 2293-2555
Home page: www.diet-clinic.com/www.nanumclinic.com

• 부산서면점
부산광역시 진구 부전동 397-58 우) 614-849
Tel: 051) 807-9978 FAX: 051) 526-9978
Home page: www.diet-clinic.com/www.nanumclinic.com

• 나눔방배식이장애센터
서울특별시 서초구 방배 1동 926-30번지 우) 137-060

백상신경정신과의원
서울특별시 구로구 고척동 94-8 장미상가 2층 우) 152-080
Tel: 051) 2686-6449 FAX: 051) 2686-6388
Home page: www.npspecialist.co.kr

마음과마음정신과의원
서울특별시 서초구 서초동 1360-14 낫소빌딩 2층 우) 137-863
Tel: 02) 3472-9369 FAX: 02) 3472-9349
Home page: www.dietdisorder.co.kr

인제대학교 서울백병원(김율리 선생님)
서울특별시 중구 저동 2가 85 우) 100-032
Tel: 02) 2270-0063 FAX: 02) 2270-0344
Home page: www.paik.ac.kr

인제대학교 상계백병원(김민숙 선생님)
서울특별시 노원구 상계 7동 761-1 우) 139-707
Tel: 02) 950-1082 FAX: 02) 936-8069
Home page: www.paik.ac.kr

이화여자대학교 목동병원(김수인 선생님)
서울특별시 양천구 목동 911-1 우) 158-710
Tel: 02) 2650-5163 FAX: 02) 2650-2789
Home page: www.eumc.co.kr/mokdong

대전신생병원(대전광역시립정신병원: 김민구 선생님)
대전광역시 유성구 학하동 682 우) 305-360
Tel: 042) 823-4401(내선 225) FAX: 042) 823-4405
Home page: www.ssbw.co.kr

부산 동의의료원(황을지 선생님)
부산광역시 부산진구 양정 2동 산 45-1 우) 614-710
Tel: 051) 850-8766 FAX: 051) 867-5162
Home page: www.dongeui-med.or.kr

수지 마음과마음정신과의원(윤병문 선생님)
경기도 용인시 수지구 풍덕천동 1080-20 중수프라자 6층 우) 448-555
Tel: 031) 263-4975 FAX: 031) 263-4978

전주 맘신경정신과의원(조홍철 선생님)
전라북도 전주시 덕진구 덕진동 1가 1267-21 우) 561-810
Tel: 063) 274-7800 FAX: 063) 255-9654

대구 신홍식신경정신과의원(신영아 선생님)
대구광역시 수성구 범물동 1334 청구리빙월드 402호 우) 706-100
Tel: 053) 781-2466~7

도움을 받을 수 있는 곳(미국의 경우)

전국 의뢰 및 자조 연합회(National Referral and Self-Help Organizations)

다음 기관들에서는 치료자나 의사, 외래 치료 시설 및 병원의 이름을 알 수 있다. 만약 이곳에서도 당신이 살고 있는 곳에서 적당한 치료자를 연결시켜주지 못한다면 당신 지역 전화번호부에 있는 주립 정신건강센터나 가까운 대학병원에 문의해 볼 수 있다.

액컬만 가족치료소(Ackerman Institute for the Family)
149 E. 78th St.
New York, NY 10021
(212) 879-4900

액컬만 치료소는 포괄적인 가족치료가 이루어지는 곳이다. 이곳의 치료비는 순응변동제방식을 따르고 있고 국민의료보험(Medicaid)혜택을 받을 수 있으며 의료보호(managed-care plans)도 혜택을 받을 수 있다.

전미 신경성 식욕부진증/대식증 연합회
(AABA : American Anorexia/Bulimia Association)
293 Central Park West, Suite 1R
New York, NY 10024
(212) 501-8351

전미 신경성 식욕부진증/대식증 연합회는 식사장애에 관한 예방, 치료 및 교육을 위해 만들어진 조직이다. 이 곳에서는 자조집단을 지원하고 학술모임을 개최하며 대중에게 식사장애에 대해 활발하게 교육을 하고 있다. 이곳에서는 치료 의뢰를 잘 받을 수 있다. 이 모임에서는 1년에 4회 소식지를 내고 월요일부터 금요일까지 오전 9시부터 오후 5시까지 상담전화(위 전화번호이용)를 운영하고 있다.

전국 신경성 식욕부진증 및 관련 장애 연합회(ANAD; National Association of Anorexia Nervosa and Associated Disorders)
P.O. Box 7
Highland Park, IL 60035
(847) 831-3438

신경성 식욕부진증 및 관련 장애 전국연합회는 미국에서 신경성 식욕부진증과 대식증을 극복하기 위해 싸우고 있는 환자 및 가족을 교육하고 지지하기 위해 처음으로 만들어진 조직이다. 신경성 식욕부진증 및 관련 장애 전국연합회는 국제적인 치료자와 병원 목록을 가지고 있다. 이 곳에서는 자조모임을 지원하고 학술모임, 계몽 캠페인 및 연구 등도 지원을 한다. 이 곳에서도 월요일부터 금요일까지 오전 9시부터 오후 5시까지 상담전화를 위 번호로 운영하고 있다.

(주)신경성 식욕부진증 및 관련 식사장애(ANRED; Anorexia Nervosa and Related Eating Disorders, Inc.)
P.O. Box 5102
Eugene, OR 97405
(541) 344-1144

(주)신경성 식욕부진증 및 관련 장애를 통해서는 전국 및 몇몇 외국에 치료 의뢰를 제공받을 수 있다. 이 조직은 유진지역에서 자조모임을 운영하고 있고 당신이 살고 있는 곳에서 자조모임을 시작하려 한다면 이에 도움이 될 수 있는 정보를 제공받을 수 있다. 이와 함께 전국적인 소식지, 교육책자 및 안내서를 발행하고 있다.

식사장애지원센터(EDRC; Eating Disorder Resource Center)
24 E. 12th St., Suite 505
New York, NY 10003
(212) 989-3987

식사장애지원 센터는 폭식, 대식증 및 신경성 식욕부진증의 치료를 위해 개인이 만든 외래치료센터이다. 이 센터는 공동설립자인 주디스 브리스만 박사가 센터장으로 일하고 있다. 이 센터에서는 개인, 집단 및 가족치료가 가능하다. 이 센터는 식사장애 환자들이 3개 주에서 정신과, 내과, 산부인과, 치과 및 영양상담 전문가의 의뢰 및 진료를 받을 수 있다.

로우리에이트 식사장애 프로그램을 이용한 전국 식사장애 연합회(NEDO-National Eating Disorders Organization Affiliated with Laureate Eating Disorders Program)
6655 S. Yale Ave.
Tulsa, OK 74136
(918) 481-4044

로우리에이트 식사장애 프로그램을 이용한 전국 식사장애 연합회는 예방, 교육, 연구 및 치료 의뢰를 주로 하고 있다. 전국적인 소식지를 내고 있고 학술모임 지원 및 정보와 교육 자료를 배포하고 있다.
12단계 자조모임(Twelve-step Self-help Organization)
과식자 익명 모임 본부(OA; Overeaters Anonymous Headquarters)
P.O. Box 44020
Rio Rancho, NM 87174-4020
(505) 891-2664

과식자 익명 모임 본부는 충동적인 과식이라는 공통의 문제를 해결하고자 모인 남성과 여성의 12단계 자조모임이다. 전화번호부 책에서 과식자 익명모임을 찾으시면 지역별로 모임 목록을 찾을 수 있다. 대식증이나 신경성 식욕부진증을 위한 특별모임에 관해서도 문의할 수 있다.

단주모임(AA; Alcoholic Anonymous)
475 Riverside Dr.
New York, NY 10015
(212)870-3400

단주모임은 술과 연관된 문제를 가진 사람이면 누구나 자유롭게 참가할 수 있는 12단계 자조모임이다. 약물남용이나 도박과 같은 다른 문제와 연관된 12단계 프로그램도 이용이 가능하다. 배우자 모임(Al-Anon)과 자녀모임도 이들 환자와 함께 살고 있는 가족을 위해 조직되어 있다. 전화번호부를 보시면 지역모임을 찾을 수 있다.

참고문헌

Bloom, Carol; Andrea Gitter, Susan Gutwill, Laura Kogel, & Lela Zaphiropoulos. *Eating Problems: A Feminist Psychoanalytic Treatment Model.* New York: Basic Books, 1994.

Bruch, Hilde. *Eating Disorder: Obesity, Anorexia and the Person Within.* New York: Basic Books, 1973.

__________. *The Golden Cage: The Enigma of Anorexia Nervosa.* Cambridge, Mass.: Harvard University Press, 1978.

Eating Disorder: *The Journal of Treatment and Prevention.* Leigh Cohn, ed. New York: Bruner Mazel. A quarterly publication.

Fallen, Patrica; Melanie Katzman; and Susan Wooley. *Feminist Perspectives on Eating Disorders.* New York: Guilford Press, 1994.

Garner, David M., and Paul E. Garfinkel. *Handbook of Psychotherapy for Anorexia Nervosa and Bulimia.* New York: Guilford Press, 1985.

Hall, Lindsey. *Full Lives.* Carlsbad, Calif.: Gurze Books, 1993.

Hall, Lindsey, and Leigh Cohn. *Bulimia: A Guide to Recovery.* Carlsbad, Calif: Gurze Books, 1992.

Hirschmann, Jane, and Carol Munter. *When Women Stop Hating Their Bodies.* New York: Fawcett, 1995.

International Journal of Eating Disorders. Michael Strober, ed. New York: Van Nostrand. A quarterly publication.

Johnson, Craig, ed. *Psychodynamic Treatment of Anorexia*

Nervosa and Bulimia. New York: Guilford Press, 1991.

Johnson, Craig, and Mary, Conners. *The Etiology and Treatment of Bulimia Nervosa: A Biopsychological Perspective*. New York: Basic Books, 1987.

Kinoy, Barbara; Estelle, B. Miller; John, A. Atchley; and the Book Committee of the American Anorexia/Bulimia Association. *When Will We Laugh Again?: Living and Dealing with Anorexia Nervosa and Bulimia*. New York: Columbia University Press, 1984.

Levenkron, Steven. *Treating and Overcoming Anorexia Nervosa*. New York: Scribner's, 1982; Warner, 1983.

Maine, Margo. *Father Hunger: Fathers, Daughters, and Food*. Carlsbad, Calif.: Gurze Books, 1991.

Meehan, Vivian; Norma Jean Wilkes; and Heather Lee Howard. *Applying New Attitudes and Directions*. Highland Park, I11., 1984.

Minuchin, Salvador; Bernice, L. Rosman; and Lester, Baker. *Psychosomatic Families: Anorexia Nervosa in Context*. Cambridge, Mass.: Harvard University Press, 1978.

Munter, Carol, and Jane, R. Hirschmann. *Overcoming Overeating*. Reading, Mass.: Addison-Wesley, 1988.

Orbach, Susie. *Fat Is a Feminist Issue*. New York: Paddington Press; Berkeley Medallion Books, 1978.

Roth, Geneen. *Breaking Free from Compulsive Eating*. New York: Plume Books (Penguin), 1984.

________. *When Food Is Love*. New York: Plume Books (Penguin), 1991.

Yalom, Irvin, and Joellen, Werne. *Treating Eating Disorders*. San Francisco: Jossey-Bass, 1996.

Zerbe, Katheryn, J. *The Body Betrayed: A Deeper Understanding of Women, Eating Disorders, and Treatment*. Washington, D.C.: American Psychiatric Press, 1993.

RELATED SUBJECTS

Alcoholism

Alcoholics Anonymous (*The Big Book*). AA World Services, Inc., New York, 1955.

Bepko, Claudia, and Jo, A. Kreston. *The Responsibility Trap: A Blueprint for Treating the Alcoholic Family*. New York: Free Press, 1984.

Dulfano, Celia. *Families, Alcoholism, and Recovery-Ten Stories*. Center City, Minn.: Hazelden Foundation, 1982.

levin, Jerome, D. *Alcoholism: A Bio-Psycho-Social Approach*. New York: Hemisphere Publishing Corporation, 1990.

Vaillant, George, E. *The Natural History of Alcoholism-Causes, Patterns, and Paths to Recovery*. Cambridge, Mass.: Harvard University Press, 1983.

Children of Alcoholics

Black, Claudia. *It Will Never Happen to Me!* Denver, Colo.: MAC Printing and Publications Division, 1982.

Deutsch, Charles. *Broken Bottles, Broken Dreams*. New York: Teachers College Press, Columbia University, 1982.

Marlin, Emily. Hope: *New Choices and Recovery Strategies for Adult Children of Alcoholics*. New York: Harper & Row, 1987.

Seixas, Judith S., and Geraldine, Youcha. *Children of Alcoholism: A Survivor's Manual*. New York: Crown Publishers, Inc., 1985.

Woititz, Janet, G. *Adult Children of Alcoholics*. Hollywood, Fla.: Health Communications, Inc., 1983.

Incest

Bass, Ellen, and Laura, Davis. *The Courage to Heal: A Guide for Women Survivors of Child Sexual Abuse*. New York: Harper & Row, 1988.

Davies, Jodie Messler, and Mary Gail Frawley. *Treating the Adult Survivor of Childhood Sexual Abuse.* New York: Basic Books, 1994.

Change

Jordan, Judith; Alexandra Kaplan; Jean Baker Miller; Irene Stiver; and Janet Surrey. *Women's Growth in Connection: Writings from the Stone Center.* New York: Guilford Press, 1991.

Lerner, Harriet Goldhor. *The Dance of Anger: A Woman's Guide to Changing the Patterns of Intimate Relationships.* New York: Harper & Row, 1986.

______. The Dance of Intimacy. New York: Harper & Row, 1989.

______. The Dance of Deception. New York: Harper & Row, 1993.

Pipher, Mary. Reviving Ophelia: *Saving the Selves of Adolescent Girls.* New York: Putnam, 1994.

찾아보기

인 명

내 용

역자 소개

이영호

고려대학교 의과대학 졸업
신경과, 정신과 전문의(의학박사)
인제대학교 의과대학 서울백병원 신경정신과 과장 및 교수
University of North Dakota 산하 Neuropsychiatric Research Institute 및 Eating Disorders Institute Clinical Research Fellowship
現 서울대입구 나눔신경정신과의원 원장

박세현

인제대학교 의과대학 졸업
정신과 전문의(의학박사)
해운대 자명병원 과장
삼성 서울병원 소아청소년 정신과 전담의
인제대학교 부산백병원 신경정신과 교수
現 부산서면 나눔신경정신과의원 원장

황을지

인제대학교 의과대학 졸업
정신과 전문의
부산시립정신병원 과장
現 동의의료원 정신과 과장

허시영

인제대학교 의과대학 졸업
정신과 전문의(의학석사)
現 방배 나눔신경정신과의원 원장

이혜경

숙명여자대학교 교육심리학과 졸업
고려대학교 대학원 심리학과(임상심리석사)
인제대학교 서울백병원 식사장애/비만 클리닉 전담 임상심리사
現 나눔식이장애센터 가족교육 및 치료전담 임상심리 전문가

거식증과 폭식증 극복하기

2003년 7월 30일 1판 1쇄 발행
2009년 11월 10일 1판 2쇄 발행

지은이 • Michele Siegel, Judith Brisman, Margot Weinshel
옮긴이 • 이영호, 박세현, 황을지, 허시영, 이혜경
펴낸이 • 김진환
펴낸곳 • 학지사
121-837 서울특별시 마포구 서교동 352-29 마인드월드빌딩 5층
대표전화 • 02)330-5114 팩스 • 02)324-2345
등록번호 • 제313-2006-000265호

홈페이지 • http://www.hakjisa.co.kr
커뮤니티 • http://cafe.naver.com/hakjisa

ISBN 978-89-7548-875-7 03180

정가 14,000원

역자와의 협약으로 인지는 생략합니다.
파본은 구입처에서 교환해 드립니다.